高等院校药学与制药工程专业规划教材

药物分析实验教程

主　编　姚彤炜

编　委　（按姓氏笔画为序）

马　丽　（浙江大学）

刘　滔　（浙江大学）

吴昊姝　（浙江大学）

宋粉云　（广东药学院）

袁　弘　（浙江大学）

姚彤炜　（浙江大学）

ZHEJIANG UNIVERSITY PRESS

浙江大学出版社

图书在版编目(CIP)数据

药物分析实验教程/姚彤炜主编. —杭州：浙江大学出版社，2011.7(2025.1重印)
高等院校药学与制药工程专业规划教材
ISBN 978-7-308-08784-1

Ⅰ.①药… Ⅱ.②姚… Ⅲ.①药物分析—实验—医学院校—教学参考资料 Ⅳ.①R917—33

中国版本图书馆CIP数据核字（2011）第119717号

内 容 简 介

本教材凝集了编者多年精品课程建设和药学实验教学改革的成果。本着以强化常规检验方法的训练、突出学生创新能力的培养为目的，结合《中国药典》方法，编写了80多个不同类型的实验。全书共6章，分别为：药物分析实验的基本知识；基础训练；综合训练；设计性实验；药物综合设计性实验；实验教学大纲与指导要点。可根据不同教学要求、实验室条件及试药获得的便利程度，选择适当的实验内容进行教学。其中第5章"药学综合设计性实验"是以创新药物研究的基本程序来设计实验内容与方法的，其综合了大药学不同学科的实验内容，使药物质量分析贯穿新药研究的整个过程，体现了药物分析学科在药学研究领域中的"眼睛"作用。该章内容可作为一门独立的创新性实验课程进行教学或供大学生课外科研训练，以培养学生的独立工作能力和创新能力。书后附有SFDA关于药物质量研究的相关指导原则(节选)和专业英语阅读理解等，可供参考学习。

药物分析实验教程
姚彤炜　主编

丛书策划　阮海潮　樊晓燕
责任编辑　秦　瑕
封面设计　俞亚彤
出版发行　浙江大学出版社
（杭州市天目山路148号　邮政编码310007）
（网址：http://www.zjupress.com）
排　　版　杭州大漠照排印刷有限公司
印　　刷　广东虎彩云印刷有限公司绍兴分公司
开　　本　787mm×1092mm　1/16
印　　张　13.25
字　　数　340千
版 印 次　2011年7月第1版　2025年1月第6次印刷
书　　号　ISBN 978-7-308-08784-1
定　　价　32.00元

高等院校药学与制药工程专业规划教材

审稿专家委员会名单

（以姓氏拼音为序）

序

我国制药产业的不断发展、新药的不断发现和临床治疗方法的巨大进步，促使医药工业发生了非常大的变化，对既具有制药知识，又具有其他相关知识的复合型人才的需求也日益旺盛，其中，较为突出的是对新型制药工程师的需求。

考虑到行业对新型制药工程师的强烈需求，教育部于1998年在本科专业目录上新增了“制药工程专业”。为规范国内制药工程专业教学，教育部委托教育部高等学校制药工程专业教学指导分委员会正在制订具有专业指导意义的制药工程专业规范，已经召开过多次研讨会，征求各方面的意见，以求客观把握制药工程专业的知识要点。

制药工程专业是一个化学、药学（中药学）和工程学交叉的工科专业，涵盖了化学制药、生物制药和现代中药制药等多个应用领域，以培养从事药品制造，新工艺、新设备、新品种的开发、放大和设计的人才为目标。这类人才必须掌握最新技术和交叉学科知识、具备制药过程和产品双向定位的知识及能力，同时了解密集的工业信息并熟悉全球和本国政策法规。

高等院校药学与制药工程专业发展很快，目前已经超过200所高等学校设置了制药工程专业，包括综合性大学、医药类院校、理工类院校、师范院校、农科院校等。专业建设是一个长期而艰巨的任务，尤其在强调培养复合型人才的情况下，既要符合专业规范要求，还必须体现各自的特色，其中教材建设是一项主要任务。由于制药工程专业还比较年轻，教材建设显得尤为重要，虽然经过近10年的努力已经出版了一些比较好的教材，但是与一些办学历史比较长的专业相比，无论在数量、质量，还是在系统性上都有比较大的差距。因此，编写一套既能紧扣专业知识要点、又能充分显示特色的教材，将会极大地丰富制药工程专业的教材库。

很欣慰，浙江大学出版社已经在做这方面的尝试。通过多次研讨，浙江大学出版社与国内多所理工类院校制药工程专业负责人及一线教师达成共识，编写了一套适合于理工类院校药学与制药工程专业学生的就业目标和培养模式的系列教材，以知识性、应用性、实践性为切入点，重在培养学生的创新能力和实践能力。目前，这套由全国二十几所高校的一线教师共同研究和编写的、名为“高等院校药学与制药工程专业规划教材”正式出版，非常令人鼓舞。这套教材体现了以下几个特点：

1. 依照高等学校制药工程专业教学指导分委员会制订的《高等学校制药工程专业指导性专业规范》(征求意见稿)的要求，系列教材品种主要以该规范下的专业培养体系的核心课程为基本构成。

2. 突出基础理论、基本知识、基本技能的介绍，融科学性、先进性、启发性和应用性于一体，深入浅出、循序渐进，与相关实例有机结合，便于学生理解、掌握和应用，有助于学生打下坚实的制药工程基础知识。

3. 注重学科新理论、新技术、新产品、新动态、新知识的介绍，注意反映学科发展和教学改革成果，有利于培养学生的创新思维和实践能力、有利于培养学生的工程开发能力和综合能力。

相信这套精心策划、认真组织编写和出版的系列教材会得到从事制药工程专业教学的广大教师的认可，对于推动制药工程专业的教学发展和教材建设起到积极的作用。同时这套教材也有助于学生对新药开发、药物制造、药品管理、药物营销等知识的了解，对培养具有不断创新、勇于探索的精神，具有适应市场激励竞争的能力，能够接轨国际市场、适应社会发展需要的复合型制药工程人才做出应有的贡献。

姚善泾

浙江大学教授

教育部高等学校制药工程专业教学指导分委员会副主任

前　　言

《药物分析实验教程》是《药物分析》(姚彤炜主编)的配套教材。根据课程特点和培养目标，本教材编写采用“基础训练→综合训练→设计性实验→综合设计性实验”逐步递进的方式，编写不同层次的实验。通过基本操作训练，使学生获得较强的从事药品质量控制工作的能力，正确掌握药物分析常用法定方法及规范化操作技术；通过设计性实验，模拟科学研究的过程，培养学生独立思考和独立工作的能力，以及运用药物分析理论及有关基础与专业知识去解决实际问题的初步能力；而综合设计性实验则是以创新药物研究的基本程序来设计实验内容与方法，综合了大药学不同学科的实验内容，使药物质量分析贯穿新药研究的整个过程，体现了药物分析的“眼睛”作用，培养学生科研能力和创新思维能力，为从事新药研究打下基础。

本教材内容分为：① 药物分析实验的基本知识，包括实验要求、专业术语、标准溶液的配制与标定、分析方法的验证、分析天平与容量仪器的使用要求，以及实验室安全卫生制度。② 验证性实验，包括 50 个基础训练实验(16 个鉴别试验、17 个检查实验和 17 个含量测定)和 10 个综合训练实验。实验方法涵盖了药物分析中常用的化学分析技术、光谱分析技术和色谱分析技术；在药品的选择上，考虑典型药物试验的基础上尽量选用易得的原料药和常用制剂，以化学药为主的同时兼顾中药、生化药物和药用辅料的分析鉴定。每个实验由“目的要求、仪器与试药、实验方法、注意事项和思考题”5 个方面组成。③ 设计性实验，包括物理常数测定、鉴别、检查和含量测定共 20 个实验，在内容安排上，以分析方法设计为主的同时考虑了学科交叉的设计性实验、体内药物分析设计性实验。每个实验内容主要由“提出问题、开题报告、方案实施、研究报告”四部分要求组成。④ 药学综合设计性实验，集合了药物化学、药理学、药剂学和药物分析学的基本理论和实验技术，引入药学科学研究思路，以创新药物研究为主线，编写了 6 个典型药物和 2 个创新药物的研制设计要求，包括化学合成、制剂制备、质量分析和药效试验，模拟新药的研制过程。该部分实验内容可作为一个独立的实验课程进行教学，采取研究生培养方式实行开放式教学。⑤ 药物分析实验教学大纲与指导要点，包括教学目的、内容与学时分配、不同类型实验的指导要点等，可供指导老师带教实验时参考。⑥ 书后附有相关参考资料，包括药物质量研究中 SFDA 的相关指导原则(节选)、专业英语阅读理解等，可供学生参考学习。以上内容可根据不同教学要求、实验室条件、试药获得的便利程度，选择适当的实验内容进行教学。

由于作者的水平和能力有限，书中难免有错误和疏漏之处，恳请读者批评指正。

姚彤炜

2011 年 5 月于杭州

目　录

第 1 章　药物分析实验的基本知识

1.1　药物分析实验课的目的与意义

药物分析是药学专业教学计划中设置的一门主要专业课程，是根据药物理化性质及其结构，研究药物及其各种制剂的组成、真伪鉴别、纯度检查、有效成分含量测定的一门综合性应用学科。药品是用于诊断、预防、治疗疾病，增强体质的一种特殊商品，药品质量的好坏直接关系到用药的安全、有效，关系到人民的健康与生命安全。为了确保用药的安全、合理、有效，必须从药品的研制、生产、供应和临床使用等过程全面控制药品质量，药物分析在药品的质量控制中担负着重要任务。通过对药物成品的检验，判断药品是否符合药品质量标准的要求，只有符合药品质量标准的药品才能销售和供临床使用。同时在药品的生产过程中需进行中间体、半成品的质量控制，在贮存过程中需对药物的稳定性进行考察。随着药学事业的发展，药物分析学科还需配合临床医疗需要，进行治疗药物浓度监测和体内内源性物质的测定；配合临床药理学、遗传药理学进行药物动力学、代谢分型等研究；配合药剂学的剂型研究进行生物利用度以及相应的新剂型的质量标准的研究与制定；配合药物化学的化学合成和生产工艺流程的优化等进行质量监控；而天然药物或中药的活性成分的化学结构确定、中成药质量的综合评价、生化药物和基因工程药物的质量分析均需要现代化的分离、分析技术，新药研究过程中的各个阶段更离不开药物分析这双“眼睛”。因此，可以说“哪里有药物，哪里就有药物分析”。

同时，药物分析又是一门实践性很强的方法学科，从事药物分析的专业人员不仅要掌握药物分析的基本理论、基本知识，还要有扎实的操作技能和实事求是的科学态度，才能精确地分析研究一个药物的质量，并对被分析的药物作出合理、公正和客观的评价。所以，药物分析实验课是药物分析课程教学中不可缺少的组成部分，是整个教学过程中的一个重要环节。通过药物分析实验课教学，旨在培养学生熟练的分析操作技能，理论联系实际的学风，严谨、科学的工作作风和对事业的高度责任心。通过基本操作训练，获得较强的从事药品质量控制工作的能力，正确掌握药物常用法定方法及规范化操作技术，通过设计性实验的训练，模拟科学研究的整个过程，培养学生独立思考和独立工作的能力，以及运用药物分析理论和有关基础与专业知识去解决实际问题的能力，为今后从事药品检验、新药研究和开展临床药物分析工作打下基础。

1.2　药物分析实验课的要求

药物分析实验课是培养学生掌握基本操作技能的重要教学环节。通过有限的教学时数，经过精心安排的实验内容的训练，使学生了解药品质量控制的全貌和建立分析方法的一般思路。过硬的基本操作技能是进行药品质量控制与药品质量研究的基本条件，也是保证药品质量真正符合法定标准的必要条件。如果因操作技术问题，将合格产品检验成"不合格"产品，势必给生产厂家造成不必要的损失；若将不合格产品检验成"合格"产品，则会使劣质药品进入流通领域，危害人民的健康。掌握基本技能的关键在于"三严"，即严肃的态度、严密的方法和严格的要求。因此，要求学生珍惜实验训练机会，在实验过程中勤动手，勤思考。为提高实验课教学效率，必须做到如下几点：

(1) 课前做好预习。明确该次实验的目的要求，弄懂原理及操作要点，考虑实验中必须注意的事项、实验的顺序、所需的仪器及必要的准备。每次实验课应有准备地接受指导教师的提问。

(2) 要准备一个实验记录本，在对药物进行分析时，应将全部数据准确及时地用钢笔记录于记录本上，决不允许记于小纸条上或实验讲义上甚至手掌上。原始记录是实验报告的组成部分，尊重实验原始记录是必要的科学作风，绝不允许将记录本内任何数据擅自涂改，如系笔误，仅可以钢笔将写错处划去(但要求能看清原来数据)，再重写一次。

(3) 实验完毕，应及时写出实验报告，并根据检验结果得出明确的结论。实验记录与实验报告书写应规范，并按时提交给指导教师批改。

(4) 在实验中要养成整洁、细致、踏实、准确而有系统的优良习惯，切实严格遵守操作规程，注意基本操作与实验现象的观察分析。

(5) 头脑里随时都要有量的概念。任何一项含量测定至少同时做两份，两次测定结果应相符，容量分析的间差不大于0.4%；仪器分析的间差一般不大于2.0%。绝不允许伪造或估计一个数据，两次结果不能做依据时，应重新测定一次。

$$间差(\%)=\frac{含量高的值-含量低的值}{平均值}\times 100\%$$

(6) 实验课不得随便旷课，或相互随意调课，实验期间不得擅自离开实验室，有急事须经指导老师同意后方可离开。

(7) 实验时应避免试剂污染、试剂瓶盖错盖，或不随手加盖的现象发生。当不慎发生试剂污染时，应以负责态度报告老师及时处理。

(8) 爱护公物，移物归位，节约水电，公用药品试剂或仪器用后应及时归位，仪器用后应洗净，破损仪器要及时登记。

(9) 实验期间确保安全，经常注意防火、防爆。

(10) 实验完毕做好各自实验台的清洁工作，值日生应做好实验室的卫生清洁工作，检查水、电、门、窗等安全事宜。

1.3 药物分析专业术语与规定*

1.3.1 项目与要求

(1) 性状项下记载药品的外观、臭、味、溶解度以及物理常数等。

---

* 摘自2010年版《中国药典》凡例。

1）外观性状是对药品的色泽和外表感观的规定。

2）溶解度是药品的一种物理性质。各品种项下选用的部分溶剂及其在该溶剂中的溶解性能，可供精制或制备溶液时参考。对在特定溶剂中的溶解性能需作质量控制时，在该品种检查项下另作具体规定。药品的近似溶解度以下列名词术语表示（表1-1）。

表1-1　药品的溶解度表示方法

术　语	定　义
极易溶解	系指溶质1g(mL)能在溶剂不到1mL中溶解
易溶	系指溶质1g(mL)能在溶剂1～不到10mL中溶解
溶解	系指溶质1g(mL)能在溶剂10～不到30mL中溶解
略溶	系指溶质1g(mL)能在溶剂30～不到100mL中溶解
微溶	系指溶质1g(mL)能在溶剂100～不到1000mL中溶解
极微溶解	系指溶质1g(mL)能在溶剂1000～不到10000mL中溶解
几乎不溶或不溶	系指溶质1g(mL)在溶剂10000mL中不能完全溶解

试验法：除另有规定外，称取研成细粉的供试品或量取液体供试品，于(25±2)℃一定容量的溶剂中，每隔5min强力振摇30s；观察30min内的溶解情况，如无目视可见的溶质颗粒或液滴时，即视为完全溶解。

3）物理常数包括相对密度、馏程、熔点、凝点、比旋度、折光率、黏度、吸收系数、碘值、皂化值和酸值等；其测定结果不仅对药品具有鉴别意义，也可反映药品的纯度，是评价药品质量的主要指标之一。

(2) 鉴别项下规定的试验方法，系根据反映该药品某些物理、化学或生物学等特性所进行的药物鉴别试验，不完全代表对该药品化学结构的确证。

(3) 检查项下包括反映药品的安全性与有效性的试验方法和限度、均一性与纯度等制备工艺要求内容；对于规定中的各种杂质检查项目，系指该药品在按既定工艺进行生产和正常贮藏过程中可能含有或产生并需要控制的杂质（如残留溶剂、有关物质）；改变生产工艺时需另考虑增修订有关项目。

对于生产过程中引入的有机溶剂，应在后续的生产环节予以有效去除。除正文已明确列有“残留溶剂”检查的品种必须依法进行该项检查外，其他未在“残留溶剂”项下明确列出的有机溶剂与未在正文中列有此项检查的各品种，如生产过程中引入或产品中残留有机溶剂，均应按附录“残留溶剂测定法”检查并应符合相应溶剂的限度规定。

(4) 含量测定项下规定的试验方法，用于测定原料及制剂中有效成分的含量，一般可采用化学、仪器或生物测定方法。

(5) 制剂的规格，系指每一支、片或其他每一个单位制剂中含有主药的重量（或效价）或含量（%）或装量。注射液项下，如为“1mL：10mg”，系指1mL中含有主药10mg；对于列有处方或标有浓度的制剂，也可同时规定装量规格。

(6) 贮藏项下的规定，系为避免污染和降解而对药品贮藏与保管的基本要求，以下列名词术语表示(表 1 - 2)。

表 1 - 2 药品贮藏与保管的术语

术 语	定 义
遮光	系指用不透光的容器包装,例如棕色容器或黑纸包裹的无色透明、半透明容器
密闭	系指将容器密闭,以防止尘土及异物进入
密封	系指将容器密封以防止风化、吸潮、挥发或异物进入
熔封或严封	系指将容器熔封或用适宜的材料严封,以防止空气与水分的侵入并防止污染
阴凉处	系指不超过 20℃
凉暗处	系指避光并不超过 20℃
冷处	系指 2～10℃
常温	系指 10～30℃

除另有规定外,贮藏项下未规定贮藏温度的一般系指常温。

1.3.2 检验方法和限度

(1) 药典正文收载的所有品种,均应按规定的方法进行检验;如采用其他方法,应将该方法与规定的方法做比较试验,根据试验结果掌握使用,但在仲裁时仍以药典规定的方法为准。

(2) 药典中规定的各种纯度和限度数值以及制剂的重(装)量差异,系包括上限和下限两个数值本身及中间数值。规定的这些数值不论是百分数还是绝对数字,其最后一位数字都是有效位。

试验结果在运算过程中,可比规定的有效数字多保留一位数,而后根据有效数字的修约规则进舍至规定有效位。计算所得的最后数值或测定读数值均可按修约规则进舍至规定的有效位,取此数值与标准中规定的限度数值比较,以判断是否符合规定的限度。

(3) 原料药的含量(%),除另有注明者外,均按重量计。如规定上限为 100%以上时,系指用本药典规定的分析方法测定时可能达到的数值,它为药典规定的限度或允许偏差,并非真实含有量;如未规定上限时,系指不超过 101.0%。

制剂的含量限度范围,系根据主药含量的多少、测定方法误差、生产过程不可避免偏差和贮存期间可能产生降解的可接受程度而制订的,生产中应按标示量 100%投料。如已知某一成分在生产或贮存期间含量会降低,生产时可适当增加投料量,以保证在有效期内含量能符合规定。

1.3.3 标准品、对照品

标准品、对照品系指用于鉴别、检查、含量测定的标准物质。标准品与对照品(不包括色谱用的内标物质)均由国务院药品监督管理部门指定的单位制备、标定和供应。标准品系指用于生物检定、抗生素或生化药品中含量或效价测定的标准物质,按效价单位(或 μg)计,以国际标准品进行标定;对照品除另有规定外,均按干燥品(或无水物)进行计算后使用。

1.3.4　计量

(1) 药典采用的计量单位

1) 药典使用的滴定液和试液的浓度，以 mol/L(摩尔/升)表示者，其浓度要求精密标定的滴定液用“XXX 滴定液（YYYmol/L）”表示；作其他用途不需精密标定其浓度时，用“YYYmol/L XXX 溶液”表示，以示区别。

2) 有关温度的描述，一般以下列名词术语表示(表 1-3)。

表 1-3　温度术语

术　语	定　　义
水浴温度	除另有规定外，均指 98～100℃
热水	系指 70～80℃
微温或温水	系指 40～50℃
室温(常温)	系指 10～30℃
冷水	系指 2～10℃
冰浴	系指约 0℃
放冷	系指放冷至室温

3) 符号“%”表示百分比，系指重量的比例；但溶液的百分比，除另有规定外，系指溶液 100mL 中含有溶质若干克；乙醇的百分比，系指在 20℃时容量的比例。此外，根据需要可采用下列符号(表 1-4)：

表 1-4　溶液百分比(%)表示方法

符　号	定　　义
%(g/g)	表示溶液 100g 中含有溶质若干克
%(mL/mL)	表示溶液 100mL 中含有溶质若干毫升
%(mL/g)	表示溶液 100g 中含有溶质若干毫升
%(g/mL)	表示溶液 100mL 中含有溶质若干克

4) 缩写“ppm”表示百万分比，系指重量或体积的比例。

5) 缩写“ppb”表示十亿分比，系指重量或体积的比例。

6) 液体的“滴”，系在 20℃时，以 1.0mL 水为 20 滴进行换算。

7) 溶液后标示的“(1→10)”等符号，系指固体溶质 1.0g 或液体溶质 1.0mL 加溶剂使成 10mL 的溶液；未指明用何种溶剂时，均系指水溶液；两种或两种以上液体的混合物，名称间用半字线“-”隔开，其后括号内所示的“：”符号，系指各液体混合时的体积(重量)比例。

8) 乙醇未指明浓度时，均系指 95%(mL/mL)的乙醇。

(2) 计算分子量以及换算因子等使用的原子量均按最新国际原子量表推荐的原子量。

1.3.5　精确度

《药典》规定取样量的准确度和试验精密度。

(1) 试验中供试品与试药等“称重”或“量取”的量，均以阿拉伯数字表示，其精确度可根据数值的有效数位来确定，如称取“0.1g”，系指称取重量可为0.06～0.14g；称取“2g”，系指称取重量可为1.5～2.5g；称取“2.0g”，系指称取重量可为1.95～2.05g；称取“2.00g”，系指称取重量可为1.995～2.005g。

“精密称定”系指称取重量应准确至所取重量的千分之一；“称定”系指称取重量应准确至所取重量的百分之一；“精密量取”系指量取体积的准确度应符合国家标准中对该体积移液管的精密度要求；“量取”系指可用量筒或按照量取体积的有效数位选用量具。取用量为“约”若干时，系指取用量不得超过规定量的±10%。

(2) 恒重，除另有规定外，系指供试品连续两次干燥或炽灼后称重的差异在0.3mg以下的重量；干燥至恒重的第二次及以后各次称重均应在规定条件下继续干燥1h后进行；炽灼至恒重的第二次称重应在继续炽灼30min后进行。

(3) 试验中规定“按干燥品(或无水物，或无溶剂)计算”时，除另有规定外，应取未经干燥(或未去水，或未去溶剂)的供试品进行试验，并将计算中的取用量按检查项下测得的干燥失重(或水分，或溶剂)扣除。

(4) 试验中的“空白试验”，系指在不加供试品或以等量溶剂替代供试液的情况下，按同法操作所得的结果；含量测定中的“并将滴定的结果用空白试验校正”，系指按供试品所耗滴定液的量(mL)与空白试验中所耗滴定液的量(mL)之差进行计算。

(5) 试验时的温度，未注明者，系指在室温下进行；温度高低对试验结果有显著影响者，除另有规定外，应以(25±2)℃为准。

1.3.6　试药、试液、指示剂

(1) 试验用的试药，除另有规定外，均应根据附录试药项下的规定，选用不同等级并符合国家标准或国务院有关行政主管部门规定的试剂标准。试液、缓冲液、指示剂与指示液、滴定液等，均应符合附录的规定或按照附录的规定制备。

(2) 试验用水，除另有规定外，均系指纯化水。酸碱度检查所用的水，均系指新沸并放冷至室温的水。

(3) 酸碱性试验时，如未指明用何种指示剂，均系指石蕊试纸。

1.4　常用标准溶液的配制与标定

1.4.1　盐酸滴定液(1mol/L、0.5mol/L、0.2mol/L或0.1mol/L)　　HCl＝36.46

1. 配制

盐酸滴定液(1mol/L)：取盐酸90mL，加水适量使成1000mL，摇匀。

盐酸滴定液(0.5mol/L、0.2mol/L或0.1mol/L)：照上法配制，但盐酸的取用量分别为

45mL、18mL 或 9.0mL。

2. 标定

盐酸滴定液(1mol/L)：取在 270～300℃干燥至恒重的基准无水碳酸钠约 1.5g，精密称定，加水 50mL 使溶解，加甲基红-溴甲酚绿混合指示液 10 滴，用本液滴定至溶液由绿色转变为紫红色时，煮沸 2min，冷却至室温，继续滴定至溶液由绿色变为暗紫色。每 1mL 盐酸滴定液(1mol/L)相当于 53.00mg 的无水碳酸钠。根据本液的消耗量与无水碳酸钠的取用量，算出本液的浓度，即得。

盐酸滴定液(0.5mol/L)：照上法标定，但基准无水碳酸钠的取用量改为约 0.8g。每 1mL 盐酸滴定液(0.5mol/L)相当于 26.50mg 的无水碳酸钠。

盐酸滴定液(0.2mol/L)：照上法标定，但基准无水碳酸钠的取用量改为约 0.3g。每 1mL 盐酸滴定液(0.2mol/L)相当于 10.60mg 的无水碳酸钠。

盐酸滴定液(0.1mol/L)：照上法标定，但基准无水碳酸钠的取用量改为约 0.15g。每 1mL 盐酸滴定液(0.1mol/L)相当于 5.30mg 的无水碳酸钠。

如需用盐酸滴定液(0.05mol/L、0.02mol/L 或 0.01mol/L)时，可取盐酸滴定液(1mol/L 或 0.1mol/L)加水稀释制成。必要时标定浓度。

1.4.2　硫酸滴定液(0.5mol/L、0.25mol/L、0.1mol/L 或 0.05mol/L)　H_2SO_4＝98.08

1. 配制

硫酸滴定液(0.5mol/L)：取硫酸 30mL，缓缓注入适量水中，冷却至室温，加水稀释至 1000mL，摇匀。

硫酸滴定液(0.25mol/L、0.1mol/L 或 0.05mol/L)：照上法配制，但硫酸的取用量分别为 15mL、6.0mL 或 3.0mL。

2. 标定

照盐酸滴定液(1mol/L、0.5mol/L、0.2mol/L 或 0.1mol/L)项下的方法标定，即得。

如需用硫酸滴定液(0.01mol/L)时，可取硫酸滴定液(0.5mol/L、0.1mol/L 或 0.05mol/L)加水稀释制成，必要时标定浓度。

1.4.3　氢氧化钠滴定液(1mol/L、0.5mol/L 或 0.1mol/L)　NaOH＝40.00

1. 配制

取氢氧化钠适量，加水振摇使溶解成饱和溶液，冷却后，置聚乙烯塑料瓶中，静置数日，澄清后备用。

氢氧化钠滴定液(1mol/L、0.5mol/L 或 0.1mol/L)：分别取澄清的氢氧化钠饱和溶液 56mL、28mL、5.6mL，加新沸过的冷水使成 1000mL，摇匀。

2. 标定

氢氧化钠滴定液(1mol/L)：取在 105℃干燥至恒重的基准邻苯二甲酸氢钾约 6g，精密称定，加新沸过的冷水 50mL，振摇，使其尽量溶解；加酚酞指示液 2 滴，用本液滴定；在接近终点时，应使邻苯二甲酸氢钾完全溶解，滴定至溶液显粉红色。每 1mL 氢氧化钠滴定液(1mol/L)

相当于 204.2mg 的邻苯二甲酸氢钾。根据本液的消耗量与邻苯二甲酸氢钾的取用量，算出本液的浓度，即得。

氢氧化钠滴定液(0.5mol/L 或 0.1mol/L)：分别取在 105℃干燥至恒重的基准邻苯二甲酸氢钾约 3g、0.6g，照上法标定。每 1mL 氢氧化钠滴定液相当于 102.1mg、20.42mg 的邻苯二甲酸氢钾。

如需用氢氧化钠滴定液(0.05mol/L、0.02mol/L 或 0.01mol/L)时，可取氢氧化钠滴定液(0.1mol/L)加新沸过的冷水稀释制成。必要时，可用盐酸滴定液(0.05mol/L、0.02mol/L 或 0.01mol/L)标定浓度。

3. 贮藏

置聚乙烯塑料瓶中，密封保存；塞中有 2 孔，孔内各插入玻璃管 1 支，1 管与钠石灰管相连，1 管供吸出本液使用。

1.4.4 高氯酸滴定液(0.1mol/L) $HClO_4$=100.46

1. 配制

取无水冰醋酸(按含水量计算，每 1g 水加醋酐 5.22mL)750mL，加入高氯酸(70%～72%)8.5mL，摇匀，在室温下缓缓滴加醋酐 23mL，边加边摇，加完后再振摇均匀，放冷，加无水冰醋酸适量使成 1000mL，摇匀，放置 24h。若所测供试品易乙酰化，则须用水分测定法测定本液的含水量，再用水和醋酐调节至本液的含水量为 0.01%～0.2%。

2. 标定

取在 105℃干燥至恒重的基准邻苯二甲酸氢钾约 0.16g，精密称定，加无水冰醋酸 20mL 使溶解，加结晶紫指示液 1 滴，用本液缓缓滴定至蓝色，并将滴定的结果用空白试验校正。每 1mL 高氯酸滴定液(0.1mol/L)相当于 20.42mg 的邻苯二甲酸氢钾。根据本液的消耗量与邻苯二甲酸氢钾的取用量，算出本液的浓度，即得。

如需用高氯酸滴定液(0.05mol/L 或 0.02mol/L)时，可取高氯酸滴定液(0.1mol/L)用无水冰醋酸稀释制成，并标定浓度。

3. 贮藏

置棕色玻瓶，密闭保存。

1.4.5 硫代硫酸钠滴定液(0.1mol/L 或 0.05mol/L) $Na_2S_2O_3 \cdot 5H_2O$=248.19

1. 配制

硫代硫酸钠滴定液(0.1mol/L)：取硫代硫酸钠 26g 与无水碳酸钠 0.20g，加新沸过的冷水适量使溶解成 1000mL，摇匀，放置 1 个月后滤过。

硫代硫酸钠滴定液(0.05mol/L)：取硫代硫酸钠滴定液(0.1mol/L)加新沸过的冷水稀释制成。

2. 标定

硫代硫酸钠滴定液(0.1mol/L)：取在 120℃干燥至恒重的基准重铬酸钾 0.15g，精密称定，置碘瓶中，加水 50mL 使溶解，加碘化钾 2.0g，轻轻振摇使溶解，加稀硫酸 40mL，摇匀，密塞，在暗处放置 10min 后，加水 250mL 稀释，用本液滴定至近终点时，加淀粉指示液 3mL，继续滴定至蓝色消失而显亮绿色，并将滴定的结果用空白试验校正。每 1mL 硫代硫酸钠滴定液

(0.1mol/L)相当于 4.903mg 的重铬酸钾。根据本液的消耗量与重铬酸钾的取用量，算出本液的浓度，即得。

硫代硫酸钠滴定液(0.05mol/L)：照上法标定，但基准重铬酸钾的取用量改为约 75mg，每 1mL 硫代硫酸钠滴定液(0.05mol/L)相当于 2.452mg 的重铬酸钾。

室温在 25℃以上时，应将反应液及稀释用水降温至约 20℃。

如需用硫代硫酸钠滴定液(0.01mol/L 或 0.005mol/L)时，可取硫代硫酸钠滴定液(0.1mol/L)在临用前加新沸过的冷水稀释制成，必要时标定浓度。

1.4.6　碘滴定液(0.05mol/L)　I_2＝253.81

1. 配制

取碘 13.0g，加碘化钾 36g 与水 50mL 溶解后，加盐酸 3 滴与水适量使成 1000mL，摇匀，用垂熔玻璃滤器滤过。

2. 标定

精密量取本液 25mL，置碘瓶中，加水 100mL 与盐酸溶液(9→100)1mL，轻摇混匀，用硫代硫酸钠滴定液(0.1mol/L)滴定至近终点时，加淀粉指示液 2mL，继续滴定至蓝色消失。根据硫代硫酸钠滴定液(0.1mol/L)的消耗量，算出本液的浓度，即得。

如需用碘滴定液(0.025mol/L)时，可取碘滴定液(0.05mol/L)加水稀释制成。

3. 贮藏

置玻璃塞的棕色玻瓶中，密闭，在凉处保存。

1.4.7　溴酸钾滴定液(0.016 67mol/L)　$KBrO_3$＝167.00

1. 配制

取溴酸钾 2.8g，加水适量使溶解成 1000mL，摇匀。

2. 标定

精密量取本液 25mL，置碘瓶中，加碘化钾 2.0g 与稀硫酸 5mL，密塞，摇匀，在暗处放置 5min 后，加水 100mL 稀释，用硫代硫酸钠滴定液(0.1mol/L)滴定至近终点时，加淀粉指示液 2mL，继续滴定至蓝色消失。根据硫代硫酸钠滴定液(0.1mol/L)的消耗量，算出本液的浓度，即得。

室温在 25℃以上时，应将反应液及稀释用水降温至约 20℃。

1.4.8　溴滴定液(0.05mol/L)　Br_2＝159.81

1. 配制

取溴酸钾 3.0g 与溴化钾 15g，加水适量使溶解成 1000mL，摇匀。

2. 标定

精密量取本液 25mL，置碘瓶中，加水 100mL 与碘化钾 2.0g，振摇使溶解，加盐酸 5mL，密塞，振摇，在暗处放置 5min，用硫代硫酸钠滴定液(0.1mol/L)滴定至近终点时，加淀粉指示液 2mL，继续滴定至蓝色消失。根据硫代硫酸钠滴定液(0.1mol/L)的消耗量，算出本液的浓度，即得。

室温在 25℃以上时，应将反应液降温至约 20℃。本液每次临用前均应标定浓度。

如需用溴滴定液（0.005mol/L）时，可取溴滴定液（0.05mol/L）加水稀释制成，并标定浓度。

3. 贮藏

置玻璃塞的棕色玻瓶中，密闭，在凉处保存。

1.4.9 亚硝酸钠滴定液(0.1mol/L)　$NaNO_2$＝69.00

1. 配制

取亚硝酸钠 7.2g，加无水碳酸钠（Na_2CO_3）0.10g，加水适量使溶解成 1000mL，摇匀。

2. 标定

取在 120℃干燥至恒重的基准对氨基苯磺酸约 0.5g，精密称定，加水 30mL 与浓氨试液 3mL，溶解后，加盐酸（1→2）20mL，搅拌，在 30℃以下用本液迅速滴定，滴定时将滴定管尖端插入液面下约 2/3 处，随滴随搅拌；至近终点时，将滴定管尖端提出液面，用少量水洗涤尖端，洗液并入溶液中，继续缓缓滴定，用永停法指示终点。每 1mL 亚硝酸钠滴定液（0.1mol/L）相当于 17.32mg的对氨基苯磺酸。根据本液的消耗量与对氨基苯磺酸的取用量，算出本液的浓度，即得。

如需用亚硝酸钠滴定液（0.05mol/L）时，可取亚硝酸钠滴定液（0.1mol/L）加水稀释制成。必要时标定浓度。

3. 贮藏

置玻璃塞的棕色玻瓶中，密闭保存。

1.4.10 硝酸银滴定液(0.1mol/L)　$AgNO_3$＝169.87

1. 配制

取硝酸银 17.5g，加水适量使溶解成 1000mL，摇匀。

2. 标定

取在 110℃干燥至恒重的基准氯化钠约 0.2g，精密称定，加水 50mL 使溶解，再加糊精溶液（1→50）5mL、碳酸钙 0.1g 与荧光黄指示液 8 滴，用本液滴定至浑浊液由黄绿色变为微红色。每 1mL 硝酸银滴定液（0.1mol/L）相当于 5.844mg 的氯化钠。根据本液的消耗量与氯化钠的取用量，算出本液的浓度，即得。

如需用硝酸银滴定液（0.01mol/L）时，可取硝酸银滴定液（0.1mol/L）在临用前加水稀释制成。

3. 贮藏

置玻璃塞的棕色玻瓶中，密闭保存。

1.4.11 乙二胺四醋酸二钠滴定液(0.05mol/L)　$C_{10}H_{14}N_2Na_2O_8 \cdot 2H_2O$＝372.24

1. 配制

取乙二胺四醋酸二钠 19g，加适量的水使溶解成 1000mL，摇匀。

2. 标定

取于约 800℃灼烧至恒重的基准氧化锌 0.12g，精密称定，加稀盐酸 3mL 使溶解，加水 25mL，加 0.025%甲基红的乙醇溶液 1 滴，滴加氨试液至溶液显微黄色，加水 25mL 与氨-氯化铵缓冲液(pH10.0)10mL，再加铬黑 T 指示剂少量，用本液滴定至溶液由紫色变为纯蓝色，并将滴定结果用空白试验校正。每 1mL 乙二胺四醋酸二钠滴定液(0.05mol/L)相当于4.069mg 的氧化锌。根据本液的消耗量与氧化锌的取用量，算出本液的浓度，即得。

3. 贮藏

置玻璃塞瓶中，避免与橡皮塞、橡皮管等接触。

1.4.12　硫酸铈滴定液(0.1mol/L)　$Ce(SO_4)_2 \cdot 4H_2O=404.30$

1. 配制

取硫酸铈 42g(或硫酸铈铵 70g)，加含有硫酸 28mL 的水 500mL，加热溶解后，放冷，加水适量使成 1000mL，摇匀。

2. 标定

取在 105℃干燥至恒重的基准三氧化二砷 0.15g，精密称定，加氢氧化钠滴定液(1mol/L) 10mL，微热使溶解，加水 50mL、盐酸 25mL、一氯化碘试液 5mL 与邻二氮菲指示液 2 滴，用本液滴定至近终点时，加热至 50℃，继续滴定至溶液由浅红色转变为淡绿色。每 1mL 硫酸铈滴定液(0.1mol/L)相当于 4.946mg 的三氧化二砷。根据本液的消耗量与三氧化二砷的取用量，算出本液的浓度，即得。

如需用硫酸铈滴定液(0.01mol/L)时，可精密量取硫酸铈滴定液(0.1mol/L)，用每 100mL 中含硫酸 2.8mL 的水定量稀释制成。

1.5　药品质量标准分析方法验证

药品质量标准分析方法验证的目的是证明采用的方法适合于相应检测要求。在建立药品质量标准时，分析方法需经验证；在药品生产工艺变更、制剂的组分变更、原分析方法进行修订时，则质量标准分析方法也需进行验证。方法验证理由、过程和结果均应记载在药品质量标准起草说明或修订说明中。

1.5.1　验证项目与要求

需验证的分析项目有：鉴别试验、杂质定量检查或限度检查、原料药或制剂中有效成分含量测定，以及制剂中其他成分(如防腐剂等)的测定。药品溶出度、释放度等检查中，其溶出量等的测试方法也应做必要验证。

验证内容有：准确度、精密度(包括重复性、中间精密度和重现性)、专属性、检测限、定量限、线性、范围和耐用性。视具体方法拟定验证的内容。表 1-5 中列出的内容可供参考。

表 1-5　检验项目和验证内容

项目 内容	鉴别	杂质测定		含量测定及溶出量测定
		定量	限度	
准确度	—	+	—	+
精密度				
重复性	—	+	—	+
中间精密度	—	+①	—	+①
专属性②	+	+	+	+
检测限	—	—③	+	—
定量限	—	+	—	—
线性	—	+	—	+
范围	—	+	—	+
耐用性	+	+	+	+

注：① 已有重现性验证，不需验证中间精密度；② 如一种方法不够专属，可用其他分析方法予以补充；③ 视具体情况予以验证。

1.5.2　验证内容与方法

1. 准确度

准确度系指用该方法测定的结果与真实值或参考值接近的程度，一般以回收率(%)表示。准确度应在规定的范围内建立。

(1) 含量测定方法的准确度：原料药可用已知纯度的对照品或供试品进行测定，或用本法所得结果与已知准确度的另一方法测定的结果进行比较。

制剂可用含已知量被测物的各组分混合物进行测定。如不能得到制剂的全部组分，可向制剂中加入已知量的被测物进行测定，或用本法所得结果与已知准确度的另一个方法测定结果进行比较。

如该分析方法已经测试并求出了精密度、线性和专属性，在准确度也可推算出来的情况下，这一项可不必再做。

(2) 杂质定量测定的准确度：可向原料药或制剂中加入已知量杂质进行测定。如不能得到杂质或降解产物，可用本法测定结果与另一成熟的方法进行比较，如药典标准方法或经过验证的方法。在不能测得杂质或降解产物的响应因子或不能测得对原料药的相对响应因子的情况下，可用原料药的响应因子。应明确证明单个杂质和杂质总量相当于主成分的重量比(%)或面积比(%)。

(3) 数据要求：在规定范围内，至少用 9 个测定结果进行评价。例如，设计 3 个不同浓度，每个浓度各分别制备 3 份供试品溶液，进行测定。应报告已知加入量的回收率(%)，或测定结果平均值与真实值之差及其相对标准偏差或可信限。

2. 精密度

精密度系指在规定的测试条件下，同一个均匀供试品，经多次取样测定所得结果之间的接近程度。精密度一般用偏差、标准偏差或相对标准偏差表示。

在相同条件下，由同一个分析人员测定所得结果的精密度称为重复性；在同一个实验室，不同时间由不同分析人员用不同设备测定结果之间的精密度，称为中间精密度；在不同实验室由不同分析人员测定结果之间的精密度，称为重现性。

含量测定和杂质的定量测定应考虑方法的精密度。

(1) 重复性：在规定范围内，至少用 9 次测定结果进行评价。例如，设计 3 个不同浓度，每个浓度各分别制备 3 份供试品溶液，进行测定，或将相当于 100%浓度水平的供试品溶液，用至少测定 6 次的结果进行评价。

(2) 中间精密度：为考察随机变动因素对精密度的影响，应设计方案进行中间精密度试验。变动因素为不同日期、不同分析人员、不同设备。

(3) 重现性：法定标准采用的分析方法，应进行重现性试验。例如，建立药典分析方法时，通过协同检验得出重现性结果。协同检验的目的、过程和重现性结果均应记载在起草说明中。应注意重现性试验用的样品本身的质量均匀性和贮存、运输中的环境影响因素，以免影响重现性结果。

(4) 数据要求：数据均应报告标准偏差、相对标准偏差和可信限。

3. 专属性

专属性系指在其他成分(如杂质、降解产物、辅料等)可能存在的情况下，采用的方法能准确测定出被测物的特性。鉴别反应、杂质检查和含量测定方法，均应考察其专属性。如方法不够专属，应采用多个方法予以补充。

(1) 鉴别反应：应能与可能共存的物质或结构相似化合物区分。不含被测成分的供试品，以及结构相似或组分中的有关化合物，应均呈负反应。

(2) 含量测定和杂质测定：色谱法和其他分离方法，应附代表性图谱，以说明专属性，并应标明诸成分在图中的位置，色谱法中的分离度应符合要求。

在杂质可获得的情况下，对于含量测定，试样中可加入杂质或辅料，考察测定结果是否受干扰，并可与未加杂质和辅料的试样比较测定结果。对于杂质测定，也可向试样中加入一定量的杂质，考察杂质之间能否得到分离。

在杂质或降解产物不能获得的情况下，可将含有杂质或降解产物的试样进行测定，与另一个经验证了的方法或药典方法比较结果。用强光照射、高温、高湿、酸(碱)水解或氧化的方法进行加速破坏，以研究可能的降解产物和降解途径。含量测定方法应比对两法的结果，杂质检查应比对检出的杂质个数，必要时可采用光电二极管阵列检测和质谱检测，进行峰纯度检查。

4. 检测限

检测限系指试样中被测物能被检测出的最低量。药品的鉴别试验和杂质检查方法，均应通过测试确定方法的检测限。常用的方法如下。

(1) 非仪器分析目视法：用已知浓度的被测物，试验出能被可靠地检测出的最低浓度或量。

(2) 信噪比法：用于能显示基线噪音的分析方法，即把已知低浓度试样测出的信号与空白样品测出的信号进行比较，算出能被可靠地检测出的最低浓度或量。一般以信噪比为 3∶1 或 2∶1 时相应浓度或注入仪器的量确定检测限。

(3) 数据要求：应附测试图谱，说明测试过程和检测限结果。

5. 定量限

定量限系指试样中被测物能被定量测定的最低量，其测定结果应具一定准确度和精密度。杂质和降解产物用定量测定方法研究时，应确定定量限。

常用信噪比法确定定量限。一般以信噪比为 10∶1 时相应浓度或注入仪器的量确定定量限。

6. 线性

线性系指在设计的范围内，测试结果与试样中被测物浓度直接呈正比关系的程度。

应在规定的范围内测定线性关系。可用一贮备液经精密稀释，或分别精密称样，制备一系列供试样品的方法进行测定，至少制备 5 份供试样品。以测得的响应信号作为被测物浓度的函数作图，观察是否呈线性，再用最小二乘法进行线性回归。必要时，响应信号可经数学转换，再进行线性回归计算。

数据要求：应列出回归方程、相关系数和线性图。

7. 范围

范围系指能达到一定精密度、准确度和线性，测试方法适用的高低限浓度或量的区间。

范围应根据分析方法的具体应用和线性、准确度、精密度结果和要求确定。原料药和制剂含量测定，范围应为测试浓度的 80%～120%；制剂含量均匀度检查，范围应为测试浓度的 70%～130%，根据剂型特点，如气雾剂、喷雾剂，范围可适当放宽；溶出度或释放度中的溶出量测定，范围应为限度的±20%；如规定了限度范围，则应为下限的－20%至上限的＋20%；杂质测定，范围应根据初步实测，拟订出规定限度的±20%。如果含量测定与杂质检查同时测定，用百分归一化法，则线性范围应为杂质规定限度的－20%至含量限度(或上限)的＋20%。

8. 耐用性

耐用性系指在测定条件有小的变动时，测定结果不受影响的承受程度，为使方法可用于常规检验提供依据。开始研究分析方法时，就应考虑其耐用性。如果测试条件要求苛刻，则应在方法中写明。典型的变动因素有：被测溶液的稳定性、样品的提取次数、时间等。液相色谱法中典型的变动因素有：流动相的组成和 pH 值、不同厂牌或不同批号的同类型色谱柱、柱温、流速等。气相色谱法中的变动因素有：不同厂牌或批号的色谱柱、固定相、不同类型的担体、柱温、进样口和检测器温度等。

经试验，应说明小的变动能否通过设计的系统适用性试验，以确保方法有效。

1.6　分析天平的使用与维护

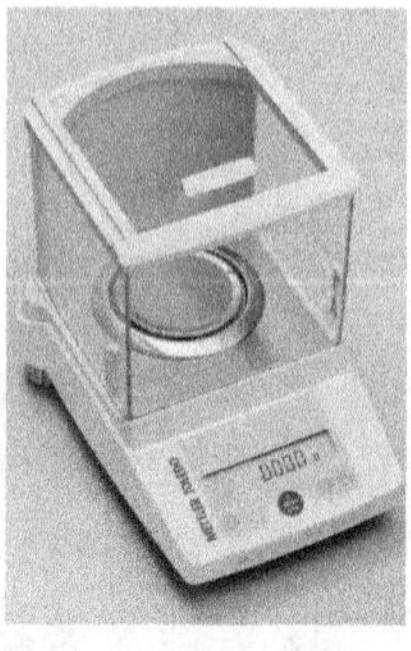

图 1-1　电子分析天平

分析天平分为机械分析天平(如半自动或全自动电光天平)和电子分析天平(图 1-1)。机械天平根据杠杆原理，当天平达平衡时，物体的质量即等于砝码的质量；电子分析天平多采用电磁平衡方式，因称出的是重量，需要校准来消除重力加速度的影响。目前在药物分析中应用的主要为电子分析天平，其最大载重量一般为 100g 或 200g，最小分度值为0.1mg或 0.01mg，能读数至 0.1mg 的称为万分之一天平，能读数至

0.01mg的称为十万分之一天平，实际应用中选用哪种规格的天平则需根据取样量大小和分析误差要求而定。

分析天平是定量分析工作的最常用的仪器之一，称量准确与否对分析结果有重大影响。因此，必须掌握天平的正确使用方法和必要的日常维护，以保证仪器的精度和分析结果的准确性。现对最常用的万分之一电子天平的使用和维护作一介绍。

1.6.1 称量前检查与校正

1. 水平位置

分析天平应放置在专用的水泥或大理石台面上，台面要求水平而光滑。天平不用时应用天平罩罩住，避免灰尘落入和强光照射。使用时，揭去天平罩，检查天平的水平位置，调节天平底座下面的两个脚钮，使水泡置于圆圈中央。察看天平上标明的最大载重量，称量时切勿超过最大载重量。

2. 零点校正

接通电源，按天平面板上“on”键，天平预热和自检后，显示“0.0000g”并闪动，待数字显示稳定，表明天平已稳定，进入准备称量状态。

1.6.2 称量方法

称量方法包括直接称量法、减重称量法和固定重量称量法，根据实际样品情况或称量要求选择合适的称量方法。

1. 直接称量法

打开天平侧门，将物品放在天平称盘中央，关上天平侧门。待数字显示稳定，准确读取。注意拿取物品时应戴手套，或用干净的纸条、塑料薄膜套住被称器皿。当进行干燥失重或炽灼残渣检查时，空称量瓶或空坩埚的重量，以及干燥或炽灼后的重量就是采用直接称量法称取的。

2. 减重称量法

将适量试样装入称量瓶中，按直接称量法称得重量为 W_1g，然后从天平盘上取下称量瓶，在接受物品的容器上方，取下称量瓶盖，将称量瓶倾斜，用瓶盖轻敲瓶口，使试样慢慢落入接受容器中，接近所需重量时，用瓶盖轻敲瓶口，使粘在瓶口的试样落下，同时将称量瓶慢慢直立，然后盖好瓶盖，再称取称量瓶重量为 W_2g。两次重量之差(W_1-W_2)，即为供试样品的重量。如此继续进行，可称取多份试样。如果一次倒入容器的药品量太多，必须弃去，另取干净容器重新称量，切勿放回称量瓶。如果倒入的试样不够称量要求，可继续重复加样操作，直至达到称量要求，但次数宜少。本法是容量分析中常用的称量方法，对于易吸湿受潮的样品宜采用减重称量法，以保证称量的准确性。

3. 固定重量称量法

将干燥洁净的空容器置天平盘上(如小烧杯等，注意不要将大的锥形瓶、烧杯等较重的容器直接置天平称量盘上，以免损坏秤盘底座弹性)，待数字显示稳定，按键去皮或记下重量。用牛角匙取试样适量，慢慢敲入称量盘上的容器内，并观察天平读数，直至天平读数正好显示所需质量为止，关闭天平侧门，精密称定，读取数据。注意，若不慎加入的量超过了所需的量，应弃去重称，不允许用牛角匙从称量容器中取出多余的试样。以免引起称量误差或污染。

对于指定重量的称样要求，需采用本法称量，如一般杂质检查中标准液的配制，用基准物配制标准液（如重铬酸钾标准比色液、重铬酸钾滴定液、碘酸钾滴定液等）。称取的试样必须定量转移至合适的容器（如量瓶）中。

本法也常用于非指定重量的称取，如用紫外、HPLC 等方法测定样品含量时，往往需对所取样品进行稀释，只取其中一部分进入仪器测定。对于样品称量要求仅需落在称量范围（理论称量值的±10%）内，精密称定即可。当采用称量纸称取样品时，应注意定量转移，可采取回称纸的重量或用适当溶剂冲洗称量纸。例如，在称量纸上称取适量样品，借助干燥洁净小漏斗，将样品导入量瓶内，回称纸的重量，并从读取的称量数据中减去回称后重量。也可直接将盛有样品的称量纸卷成筒状，倒入量瓶内，注意量瓶口必须干燥（此法仅适合取样量少的情况）。如果采用适当溶剂冲洗称量纸，洗液必须并入样品容器中，采用的溶剂应是溶解样品用的溶剂。

1.6.3 维护保养

(1) 经常保持天平内部清洁。称量完毕若有物品掉落在称盘或天平厢内，应用刷子轻轻扫干净，放置好干燥剂，关上天平侧门，罩上天平罩。

(2) 被称物品不得直接放在天平盘上；称取具有腐蚀性物体时，必须注意勿将物品洒落在秤盘或天平厢内，以免腐蚀天平；称量吸湿或挥发性物品时，宜用减重称量法，严密盖好称量瓶盖，并尽快进行称量操作；过冷或过热的物品不能在天平上称量。

(3) 进行同一项分析工作的所有称量必须使用同一架天平，以减少误差；读数时应关好侧门，以免受气流影响；称量操作过程中，开启、关闭天平门，加样、取样时，动作应轻、缓，绝不能使天平移位。重复称量或零点核对时（称量完毕时最好核对一下零点，以确保称量准确），读数误差允许±0.2mg。

(4) 天平应有专人保管，负责日常维护保养。天平箱内应放置变色硅胶，并需勤更换，以保持天平箱内干燥。

1.7 容量分析仪器的洗涤、校正与使用

1.7.1 容量分析仪器的洗涤

容量分析仪器包括滴定管、容量瓶、移液管（包括刻度吸管）等，使用前必须仔细洗净，洗净的仪器应内外壁不挂水珠。容量分析仪器的洗涤通常采用铬酸洗液浸泡或用合成洗涤剂洗涤，再用自来水冲洗干净，然后用蒸馏水荡洗三次。所有容量仪器均不能在烘箱中高温烘烤，一般以自然沥干为宜。

1. 洗涤方法

容量仪器洗涤时首先用自来水冲洗器皿，除去残留有机物，沥干水分，倒入少量铬酸洗液，转动器皿，使器皿内壁与洗液充分接触。根据器皿污染的程度，也可采用温热的洗液浸泡一定时间，然后将洗液倒回洗液瓶内，可供下一次继续使用。用自来水冲洗时，应用大量水充分洗

净铬酸残留液，然后再用蒸馏水荡洗三次除去自来水，倒置，自然沥干。

2. 铬酸洗液的配制与使用

称取研细的重铬酸钾 20g，置烧杯内，加水 40mL，加热使溶解，冷却后徐徐注入 350mL 硫酸中，置棕色玻瓶中贮存。洗液可以重复使用，如果洗液变绿或有大量沉淀析出，表明该洗液已失效。铬酸洗液应避免与有机溶剂接触，以免铬酸还原失效，同时应注意尽量除尽待洗器皿的水分，以免洗液遇水析出沉淀而失效。洗液应避免阳光直射或长期敞口放置，以免失效。

1.7.2　容量分析仪器的校正

滴定分析仪器的容积并不一定与它所标示的值完全一致，就是说，刻度不一定十分准确。因此在实验工作前，尤其对于准确度要求较高的实验，必须予以校正。

1. 移液管的校正

将移液管洗净，吸取蒸馏水至标线以上，调节水的弯月面至标线，将水放入已称重的小锥形瓶中，再称重。两次重量之差即为水的重量。用该实验温度时每毫升水的重量除水重，即得移液管的真实体积。

2. 量瓶的校正

将洗净的量瓶倒置，使之自然干燥，称空瓶重。注入蒸馏水至标线，注意瓶颈内壁标线以上不能挂有水滴，再称重。两次重量之差即为瓶中的水重。用该实验温度时每毫升水的重量除水重，即得该量瓶的真实体积。

3. 滴定管的校正

将蒸馏水装入已洗净的滴定管中，调节水的弯月面至刻度零处，记录水温。然后按照滴定速度放出一定体积的水到已称重的小锥形瓶中，再称重，两次重量之差即为水重。用同样的方法称量滴定管其他刻度段体积的水重，用该实验温度时每毫升水的重量除每次称得的水重，即可得到相当于滴定管各部分容积的实际体积。按国家计量局规定，常量滴定管分五段进行校正。

1.7.3　容量分析仪器的使用

1. 滴定管的使用

常用滴定管规格有 50mL、25mL 和 10mL；形式有酸式和碱式；颜色有白色和棕色。不同规格、形式和颜色的滴定管用途各不相同，使用时应根据滴定剂性质、分析要求进行选择。

(1) 酸式滴定管的涂油与检漏

酸式滴定管使用前需对其玻璃活塞进行涂油，方法是：将洗净的滴定管活塞拔出，用滤纸将活塞及活塞套擦干，在活塞粗端和活塞套的细端分别涂一薄层凡士林，将活塞插入套内，来回转动数次，直到涂凡士林处呈均匀透明状(注意勿使凡士林堵住塞孔)。在活塞末端套一橡皮圈以防止使用时将活塞顶出(同时也应注意橡皮圈不能影响活塞自由转动)。然后在滴定管内装入纯化水，置滴定管架上直立 2min，观察有无漏水或渗水，旋转活塞 180°再观察一次，没有漏水即可使用。

（2）碱性滴定管的排气

碱式滴定管排除气泡的方法是将橡皮管向上弯曲，并在稍高于玻璃珠所在处用两手指挤压，使溶液从尖嘴口喷出，然后缓缓松开手指（避免气泡从尖嘴口进入）。注意绝对不能捏在玻璃珠的下部，否则松手时橡皮管的管尖会产生气泡。

（3）装液与读数

倾去洗涤用水，用滴定液润洗滴定管 3 次。然后取滴定液从试剂瓶直接倒入滴定管中，对于酸式滴定管可旋转活塞，排除滴定管下部气泡；而碱式滴定管则用手指捏玻璃珠稍上部的橡皮管，使橡皮管与玻璃珠之间形成一条缝隙，让溶液从尖嘴流出。将管内溶液放至近滴定管读数“0.00”处，擦干滴定管外壁液滴，将滴定管垂直，使眼睛的视线与滴定管内溶液弯月面下缘最低点在同一水平上，准确读数至小数后两位，第二位小数为估计值。有些滴定管背面有一条白底蓝线，液面呈现三角交叉点，读取交叉点与刻度相交点即可。对于深色溶液滴定管读数，弯月面难以看清，可观察液面的上缘。

（4）滴定操作

1）酸式滴定管：左手拇指在前，食指和中指在后，一起控制活塞，在转动活塞时手指微微弯曲，轻轻向里扣住，手心不要顶住活塞小头一端，以免顶出活塞使溶液泄漏。

2）碱式滴定管：用左手拇指和食指捏挤玻璃珠所在部位稍上的橡皮管，使之与玻璃珠之间形成一条可控制的缝隙，溶液即可流出。操作中要注意，不要使玻璃珠上下移动，也不要捏挤玻璃珠的下部，否则易产生气泡。

3）滴定操作：左手控制滴定液流量，右手拿住锥形瓶的瓶颈用腕力摇动锥形瓶，使瓶内溶液向同一方向做圆周运动，使滴下的溶液能较快地被分散进行化学反应。注意勿使瓶口接触滴定管，旋摇时不要使瓶内溶液溅出。接近终点时，须用少量蒸馏水吹洗锥形瓶内壁，使溅起的溶液淋下，此时滴定速度要慢，每次加入 1 滴或半滴溶液，不断摇动，直至达终点。滴加半滴溶液的做法是使液滴悬挂在滴定管尖端，用洗瓶将悬挂的液滴冲入瓶内，或用锥形瓶内壁将液滴碰下，然后用洗瓶将锥形瓶内壁附着的溶液洗入瓶内。滴定结束后，滴定管中剩余溶液应弃去，不得倒回原瓶，以免污染整瓶滴定液。随即洗净滴定管，倒置在滴定管架上。

（5）注意事项

1）滴定管选择：滴定所需溶液的体积不能超过滴定管的容量。一般滴定液的标定采用 50mL 规格滴定管，而样品溶液的滴定采用 25mL 滴定管，非水滴定法为半微量滴定，一般采用 10mL 滴定管。酸性、中性溶液使用酸式滴定管；而碱性溶液的滴定采用碱式滴定管。需要避光的滴定溶液，采用棕色滴定管。

2）注意平行原则：由于滴定管刻度不可能非常均匀，所以在同一个实验的数次平行滴定中，溶液的体积应该控制在滴定管刻度的同一部位，这样可以抵消因刻度不准确引起的误差。所以，每份样品的滴定通常从滴定管读数“0”开始，不允许滴定完第一份样品后，用滴定管内剩余的滴定液接着滴定第二份样品。也不允许一份样品分数次滴定，而后将数次消耗滴定剂相加，因多次读数会使误差增加。

2. 移液管/吸量管的使用

（1）移液管/吸量管的规格种类

移液管俗称胖肚吸管，其外形为两头细中间粗，管壁上部细径处标有容积和环形刻度线。常用移液管有 1～50mL 大小不同的规格，主要用于精密转移一定体积的溶液。根据容积校正方式不同，可分为量出式(符号 Ex)和量入式两种类型，后者称为内容量移液管，实际应用中较少见。其主要用于黏度大的液体(如油注射液)，由于黏度大的液体在管内壁残留很多，一般在放液后要用溶剂冲洗移液管内壁，所以内容量移液管的刻度所标示的容积是以量入式为准进行校正的，而通常的移液管(量出式)刻度所标记的容积是指"流出"的液体体积。

吸量管也称刻度吸管，外形为直形，管上部标有总容积，管壁上标有分刻度，常用吸量管有 1～10mL 大小不同的规格，有的管壁上标有"吹"字样，使用时待溶液停止流出后，应将管内剩余的溶液用洗耳球吹出；使用未标有"吹"字样的刻度吸管时，待溶液停止流出后，一般停留 15s。刻度吸管适用于精度要求稍低、非整数体积的液体量取要求，或无相应规格的移液管时的液体量取。

移液管和吸量管均有精度要求，在管壁上标有准确度等级(A、B 级)，各种规格不同级别的容量允差不得超过表 1-6 规定的要求。

表 1-6　移液管和吸量管的精度要求

准确度级别	标称容量(mL)							
	1	2	5	10	15	20　25	50	100
A 级	±0.007	±0.010	±0.015	±0.020	±0.025	±0.030	±0.050	±0.080
B 级	±0.015	±0.020	±0.030	±0.040	±0.050	±0.060	±0.100	±0.160

(2) 吸液操作

用右手的拇指和中指捏住移液管的上端标线以上部位，将管的下口插入欲吸取的溶液中，插入液面以 1～2cm 为宜。左手拿洗耳球，捏紧球体排除球内气体后按在移液管上口，慢慢松开捏紧球的左手，使溶液吸入管内，直至溶液上升至刻度线以上少许(约 1cm)，立即用右手的食指按住管口。提升移液管离开液面，用滤纸将沾在移液管外壁的液体擦净，再将管的末端靠在盛溶液器皿的上部干燥内壁上(容器斜置)，管身保持直立，略为放松食指(可微微转动吸管)，使管内溶液慢慢从下口流出，直至溶液的弯月面底部与标线相切为止，立即用食指压紧管口，将尖端的液滴靠壁去掉，提出移液管，插入承接溶液的器皿中。使承接溶液的器皿(如锥形瓶、量瓶)倾斜，移液管直立，管下端紧靠容器内壁，稍松开食指，让溶液沿壁慢慢流下，流完后管尖端接触瓶内壁约 15s 后，再将移液管移去，残留在管末端的少量溶液，不可用外力强使其流出，因移液管校准时已考虑了末端保留的溶液的体积。

吸量管的吸液操作同上法。

(3) 注意事项

1) 吸液前处理：溶液吸取前应先将移液管或吸量管洗净，自然沥干，并用待量取的溶液荡洗 3 次。按上述吸液操作方法，将吸管插入欲吸取的溶液中(注意管外壁应干燥)，吸入管容量约 1/3 的待量取溶液，用右手的食指按住管口，横持，并转动管体，使溶液接触到整个管壁，并向上端刻度线倾斜，使液体流过总刻度线约 1cm，以置换内壁残留的水分，注意不要弄湿上端管口，然后将溶液从管的下口放出并弃去，如此反复洗 3 次。

2) 不同浓度溶液使用同一移液管量取时，应先量取较稀的一份，然后量取较浓的。每量取一个浓度溶液时，要注意充分荡洗(3 次)，在吸取第一份溶液时，高于标线的距离最好不超过 1cm，这样吸取第二份较浓溶液时，可以吸取离标线更高距离体积的溶液来荡洗吸管内壁，以消除第一份液体的影响。

3）吸管的选取：需精密量取5mL、10mL、20mL、25mL、50mL等整数体积的溶液时，应选用相应大小的移液管，不能用两个或多个移液管分别量取后相加的方法来量取整数体积的溶液。用刻度吸管量取非标称总容量时（如用10mL吸管量取6.00mL液体），必须精密量取总容量的溶液（如10mL），然后将溶液放出至所需体积（如6.00mL）。

4）吸管放液控制。在吸液操作过程中，为使右手食指能灵活控制吸管内液体流出速度，食指和吸管的管口必须干燥，同时按紧管口的松紧度要适宜。

3. 量瓶的使用

量瓶有无色、棕色两种，规格有5mL、10mL、25mL、50mL、100mL、200mL、250mL、500mL、1000mL等，一般与移液管配套使用，主要用于精密配制一定体积的溶液，根据溶液配制需要选择适宜规格量瓶。向量瓶中加液体时，必须注意液面的弯月面最低处应恰与瓶颈上的环状刻度线相切，观察时眼睛位置应与液面和刻度线在同一水平面上，否则会引起体积误差。量瓶使用前应检漏。溶解样品或稀释溶液时，一般加溶剂至容量瓶容积的1/2～2/3处，沿水平方向充分旋摇（注意此时不要加瓶塞），然后加溶剂至近刻度，用滴管慢慢滴加至刻度，盖好瓶塞，倒转振摇，充分混匀。

注意：配好后的溶液如需保存，应转移至试剂瓶中，量瓶不宜用于贮存溶液。瓶塞与瓶应编号配套或用绳子相连接，以免换错造成漏液。量瓶为量入式容量仪器，不能作移取液体用。

1.8 实验室安全卫生制度

1.8.1 进出实验室要求

（1）进入实验室，必须穿实验服。

（2）实验室内禁止抽烟、进食；不准喧哗、打闹。

（3）实验后，关闭设备，断开电源，打扫卫生，运走废弃物。

（4）离开实验室时，检查门、窗、水、电是否关好、有否切断电源。

1.8.2 实验室操作注意问题

（1）不得随意拆卸仪器，若发生故障，必须及时报告管理人员；仪器处于工作状态时，不得插、拔、接电线路；仪器使用完毕，应关闭仪器电源（另有规定除外）。

（2）计算机使用完毕后，应将显示器电源关闭，不准随便拷贝数据，以免病毒感染，影响正常使用。

（3）严禁戴医用乳胶手套做实验后直接开、关实验室门、操作仪器和电脑。

（4）使用烘箱、高温灰化炉等设备时，使用人员须随时查看，不得较长时间离开。

（5）实验室内一般不得使用明火电炉，使用电炉时，使用人员不得离开。

（6）不可用湿布擦电源开关；当手、脚或身体沾湿或站在潮湿地板上时，切勿启动电源开关和触摸电气用具。

（7）实验室内不得乱拉电线，接线板必须符合用电要求，并不能随地乱放。

(8) 水龙头用后及时关闭，严禁将拖把、脸盆、待洗器皿等物品长期放在水槽内，以免堵死下水孔；及时清理水槽内固体废物，保证下水畅通。

1.8.3 实验室物品堆放要求

(1) 机械温控冰箱不可以存放易燃易爆的化学品。

(2) 不得在冰箱、烘箱等加热、产热设备附近放置纸板、化学试剂、气体钢瓶等物品。

(3) 电源插座附近不应堆放易燃物等杂物。

(4) 实验室的接线板应远离可能有水的位置和高温环境。

(5) 气体钢瓶应有固定措施，使用后及时关闭总阀；特别注意危险性气体钢瓶(如氢气、乙炔、液化石油气等)安放场所的安全性与通风要求。

(6) 严禁将化学试剂放置在阳光直射处。

(7) 化学试剂应分门别类正置安放，严禁空瓶、满瓶不分，甚至将废液瓶放入原试剂箱内，杜绝不同试剂混放、试剂瓶横置、标签脱落等现象。

(8) 相互易反应产生有毒气体或发生危险的废液(物)不得倒入同一废液桶内。废液桶必须及时转移到指定地方，由专人处理。

1.8.4 实验室常用灭火方法

(1) 实验室灭火的方法要针对起因选用合适的方法。一般小火可用湿布、石棉布或沙子覆盖燃烧物即可灭火。

(2) 电气线路着火，要先切断电源，再用干粉灭火器或二氧化碳灭火器灭火，不可直接泼水灭火，以防触电或电气爆炸伤人。

(3) 液体着火时，应用灭火器灭火，不能用水扑救或其他物品扑打。

(4) 有机物或能与水发生剧烈化学反应的药品着火时，应用灭火器或沙子扑灭。

1.8.5 实验受伤应急处理

(1) 被强酸灼伤时，必须先用大量流水彻底冲洗，然后在皮肤上擦拭碱性药物。

(2) 被碱灼伤时，须先用大量流水冲洗至皂样物质消失，然后用1%～2%醋酸或3%硼酸进一步冲洗。

(3) 火、热水等引起的小面积烧伤、烫伤，必须用冷水冲洗 30 分钟以上，然后用烧伤膏涂抹。

(4) 火、热水等引起的大面积烧伤、烫伤，必须用湿毛巾、湿布、湿棉被覆盖后立即送医院处理。

(5) 一般烫伤和烧伤，不要弄破水泡，在伤口处用 95%的酒精轻涂伤口，涂上烫伤膏或涂一层凡士林油，再用纱布包扎。

(6) 实验中遇到一般割伤，应立即取出伤口内异物，保持伤口干净，并用酒精棉球清除伤口周围的污物，涂上外伤膏或消炎粉。

(7) 实验中遇到严重割伤，可在伤口上部 10cm 处用纱布扎紧，减慢流血，并立即送医院。

(姚彤炜)

第 2 章　基础训练

2.1　药物的鉴别试验

药物的鉴别试验(identification test)是药品质量检验工作中的首项任务，根据药物的分子结构、理化性质，采用化学、物理化学或生物学方法来判断药物的真伪。只有在药物鉴别无误的情况下，进行药物的杂质检查、含量测定等分析才有意义。药物的鉴别可分为一般鉴别试验(general identification test)和专属鉴别试验(specific identification test)，前者是依据某一类药物的化学结构或理化性质的特征，通过化学反应来鉴别药物的真伪。对无机药物是根据其组成的阴离子和阳离子的特殊反应；对有机药物则大多采用典型的官能团反应。后者是根据每一种药物化学结构的差异及其所引起的物理化学特性不同，选用某些特有的灵敏的定性反应，来鉴别药物的真伪。药物的鉴别方法要求专属性强、再现性好、灵敏度高，以及操作简便、快速等。常用鉴别方法有化学法、光谱法、色谱法和生物学法。通常某一项鉴别试验，只能表示药物的某一特征，绝不能将其作为判断的唯一依据，同时，采用的方法也不一定是被检药物所唯有的专属试验。因此，药物的鉴别不是由一项试验就能完成的，而是采用一组(两个或几个)试验项目来综合鉴定一个药物，以提高鉴别的专属性，力求结论正确无误。

2.1.1　一般鉴别试验

实验 1　丙二酰脲类的鉴别试验

1. 目的要求

掌握巴比妥类药物的硝酸银鉴别试验和铜吡啶鉴别试验的原理及操作方法；熟悉不同巴比妥类药物反应结果的区别。

2. 仪器与试药

(1) 主要仪器：电子秤(或架盘天平)、试管架与试管、10mL 量筒、牛角匙、漏斗与漏斗架、滤纸、称量纸、洗瓶。

(2) 试药：碳酸钠试液、硝酸银试液、吡啶溶液(1→10)、铜吡啶试液、无水乙醇、苯巴比妥(片)、司可巴比妥钠(胶囊)、注射用硫喷妥钠。

3. 实验方法

鉴别(1) 硝酸银反应：取苯巴比妥约 0.1g(或片剂细粉适量，加无水乙醇 10mL，充分振摇，滤过，滤液置水浴上蒸干），加碳酸钠试液 1mL 与水 10mL，振摇 2min，滤过，滤液中逐滴加入硝酸银试液，即生成白色沉淀，振摇，沉淀即溶解；继续滴加过量的硝酸银试液，沉淀不再溶解。

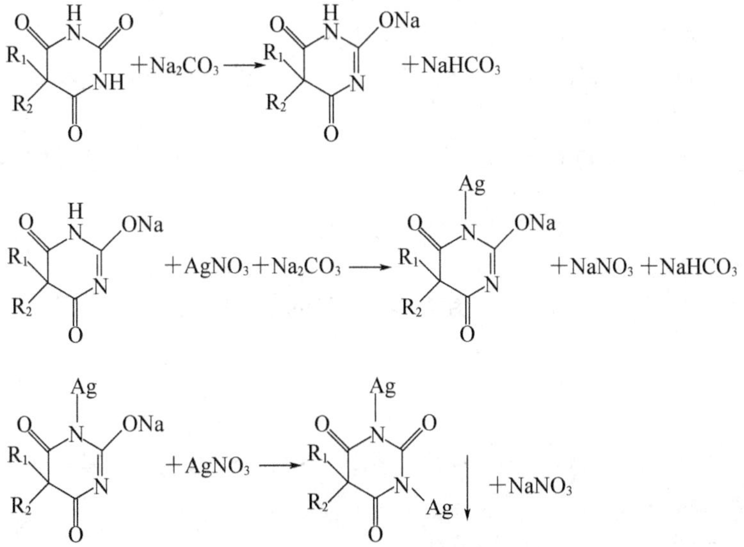

鉴别(2) 铜吡啶反应：取司可巴比妥钠（或胶囊内容物适量）约 50mg，加吡啶溶液（1→10）5mL，溶解后，加铜吡啶试液 1mL，即显紫色或生成紫色沉淀。

鉴别(3) 铜吡啶反应：取注射用硫喷妥钠约 0.1g，加吡啶溶液（1→10）10mL 使溶解，加铜吡啶试液 1mL，振摇，放置 1min，即生成绿色沉淀。

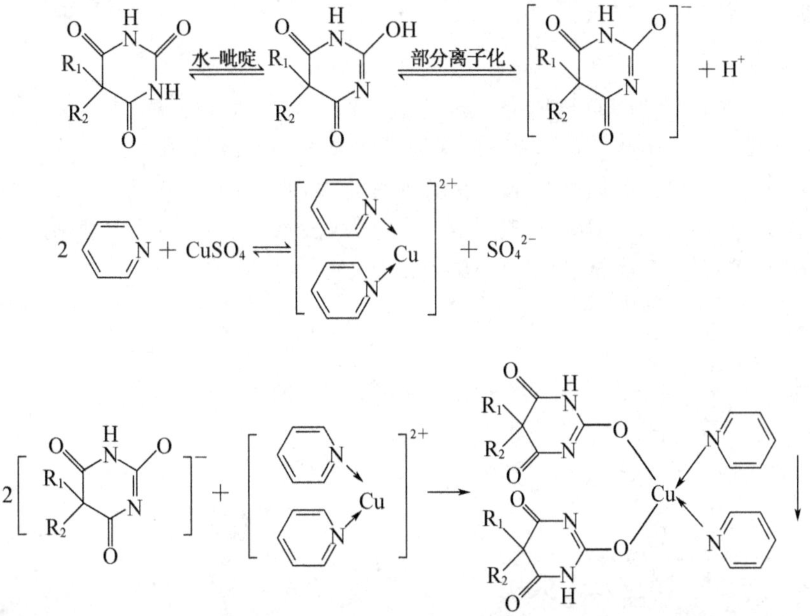

4. 注意事项

(1) 硝酸银反应中硝酸银试液的加入应采用逐滴滴加，仔细观察沉淀形成、溶解、再沉淀的过程。

(2) 铜吡啶反应中所用试剂有恶臭，注意取用后立即盖紧试剂瓶塞，实验完毕后将废液倒入指定容器，并及时洗净试管。

5. 思考题

(1) 硝酸银反应中，样品溶解后为什么要滤过?

(2) 在硝酸银反应中是否可以用氨试液或氢氧化钠试液来替代碳酸钠试液(可用实验验证)?

(3) 用铜吡啶反应对苯巴比妥、异戊巴比妥等其他巴比妥类药物进行鉴别时将产生怎样的结果?

实验2 芳香第一胺的鉴别试验

1. 目的要求

掌握芳香胺类药物的重氮化-偶合反应的原理及操作方法;熟悉氨基存在形式与鉴别试验条件或结果现象之间的区别。

2. 仪器与试药

(1) 主要仪器：电子秤(或架盘天平)、试管架与试管、量筒(10mL、25mL)、研钵、牛角匙、漏斗与漏斗架、滤纸、称量纸、水浴锅、滴管、洗瓶、分液漏斗。

(2) 试药：稀盐酸、盐酸溶液(1→2)、0.1mol/L 亚硝酸钠溶液、亚硝酸钠试液、碱性β-萘酚试液、乙醇、三氯甲烷、盐酸普鲁卡因(注射液)、磺胺嘧啶片、对乙酰氨基酚(制剂)、奥沙西泮(片)。

3. 实验方法

鉴别(1)——芳伯氨基的直接反应：取盐酸普鲁卡因约 50mg(或相应量注射液)，加稀盐酸 1mL，加 0.1mol/L 亚硝酸钠溶液数滴，滴加碱性β-萘酚试液数滴，生成橙黄到猩红色沉淀。

鉴别(2)——芳伯氨基的直接反应：取磺胺嘧啶片，研细，取细粉适量(约相当于磺胺嘧啶 0.1g)，加稀盐酸 5mL，振摇使磺胺嘧啶溶解，滤过，取滤液，加 0.1mol/L 亚硝酸钠溶液数滴，滴加碱性β-萘酚试液数滴，生成橙黄到猩红色沉淀。

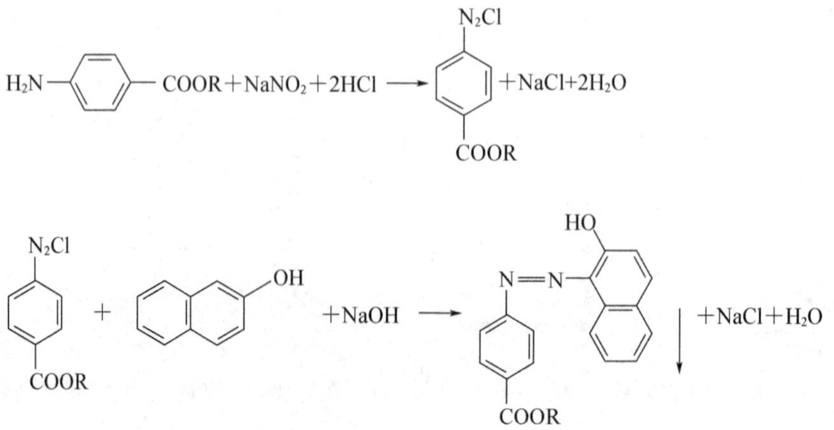

鉴别(3)——潜在芳伯氨基的水解后反应：取对乙酰氨基酚约 0.1g(或相应量注射液)，加稀盐酸 5mL，置水浴中加热 40min，放冷；取 0.5mL，滴加亚硝酸钠试液 5 滴，摇匀，用水 3mL 稀释后，加碱性 β-萘酚试液 2mL，振摇，即显红色。

若为对乙酰氨基酚片、胶囊、颗粒，则取适量(约相当于对乙酰氨基酚 0.5g)，用乙醇 20mL 分次研磨使对乙酰氨基酚溶解，滤过，合并滤液，蒸干，残渣照对乙酰氨基酚项下方法试验，显相同的反应。

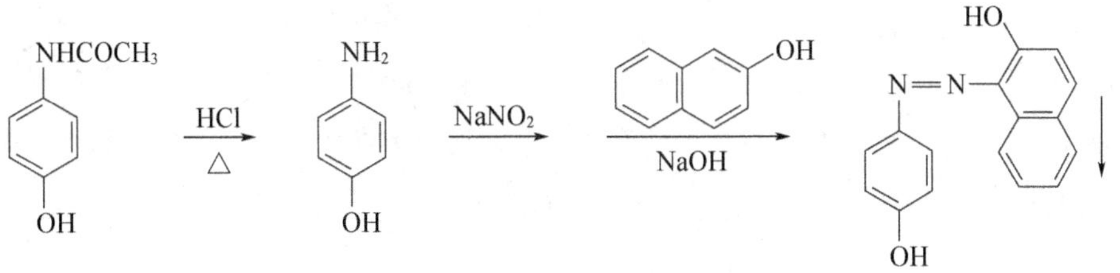

鉴别(4)——潜在芳伯氨基的水解后反应：取奥沙西泮约 10mg，加盐酸溶液(1→2) 15mL，缓缓煮沸，置冰水中冷却，加亚硝酸钠试液 4mL，用水稀释成 20mL，再置冰浴中，10min 后，滴加碱性 β-萘酚试液，即产生橙红色沉淀，放置色渐变暗。

若为奥沙西泮片，则研细后取细粉适量(约相当于奥沙西泮 15mg)，置分液漏斗中，加水 2mL，用三氯甲烷约 15mL 振摇提取，分取三氯甲烷层，在水浴上蒸干，残渣照奥沙西泮项下方法试验，显相同的反应。

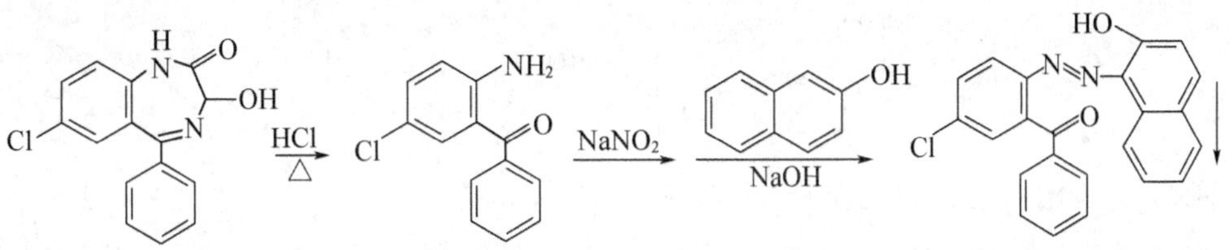

4. 注意事项

仔细观察和记录不同药物各步反应现象之间的区别，如重氮盐的颜色、最终偶氮染料的颜色或颜色变化等。

5. 思考题

(1) 盐酸丁卡因有重氮化-偶合反应吗？为什么？如何与盐酸普鲁卡因区别？

(2) 与奥沙西泮同属苯并二氮杂䓬类的地西泮、氯氮䓬、硝西泮有重氮化-偶合反应吗？如有此反应，水解和反应条件有何不同，试根据结构进行分析。

实验 3　水杨酸盐与苯甲酸盐的鉴别试验

1. 目的要求

掌握水杨酸类和苯甲酸类药物的三氯化铁反应原理、操作方法，以及结果现象的区别；熟悉其他含酚羟基药物的三氯化铁鉴别试验。

2. 仪器与试药

（1）主要仪器：电子秤（或架盘天平）、试管架与试管、量筒（10mL）、研钵、牛角匙、滤纸、称量纸、水浴锅、漏斗与漏斗架、洗瓶。

（2）试药：三氯化铁试液、稀盐酸、新制5％碳酸氢钠溶液、乙醇、硫酸、水杨酸、苯甲酸钠、阿司匹林（片）、盐酸异丙肾上腺素注射液、盐酸四环素片。

3. 实验方法

鉴别（1）——水杨酸类。

直接反应：取水杨酸的水溶液，加三氯化铁试液1滴，即显紫堇色。

水解后反应：取阿司匹林约0.1g（或片剂细粉适量），加水10mL，煮沸，放冷，加三氯化铁试液1滴，即显紫堇色。

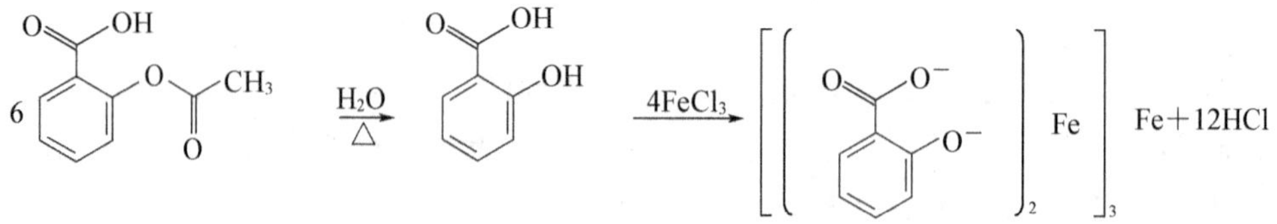

鉴别（2）——苯甲酸类：取苯甲酸钠约0.5g，加水10mL溶解后，滴加三氯化铁试液，即生成赭色沉淀，再加稀盐酸，变为白色沉淀。

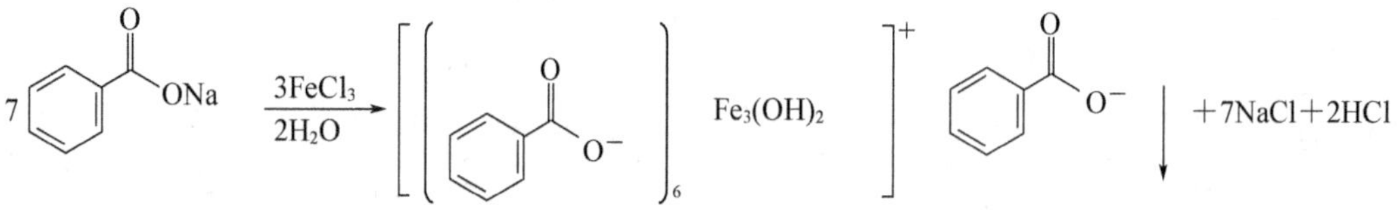

鉴别（3）——其他含酚羟基药物。

盐酸异丙肾上腺素注射液：取本品2mL，加三氯化铁试液2滴，即显深绿色，滴加新制的5％碳酸氢钠溶液，即变蓝色，然后变成红色。

盐酸四环素片：取本品细粉适量（约相当于盐酸四环素25mg），加热乙醇25mL，浸渍20min后滤过，滤液置水浴上蒸干，残渣加硫酸2mL，即显深紫色，再加三氯化铁试液1滴，溶液变为红棕色。

4. 注意事项

（1）盐酸异丙肾上腺素注射液鉴别中，5％碳酸氢钠溶液要求新鲜配制。

（2）盐酸四环素片鉴别中，乙醇滤液蒸干时用水浴，严禁直接置电炉上蒸干。

5. 思考题

（1）试举出数例能与三氯化铁反应的其他药物。

（2）盐酸异丙肾上腺素鉴别试验中，碳酸氢钠溶液起何作用？是否可以用氨试液等其他碱性溶液代替（可用实验验证）？

实验 4　有机卤化物的鉴别试验

1. 目的要求

掌握氧瓶燃烧法进行有机破坏的前处理方法和有机氟化物的一般鉴别试验；熟悉其他有机卤化物的鉴别方法。

2. 仪器与试药

(1) 主要仪器：电子秤、试管架与试管、量筒(10mL、25mL)、牛角匙、洗瓶、500mL 燃烧瓶及通氧气装置、无灰滤纸、剪刀、滤纸、漏斗和漏斗架、水浴锅。

(2) 试药：0.01mol/L 氢氧化钠溶液、茜素氟蓝试液、12％醋酸钠的稀醋酸溶液、硝酸亚铈试液、10％氢氧化钠溶液、稀硝酸、硝酸银试液、氨试液、乙醇、氟康唑、氯硝柳胺(片)、泛影酸钠注射液。

3. 实验方法

鉴别(1)——有机氟化物的鉴别：取氟康唑约 7mg，照氧瓶燃烧法进行有机破坏，用水 20mL 与 0.01mol/L 氢氧化钠溶液 6.5mL 为吸收液，待燃烧完毕后，充分振摇；取吸收液 2mL，加茜素氟蓝试液 0.5mL，再加 12％醋酸钠的稀醋酸溶液 0.2mL，用水稀释至 4mL，加硝酸亚铈试液 0.5mL，即显蓝紫色；同时做空白对照试验。

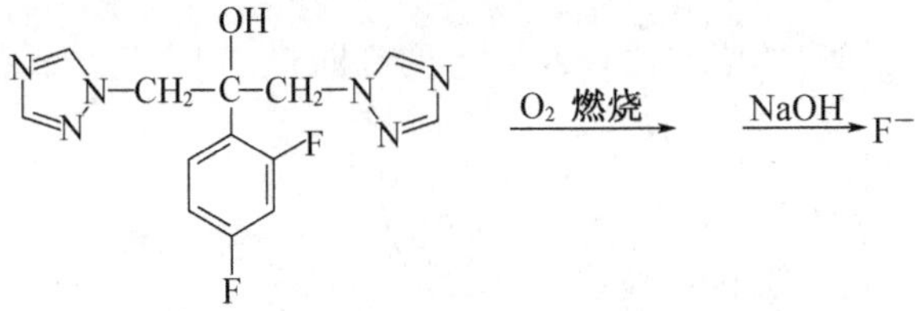

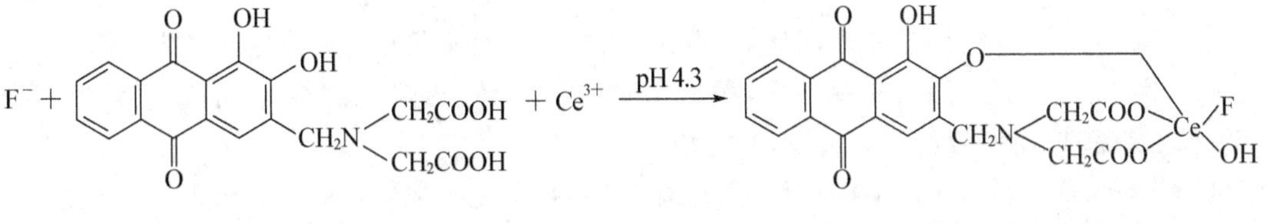

鉴别(2)——有机氯化物的鉴别：取氯硝柳胺 20mg(或取 1 片细粉，加乙醇 25mL，加热煮沸，放冷，滤过，滤液置水浴上蒸干)，照氧瓶燃烧法进行有机破坏，用 10％氢氧化钠溶液 5mL 为吸收液，待燃烧完毕后，充分振摇；取吸收液，加稀硝酸使成酸性后，滴加硝酸银试液，即生成白色凝乳状沉淀；分离，沉淀加氨试液即溶解，再加稀硝酸酸化后，沉淀复生成。

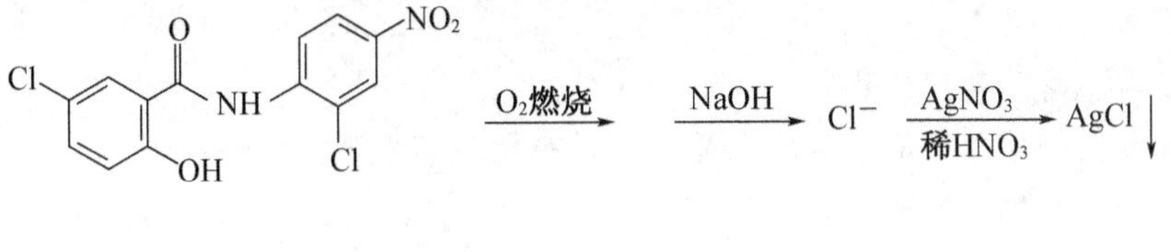

$$AgCl\downarrow \xrightarrow{NH_3\cdot H_2O} \text{沉淀溶解} \xrightarrow{\text{稀}HNO_3} AgCl\downarrow$$

鉴别(3)——有机碘化物的鉴别：取泛影酸钠注射液约1mL，蒸干后，小火加热，产生紫色的碘蒸气。

4. 注意事项

(1) 氧瓶燃烧操作须注意防爆，应在通风柜内进行，周围不能有明火；燃烧时瓶体温度很高，切勿使冷水溅到瓶壁，以免玻璃炸裂。

(2) 燃烧瓶应充分洗涤干净，不应残留有机物；瓶内氧气应充足，样品固定在瓶塞的铂金丝下端螺旋状处松紧度应适宜，以保证样品燃烧完全。

(3) 若定量测定含氟药物，应用石英燃烧瓶。

5. 思考题

(1) 有机氟化物鉴别时，为何要做空白对照试验？

(2) 氯化物鉴别中加氨水后沉淀溶解，再加稀硝酸酸化，沉淀复出现，说明该反应原理。

实验5 钠、钾、钙、钡盐的焰色反应

1. 目的要求

掌握钠、钾、钙、钡盐的焰色反应原理、操作方法以及结果的判断；了解这些金属盐的其他鉴别试验。

2. 仪器与试药

(1) 主要仪器：铂丝、酒精灯、绿色玻璃、蓝色玻璃。

(2) 试药：盐酸、氯化钠、氯化钾、氯化钙、氯化钡。

3. 实验方法

(1) 钠盐：取铂丝，用盐酸湿润后，蘸取氯化钠，在无色火焰中燃烧，火焰即显鲜黄色。

(2) 钾盐：取铂丝，用盐酸湿润后，蘸取氯化钾，在无色火焰中燃烧，火焰即显紫色；若有少量钠盐混存时，须隔蓝色玻璃透视，方能辨认。

(3) 钙盐：取铂丝，用盐酸湿润后，蘸取氯化钙，在无色火焰中燃烧，火焰即显砖红色。

(4) 钡盐：取铂丝，用盐酸湿润后，蘸取氯化钡，在无色火焰中燃烧，火焰即显黄绿色；通过绿色玻璃透视，火焰显蓝色。

4. 注意事项

铂丝在蘸取样品前，应蘸取盐酸烧灼至无色，以清除先前余下的物质。

5. 思考题

(1) 焰色反应中盐酸起何作用？

(2) 钾盐和钡盐的焰色反应中为什么需要透过有色玻璃片观察火焰颜色？

(3) 简述金属离子焰色反应的原理。

实验 6 托烷生物碱类的鉴别反应

1. 目的要求

掌握托烷生物碱类药物的 Vitali 反应原理、操作方法以及结果现象的观察；熟悉片剂的前处理方法。

2. 仪器与试药

（1）主要仪器：电子秤（或架盘天平）、试管架与试管、量筒（10mL）、研钵、牛角匙、分液漏斗与漏斗架、滤纸、白瓷皿、水浴锅。

（2）试药：氨试液、乙醚、发烟硝酸、乙醇、氢氧化钾、硫酸阿托品片。

3. 实验方法

托烷生物碱类结构中的酯键水解后生成的莨菪酸，经发烟硝酸加热处理，转变为三硝基衍生物，再与乙醇和固体氢氧化钾作用，产生深紫色的醌型产物，即为 Vitali 反应。

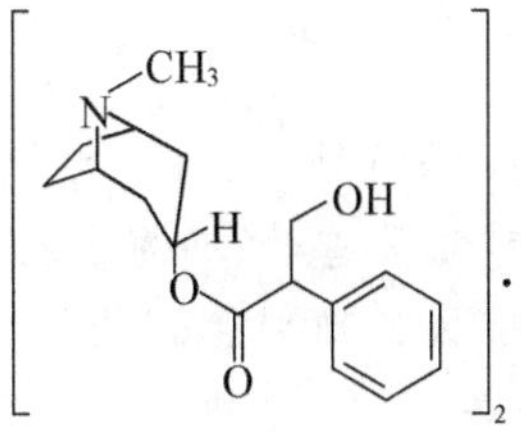

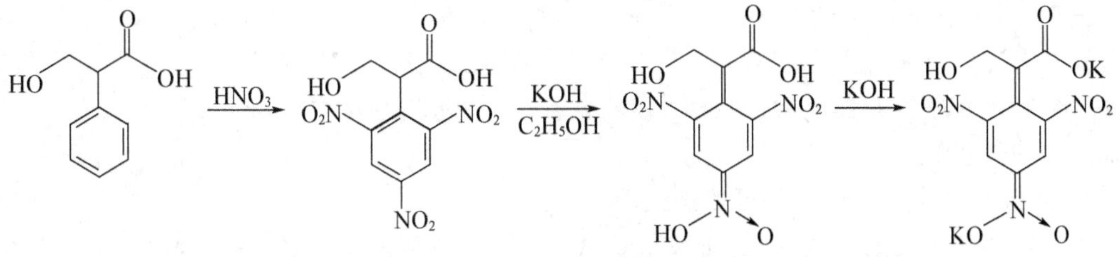

取本品的细粉适量（约相当于硫酸阿托品 1mg），置分液漏斗中，加氨试液约 5mL，混匀，用乙醚 10mL 振摇提取后，分取乙醚层，置白瓷皿中，挥尽乙醚后，加发烟硝酸 5 滴，置水浴上蒸干，得黄色的残渣，放冷，加乙醇 2～3 滴湿润，加固体氢氧化钾一小粒，即显深紫色。

4. 注意事项

乙醚易燃，宜采用自然挥尽的方法除去乙醚，切勿直火加热。

5. 思考题

（1）请列举出其他具有 Vitali 反应的托烷生物碱类药物。

（2）氢溴酸后马托品是否具有 Vitali 反应，试比较后马托品与其他托烷生物碱类结构的差异？

2.1.2　专属鉴别试验

实验 7　典型药物的专属鉴别试验

1. 目的要求

掌握苯巴比妥、异烟肼、硫酸奎宁、维生素 B_1 和硫酸链霉素的特征鉴别试验的反应原理、操作方法以及结果现象的观察。

2. 仪器与试药

（1）主要仪器：电子秤（或架盘天平）、试管架与试管、量筒（10mL、25mL）、研钵、牛角匙、漏斗与漏斗架、滤纸、玻璃棒、水浴锅、电炉。

（2）试药：无水乙醇、硫酸、亚硝酸钠、甲醛试液、氨制硝酸银试液、稀硫酸、溴试液、氨试液、氢氧化钠试液、铁氰化钾试液、正丁醇、0.1% 8-羟基喹啉的乙醇溶液、次溴酸钠试液、硫酸铁铵溶液、苯巴比妥（片）、异烟肼（片）、硫酸奎宁（片）、维生素 B_1（片）、硫酸链霉素。

3. 实验方法

（1）苯巴比妥（phenobarbital）的特征鉴别试验

鉴别一：取苯巴比妥约 10mg（或片剂细粉适量，加无水乙醇 10mL，充分振摇，滤过，滤液置水浴上蒸干），加硫酸 2 滴与亚硝酸钠约 5mg，混合，即显橙黄色，随即转橙红色。

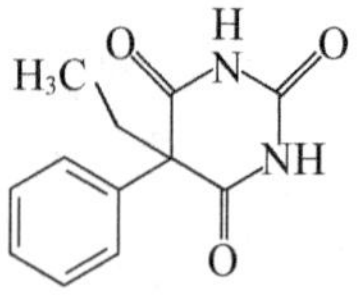

（$C_{12}H_{12}N_2O_3$　232.34）

苯巴比妥

鉴别二：取苯巴比妥约 50mg（或片剂细粉适量，加无水乙醇 10mL，充分振摇，滤过，滤液置水浴上蒸干），置试管中，加甲醛试液 1mL，加热煮沸，冷却，沿管壁缓缓加硫酸 0.5mL，使成两液层，置水浴中加热。接界面显玫瑰红色。

（2）异烟肼（isoniazid）的特征鉴别试验

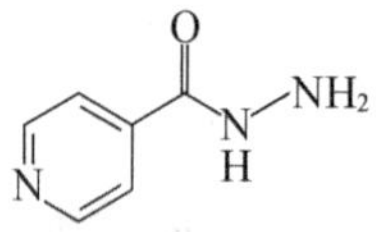

（$C_6H_7N_3O$　137.14）

异烟肼

取异烟肼约 10mg，置试管中，加水 2mL 溶解后（或片剂细粉适量，约相当于异烟肼 0.1g，加水 10mL，振摇，滤过，取滤液），加氨制硝酸银试液 1mL，即发生气泡与黑色浑浊，并在试管壁上生成银镜。

（3）硫酸奎宁（quinine sulfate）的特征鉴别试验

鉴别一：取硫酸奎宁约 20mg，加水 20mL 溶解后，分取溶液 10mL（或取除去包衣后的片剂细粉适量，约相当于硫酸奎宁 50mg，加水 5mL，振摇，滤过，分取部分滤液），加稀硫酸使成酸性，即显蓝色荧光。

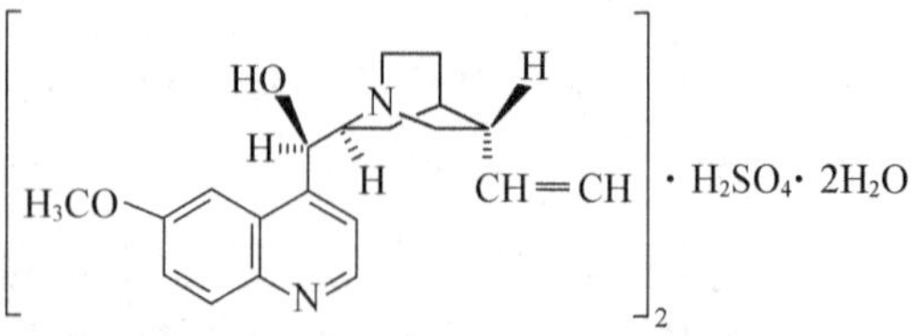

（$(C_{20}H_{24}N_2O_2)_2\ H_2SO_4 \cdot 2H_2O$　782.96）

硫酸奎宁

鉴别二：取鉴别一项剩余的溶液 5mL，加溴试液 3 滴与氨试液 1mL，即显翠绿色。

(4) 维生素 B_1(vitamin B_1)的特征鉴别反应

取维生素 B_1 约 5mg(或片剂细粉适量，加水搅拌，滤过，滤液蒸干)，加氢氧化钠试液2.5mL溶解后，加铁氰化钾试液 0.5mL 与正丁醇 5mL，强力振摇 2min，放置使分层，上面的醇层显强烈的蓝色荧光；加酸使成酸性，荧光即消失；再加碱使成碱性，荧光又显出。

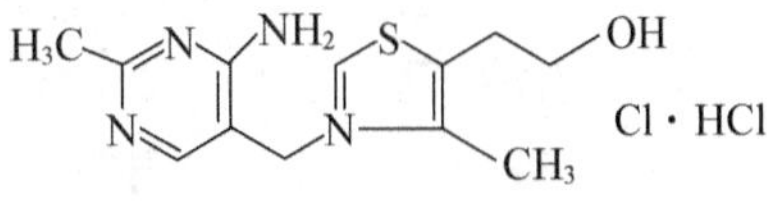

($C_{12}H_{17}ClN_4OS{\cdot}HCl$　337.27)

维生素 B_1

(5) 硫酸链霉素(streptomycin sulfate)的特征鉴别反应

鉴别一：取本品约 0.5mg，加水 4mL 溶解后，加氢氧化钠试液 2.5mL 与 0.1% 8-羟基喹啉的乙醇溶液 1mL，放冷至约 15℃，加次溴酸钠试液 3 滴，即显橙红色。

鉴别二：取本品约 20mg，加水 5mL 溶解后，加氢氧化钠试液 0.3mL，置水浴上加热 5min，加硫酸铁铵溶液(取硫酸铁铵 0.1g，加 0.5mol/L 硫酸溶液 5mL 使溶解)0.5mL，即显紫红色。

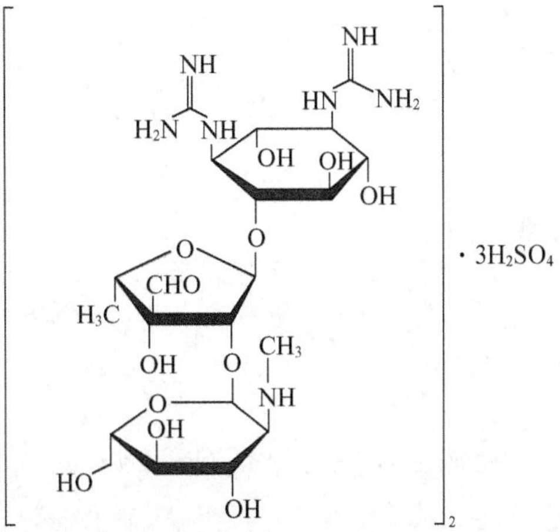

[$(C_{21}H_{39}N_7O_{12})_2{\cdot}3H_2SO_4$　1457.40]

硫酸链霉素

4. 注意事项

(1) 苯巴比妥的鉴别一：使用的试管必须洁净干燥，若有水分，结果现象不明显。

(2) 苯巴比妥的鉴别二：在加硫酸后不要振摇，轻轻垂直试管后置水浴加热。适当多加些硫酸可使接界面产生环状玫瑰红色。

(3) 维生素 B_1 的鉴别：碱量必须足够，否则不易出现荧光。

5. 思考题

(1) 请分别列出上述鉴别反应的反应名称或反应方程式。

(2) 同属氨基糖苷类药物的硫酸庆大霉素是否具有与链霉素类似的反应？

2.1.3　药物的综合鉴别试验

实验 8　维生素 C 及其制剂的鉴别试验

1. 目的要求

掌握维生素 C 及其制剂的鉴别试验原理、操作方法与结果现象的观察；熟悉不同制剂的前处理方法。

2. 仪器与试药

(1) 主要仪器：电子秤(或架盘天平)、试管架与试管、量筒(10mL、25mL)、量瓶、研钵、牛角匙、漏斗与漏斗架、滤纸、玻璃棒、水浴锅、层析缸、定量毛细点样管、紫外光灯、红外光谱仪。

（2）试药：无水乙醇、硝酸银试液、二氯靛酚钠试液、0.1mol/L 盐酸溶液、0.05%亚甲蓝乙醇溶液、乙酸乙酯、乙醇、水、溴化钾、维生素 C、维生素 C 片、维生素泡腾颗粒、维生素泡腾片、维生素颗粒、维生素 C 注射液。

3. 实验方法

维生素 C 分子结构中含有烯二醇结构，具有很强的还原性，易被多种氧化剂氧化成二酮基而成为去氢抗坏血酸，相应的试剂则被还原产生颜色变化或生成沉淀等。当制剂中其他成分对维生素 C 的上述鉴别反应有干扰时，多采用 TLC 法进行鉴别。

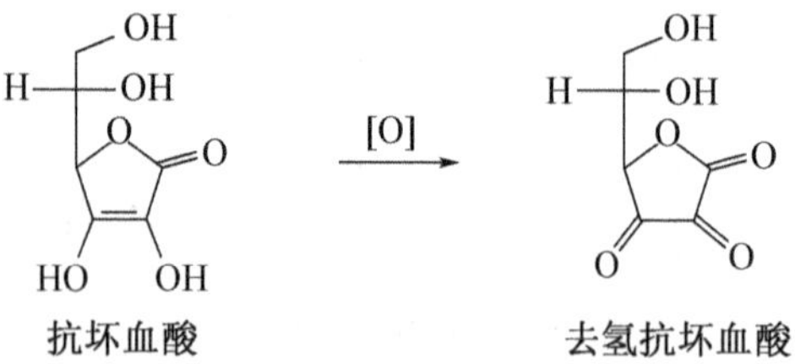

（1）维生素 C 的鉴别试验

鉴别一：取维生素 C 约 0.2g，置试管中，加水 10mL 溶解后，分成两等份，在一份中加硝酸银试液 0.5mL，即生成银的黑色沉淀；在另一份中，加二氯靛酚钠试液 1～2 滴，试液的颜色即消失。

鉴别二：称取干燥的维生素 C 约 1mg，置于洁净玛瑙研钵中，加入干燥的 KBr 粉末（200目）约 200mg，在红外灯照射下，研磨混匀，然后转移至专用红外压片模具中铺匀，压片后进行红外测定。所得红外光吸收图谱应与对照的图谱（光谱集 450 图）（图 2-1）一致。

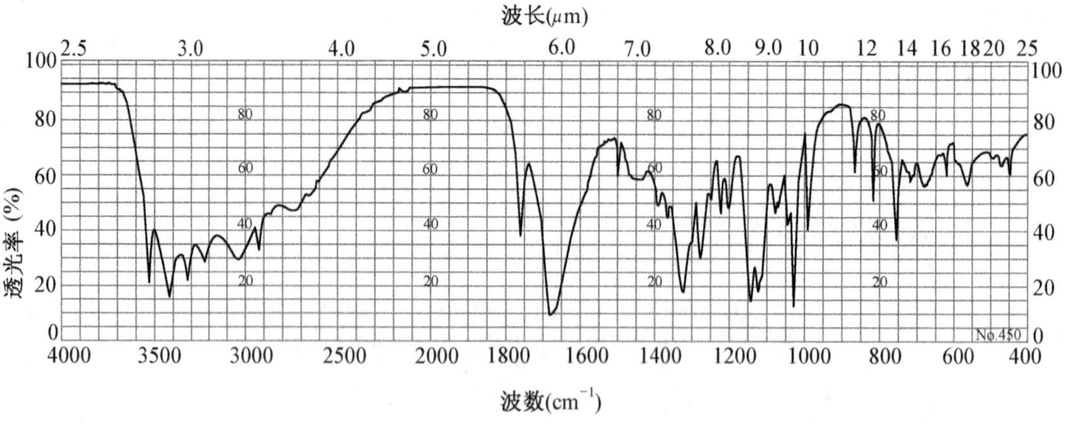

图 2-1　维生素 C 的红外光谱图

（2）维生素 C 片、维生素泡腾颗粒、维生素颗粒、维生素泡腾片的鉴别试验

鉴别一：取维生素 C 片（或泡腾颗粒剂）细粉适量，约相当于维生素 C 0.2g（或维生素颗粒剂 4g），加水 10mL，振摇，使维生素 C 溶解，滤过，取滤液，照维生素 C 鉴别一项下方法试验，显相同的反应。

鉴别二：取本品的细粉适量（相当于维生素 C 10mg），加水 10mL，振摇使维生素 C 溶解，滤过，取滤液作为供试品溶液；另取维生素 C 对照品，加水溶解并稀释制成 1mL 中约含 1mg

的溶液，作为对照品溶液。吸取上述两种溶液各 2μL，分别点于同一硅胶 GF_{254} 薄层板上，以乙酸乙酯-乙醇-水（5∶4∶1）为展开剂，展开，晾干，立即（1h 内）置紫外光灯（254nm）下检视。供试品溶液所显主斑点的位置和颜色应与对照品溶液的主斑点相同。

（3）维生素 C 注射液

鉴别一：取维生素 C 注射液，用水稀释制成 1mL 中含维生素 C 10mg 的溶液，取 4mL，加 0.1mol/L 盐酸溶液 4mL，混匀，加 0.05%亚甲蓝乙醇溶液 4 滴，置 40℃水浴中加热，3min 内溶液应由深蓝色变为浅蓝色或完全褪色。

鉴别二：取本品，用水稀释制成 1mL 中含维生素 C 1mg 的溶液，作为供试品溶液；另取维生素 C 对照品，加水溶解并稀释制成 1mL 中约含 1mg 的溶液，作为对照品溶液。照维生素 C 固体制剂鉴别二项下方法试验，显相同的结果。

4. 注意事项

（1）红外测定时，压片前物料必须磨细并混合均匀，制得的晶片要厚薄均匀。

（2）维生素 C 在空气中易被氧化，称量、过滤等操作应迅速。

5. 思考题

（1）解释维生素 C 鉴别一的显色原理。

（2）比较维生素 C 及其各种制剂的鉴别方法的异同。维生素 C 颗粒剂的鉴别一试验中，取样 4g 的依据是什么？

实验 9　醋酸泼尼松及其制剂的鉴别试验

1. 目的要求

掌握肾上腺皮质激素类药物的结构特征与鉴别方法的关系，熟悉各种鉴别方法的原理、操作方法以及结果现象的观察。

2. 仪器与试药

（1）主要仪器：电子秤（或架盘天平）、试管架与试管、量筒（10mL、50mL）、量瓶、研钵、牛角匙、漏斗与漏斗架、滤纸、水浴锅、烧杯（25mL、50mL）、层析缸、硅胶 G 薄层板、定量毛细点样管、显色剂喷瓶、红外光谱仪。

（2）试药：乙醇、10%氢氧化钠溶液、氯化三苯四氮唑试液、硫酸、石油醚、三氯甲烷、二氯甲烷、乙腈、溴化钾、甲醇、乙醚、醋酸泼尼松、醋酸泼尼松片、醋酸泼尼松眼膏。

3. 实验方法

（1）醋酸泼尼松的鉴别试验

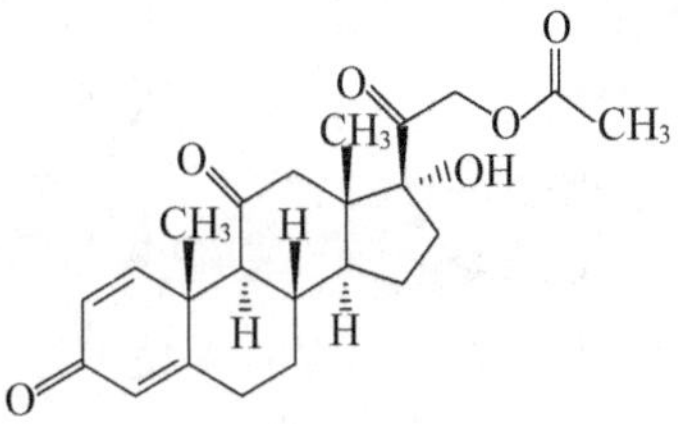

($C_{23}H_{28}O_6$　400.47)

醋酸泼尼松

鉴别一：取醋酸泼尼松约 1mg，加乙醇 2mL 使溶解，加 10%氢氧化钠溶液 2 滴与氯化三苯四氮唑试液 1mL，即显红色。

鉴别二：取醋酸泼尼松约 5mg，加硫酸 1mL 使溶解，放置 5min，即显橙色；将此溶液倾入 10mL 水中，即变成黄色，渐渐变为蓝绿色。

鉴别三：分别取醋酸泼尼松和醋酸泼尼松对照品适量，精密称定，各加甲醇溶解并定量稀释制成每1mL中约含0.1mg的溶液，作为供试品溶液和对照品溶液。以十八烷基硅烷键合硅胶为填充剂；以乙腈-水(33∶67)为流动相，检测波长240nm。分别精密量取20μL供试品溶液和对照品溶液，注入液相色谱仪，记录色谱图；供试品溶液主峰的保留时间与对照品溶液主峰的保留时间应一致。

鉴别四：称取干燥的醋酸泼尼松约1mg，置于洁净玛瑙研钵中，加入干燥的KBr粉末(200目)约200mg，在红外灯照射下，研磨混匀，然后转移至专用红外压片模具中铺匀，压片后进行红外测定。所得红外光吸收图谱应与对照的图谱(光谱集549图)(图2-2)一致。

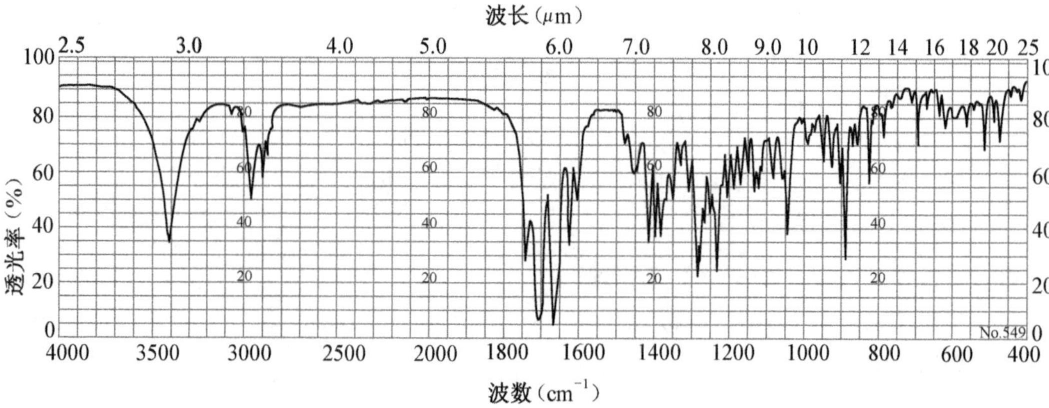

图2-2　醋酸泼尼松的红外光谱图

(2) 醋酸泼尼松片的鉴别试验

鉴别一：取醋酸泼尼松片细粉适量(约相当于醋酸泼尼松0.1g)，加三氯甲烷50mL，搅拌使醋酸泼尼松溶解，滤过，取滤液，置水浴上蒸干，加硫酸1mL使溶解，放置5min，即显橙色；将此溶液倾入10mL水中，即变成黄色，渐渐变为蓝绿色。

鉴别二：取鉴别一项下滤液作为供试品溶液；另取醋酸泼尼松对照品，加三氯甲烷溶解并稀释制成每1mL中约含2mg的溶液，作为对照品溶液。吸取上述两种溶液各5μL，分别点于同一硅胶G薄层板上，以二氯甲烷-乙醚-甲醇-水(385∶60∶15∶2)为展开剂，展开，晾干，在105℃干燥10min，放冷，喷以碱性四氮唑蓝试液，立即检视。供试品溶液所显主斑点的位置和颜色应与对照品溶液的主斑点相同。

鉴别三：同醋酸泼尼松鉴别三。

鉴别四：取醋酸泼尼松片细粉适量(约相当于醋酸泼尼松50mg)，加乙醇10mL研磨使溶解，滤过，滤液室温挥干，残渣经减压干燥。称取干燥残渣约1mg，置于洁净玛瑙研钵中，加入干燥的KBr粉末(200目)约200mg，在红外灯照射下，研磨混匀，然后转移至专用红外压片模具中铺匀，压片后进行红外测定。所得红外光吸收图谱应与对照的图谱(光谱集549图)(图2-2)一致。

(3) 醋酸泼尼松眼膏

取本品2g，置具塞锥形瓶中，加石油醚30mL，充分振摇使基质溶解，滤过，滤渣用石油醚分次洗涤后，加无水乙醇10mL，加温搅拌使醋酸泼尼松溶解，在冰浴中放冷，滤过，滤液置水浴上蒸干，加三氯甲烷5mL溶解，作为供试品溶液；另取醋酸泼尼松对照品，加三氯甲烷溶解并稀释制成每 1mL 中约含 2mg 的溶液，作为对照品溶液。照片剂鉴别二项下方法，自"吸取上述两种溶液各 5μL"起，同法操作。供试品溶液所显主斑点的位置和颜色应与对照品溶液的主斑点相同。

4. 注意事项

片剂鉴别二和鉴别三选做一项即可。

5. 思考题

(1) 氯化三苯四氮唑与醋酸泼尼松分子中哪部分结构发生反应？

(2) 说明甾体激素类药物与硫酸反应的原理。

(3) 醋酸泼尼松片的红外鉴别应注意哪些问题？

实验 10　硝西泮及其制剂的鉴别试验

1. 目的要求

掌握硝西泮及其制剂的鉴别原理、操作方法与结果判断；熟悉紫外分光光度计和红外光谱仪的基本操作。

2. 仪器与试药

(1) 主要仪器：电子秤(或架盘天平)、试管架与试管、量筒(10mL)、研钵、牛角匙、漏斗与漏斗架、滤纸、水浴锅、层析缸、硅胶 GF_{254} 薄层板、电吹风、量瓶、具塞锥形瓶、紫外分光光度计、紫外光灯、定量毛细点样管、红外光谱仪。

(2) 试药：三氯甲烷、甲醇、氢氧化钠试液、稀盐酸、0.1mol/L 亚硝酸钠溶液、碱性 β-萘酚试液、无水乙醇、溴化钾、硝基甲烷、乙酸乙酯、硝西泮、硝西泮片。

3. 实验方法

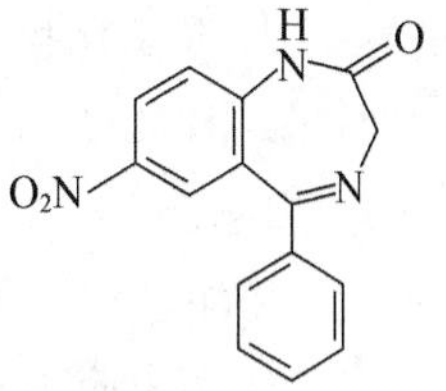

($C_{15}H_{11}N_3O_3$　281.27)

硝西泮

鉴别一：取硝西泮约 10mg(或片剂细粉适量，约相当于硝西泮 25mg，置具塞锥形瓶中，加三氯甲烷 10mL，振摇，使硝西泮溶解，滤过，滤液置水浴上蒸干)，加甲醇 1mL，加氢氧化钠试液 2 滴，溶液即显鲜黄色。

鉴别二：取硝西泮约 10mg(或片剂细粉适量，约相当于硝西泮 25mg，置具塞锥形瓶中，加三氯甲烷 10mL，振摇，使硝西泮溶解，滤过，滤液置水浴上蒸干)，加稀盐酸 15mL，置水浴上加热 15min，放冷，滤过。取滤液，加 0.1mol/L 亚硝酸钠溶液数滴，滴加碱性 β-萘酚试液数滴，生成橙黄至猩红色沉淀。

鉴别三：取硝西泮，加无水乙醇制成每 1mL 中约含 8μg 的溶液(或片剂细粉适量，约相当于硝西泮 4mg，加无水乙醇 100mL，充分振摇，使硝西泮溶解，滤过，量取滤液 10mL，用无水乙醇稀释至 50mL)，照紫外-可见分光光度法测定，在 220nm、260nm 与 310nm 的波长处有最大吸收。260nm 与 310nm 波长处的吸光度的比值应为 1.45～1.65。

鉴别四：称取干燥的硝西泮约 1mg，置于洁净玛瑙研钵中，加入干燥的 KBr 粉末(200 目)约 200mg，在红外灯照射下，研磨混匀，然后转移至专用红外压片模具中铺匀，压片后进行红外测定。所得红外光吸收图谱应与对照的图谱(光谱集 470 图)(图 2-3)一致。

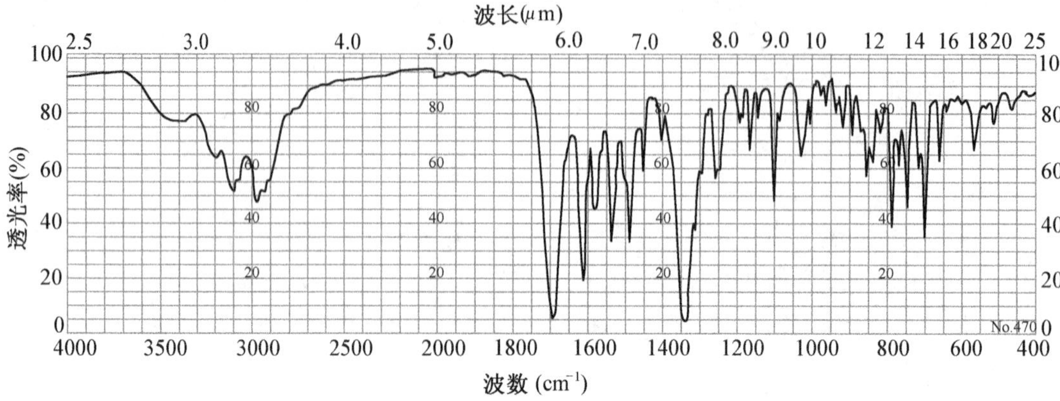

图 2-3　硝西泮的红外光谱图

鉴别五：取硝西泮片细粉适量(约相当于硝西泮 0.25g)，置具塞锥形瓶中，精密加三氯甲烷-甲醇(1∶1)10mL，振摇使硝西泮溶解，离心，吸取上清液适量，用三氯甲烷-甲醇(1∶1)溶液稀释制成每 1mL 中含硝西泮 2.5mg 的溶液，作为供试品溶液；另取硝西泮对照品，用三氯甲烷-甲醇(1∶1)溶液稀释制成每 1mL 中含硝西泮 2.5mg 的溶液，作为对照品溶液。吸取上述两种溶液各 10μL，分别点于同一硅胶 GF_{254} 薄层板上，以硝基甲烷-乙酸乙酯(85∶15)为展开剂，展开后，晾干，置紫外光灯(254nm)下检视。供试品溶液所显主斑点的位置和颜色应与对照品溶液的主斑点相同。

4. 注意事项

紫外法鉴别时，测定前应用溶解样品的同批溶剂进行空白校正。取用石英比色皿时应拿取毛面，切勿用手捏取透光面；比色皿内溶液不宜过满，以免溶液外溢污染仪器，一般为比色皿高度的 3/4 即可，外壁用擦镜纸轻轻擦拭干净(不能用硬的滤纸擦)，溶液内不能有气泡；测定完毕后立即取出比色皿，及时洗净(内壁若挂水，可用洗液浸泡去污)，倒置晾干。取放比色皿后及时关闭比色池暗室盖，以保护光电管。

5. 思考题

(1) 说明硝西泮鉴别二的原理。

(2) 计算硝西泮与硝西泮对照品的 R_f 值。

(3)《中国药典》对 TLC 的系统适用性试验有哪些要求？

实验 11　辅料 DL-酒石酸的鉴别试验

1. 目的要求

掌握酒石酸的一般鉴别试验原理、操作方法与结果的判断；熟悉 DL-酒石酸的其他鉴别方法。

2. 仪器与试药

(1) 主要仪器：电子秤(或架盘天平)、试管架与试管、量筒(10mL、25mL)、牛角匙、水浴锅、蓝色石蕊试纸、pH 试纸、小烧杯。

（2）试药：氢氧化钠试液、2％间苯二酚溶液、10％溴化钾溶液、硫酸、氨制硝酸银试液、硫酸亚铁试液、过氧化氢试液、DL-酒石酸。

3. 实验方法

鉴别一：取 DL-酒石酸约 1g，加水 10mL 使溶解，溶液应使蓝色石蕊试纸显红色。

鉴别二：取 DL-酒石酸约 1g，加少量水溶解，用氢氧化钠试液调至中性，加水稀释至 20mL，作为供试品溶液。在预先加有 2％间苯二酚溶液2～3滴与 10％溴化钾溶液 2～3 滴的硫酸 5mL 中，加供试品溶液 2～3 滴，置水浴上加热 5～10min，溶液应显深蓝色；放冷，将溶液倒入过量的水中，溶液应显红色。

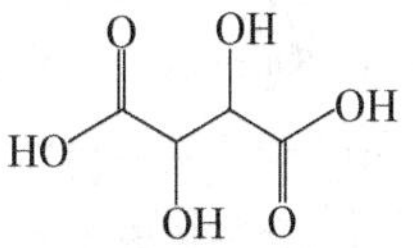

($C_4H_6O_6$ 150.09)

酒石酸

鉴别三：取鉴别二项下的供试品溶液，加氨制硝酸银试液数滴，置水浴中加热，银即游离并附在试管的内壁成银镜。

鉴别四：取 DL-酒石酸适量，加水使溶解，加硫酸亚铁试液 1 滴和过氧化氢试液 1 滴，待溶液褪色后，用氢氧化钠试液碱化，溶液即显紫色。

4. 注意事项

（1）鉴别试验受反应温度、时间、pH、试剂用量与加入方式等因素影响，仔细观察各步反应现象，尤其需注意结果现象的变化过程。

（2）氨制硝酸银试液配制后应置棕色瓶内，暗处保存。

5. 思考题

（1）以上四个鉴别反应中，哪几个方法为酒石酸盐的一般鉴别试验？

（2）试述 DL-酒石酸的各项鉴别试验的反应原理。

实验 12　大黄及其浸膏的鉴别试验

1. 目的要求

掌握 TLC 法鉴别中药的一般方法；熟悉大黄及其浸膏的鉴别方法以及两者的差异。

2. 仪器与试药

（1）主要仪器：电子秤（或架盘天平）、瓷坩埚、载玻片、酒精灯、石棉网、显微镜、漏斗及漏斗架、滤纸、电炉、量筒（10mL、25mL）、量瓶、牛角匙、分液漏斗及分液漏斗架、硅胶 H 薄层板、定量毛细点样管、层析缸、水浴锅、烧杯（50mL）、紫外光灯、加热回流装置。

（2）试药：甲醇、盐酸、乙醚、三氯甲烷、石油醚、甲酸乙酯、甲酸、氨水、1％氢氧化钠溶液、稀盐酸、大黄及其浸膏、芦荟大黄素、大黄酸、大黄素、大黄酚和大黄素甲醚。

3. 实验方法

（1）大黄的鉴别试验

鉴别一：本品横切面：根木栓层和栓内层大多已除去。韧皮部筛管群明显；薄壁组织发达。形成层成环。木质部射线较密，宽 2～4 列细胞，内含棕色物；导管非木化，常一至数个相聚，稀疏排列。薄壁细胞含草酸钙簇晶，并含多数淀粉粒。根茎髓部宽广，其中常见黏液腔，内有红棕色物；异型维管束散在，形成层成环，木质部位于形成层外方，韧皮部位于形成层内方，射线呈星状射出。粉末呈黄棕色。草酸钙簇晶直径 20～160μm，有的至 190μm。具缘纹孔导管、网纹导管、螺纹导管及环纹导管非木化。淀粉粒甚多，单粒类球形或多角形，直径 3～45μm，脐点星状；复粒由 2～8 分粒组成。

鉴别二：取本品粉末少量，进行微量升华，可见菱状针晶或羽状结晶。

鉴别三：取本品粉末 0.1g，加甲醇 20mL，浸泡 1h，滤过，取滤液 5mL，蒸干，残渣加水 10mL 使溶解，再加盐酸 1mL，加热回流 30min，立即冷却，用乙醚分 2 次振摇提取，每次 20mL，合并乙醚液，蒸干，残渣加三氯甲烷 1mL 使溶解，作为供试品溶液。另取大黄对照药材 0.1g，同法制成对照药材溶液。再取大黄酸对照品，加甲醇制成每 1mL 含 1mg 的溶液，作为对照品溶液。吸取上述三种溶液各 4μL，分别点于同一以羧甲基纤维素钠为黏合剂的硅胶 H 薄层板上，以石油醚(30～60℃)-甲酸乙酯-甲酸(15：5：1) 的上层溶液为展开剂，展开，取出，晾干，置紫外光灯(365nm)下检视。供试品色谱中，在与对照药材色谱相应的位置上，显相同的五个橙黄色荧光斑点；在与对照品色谱相应的位置上，显相同的橙黄色荧光斑点，置氨蒸气中熏后，斑点变为红色。

(2) 大黄浸膏的鉴别试验

鉴别一：取本品 1.0g，加 1%氢氧化钠溶液 10mL，煮沸，放冷，滤过。取滤液 2mL，加稀盐酸数滴使成酸性，加乙醚 10mL，振摇，乙醚层显黄色，分取乙醚液，加氨试液 5mL，振摇，乙醚层仍显黄色，氨液层显持久的樱红色。

鉴别二：取本品 1.0g，置瓷坩埚中，坩埚上覆以载玻片，置石棉网上直火徐徐加热，至载玻片上呈现升华物后，取下载玻片，放冷，置显微镜下观察，有菱形针状、羽状和不规则晶体，滴加氢氧化钠试液，结晶溶解，溶液显紫红色。

鉴别三：取本品 1.0g，加水 20mL 使溶解，滤过，滤液加盐酸 2mL，加热回流 30min，立即冷却，用乙醚 20mL 分 2 次振摇提取，合并乙醚液，蒸干，残渣加三氯甲烷 1mL 使溶解，作为供试品溶液。另取大黄对照药材 0.1g，加乙醇 20mL，浸泡 1h，滤过，取滤液 5mL，蒸干，残渣加水 10mL、盐酸 1mL，自"加热回流 30min"起，同法制成对照药材溶液。再取芦荟大黄素、大黄酸、大黄素、大黄酚和大黄素甲醚对照品，加甲醇制成每 1mL 含 1mg 的溶液，作为对照品溶液。吸取供试品溶液，对照药材溶液和对照品溶液各 4μL，分别点于同一硅胶 H 薄层板上，以石油醚(30～60℃)-甲酸乙酯-甲酸(15：5：1)的上层溶液为展开剂，展开，取出，晾干，置紫外光灯(365nm)下检视。供试品色谱中，在与对照药材色谱相应的位置上，显相同的五个橙色荧光斑点；在与对照品色谱相应的位置上，显相同的橙色荧光斑点；置氨蒸气中熏后，斑点变为红色。

4. 注意事项

(1) 薄层鉴别试验中，点样斑点应集中，可分次点加，每次点加后，必须待样点干燥(一般采用自然干燥、低温烘干或经温热气流吹干)后再加下一滴。

(2) 薄层板放入层析缸时，薄板底边应水平浸入展开剂中，待展开至溶剂前沿距玻板顶端 2～3cm 时，取出薄层板。

(3) 展开缸必须密封，为使缸内展开剂饱和，薄层板放入前可在层析缸内壁贴滤纸条，让滤纸条一端浸入展开剂中，密封层析缸，待系统平衡后再将薄层板放入，展开。

5. 思考题

(1) TLC 鉴别中，除了采用对照品外，为何还要用对照药材？

(2) 试述升华法的优点。

(3) 比较大黄与大黄浸膏的鉴别方法差异。

实验 13　三磷酸腺苷二钠的鉴别试验

1. 目的要求

掌握如何根据药物结构特征选择鉴别方法；进一步熟悉红外光谱仪的操作。

2. 仪器与试药

(1) 主要仪器：电子秤（或架盘天平）、铂丝、量筒（10mL）、牛角匙、水浴锅，酒精灯、红外光谱仪。

(2) 试药：盐酸、稀硝酸、钼酸铵试液、3,5-二羟基甲苯乙醇溶液、硫酸铁铵盐酸试液、溴化钾、三磷酸腺苷二钠。

3. 实验方法

鉴别一：取三磷酸腺苷二钠约 20mg，加稀硝酸 2mL 溶解后，加钼酸铵试液 1mL，水浴加热，放冷，即析出黄色沉淀。

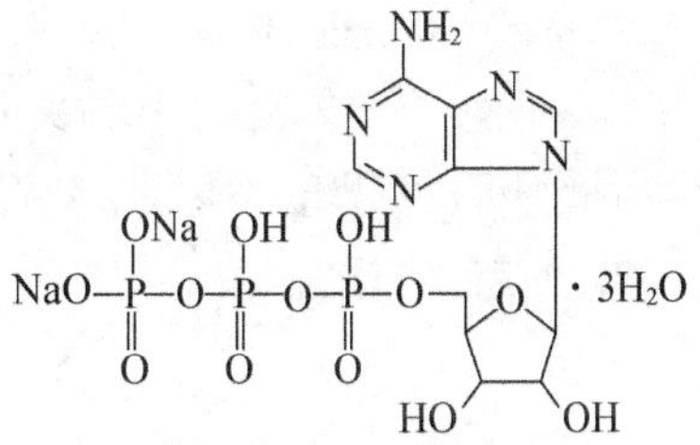

($C_{10}H_{14}N_5Na_2O_{13}P_3\cdot 3H_2O$　605.19)

三磷酸腺苷二钠

鉴别二：取三磷酸腺苷二钠水溶液（3→10000）3mL，加 3,5-二羟基甲苯乙醇溶液（1→10）0.2mL，加硫酸铁铵盐酸试液（1→1000）3mL，置水浴中加热 10min，即显绿色。

鉴别三：取铂丝，用盐酸湿润后，蘸取三磷酸腺苷二钠，在无色火焰中燃烧，火焰即显鲜黄色。

鉴别四：称取干燥的三磷酸腺苷二钠约 1mg，置于洁净玛瑙研钵中，加入干燥的 KBr 粉末（200 目）约 200mg，在红外灯照射下，研磨混匀，然后转移至专用红外压片模具中铺匀，压片后进行红外测定。所得红外光吸收图谱应与对照的图谱（光谱集 903 图）（图 2-4）一致。

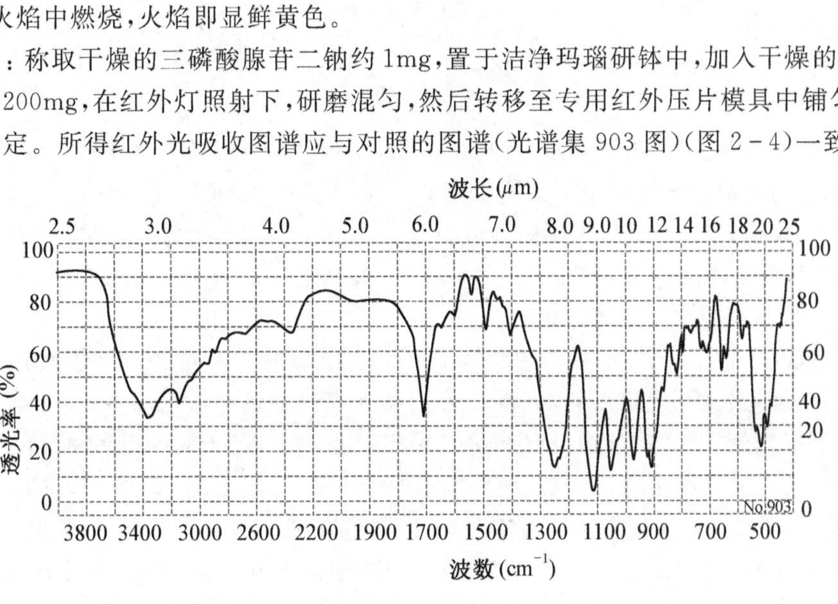

图 2-4　三磷酸腺苷二钠的红外光谱图

4. 注意事项

红外鉴别时因仪器间分辨率的差异及不同的操作条件(如狭缝程序、扫描速度等)可能影响药品光谱图的判断。在比对药品的红外光谱图时,宜在测定药品前,用聚苯乙烯薄膜校正仪器。

5. 思考题

(1) 根据三磷酸腺苷二钠的分子结构,解释各鉴别方法分别利用了哪部分结构特征?

(2) 试解释本品的红外光谱图。

2.1.4 复方制剂的鉴别试验

实验 14 复方葡萄糖酸钙口服溶液的鉴别试验

1. 目的要求

熟悉钙盐、乳酸盐的一般鉴别试验原理、操作方法与结果现象的观察。

2. 仪器与试药

(1) 主要仪器:铂丝、酒精灯、量筒(10mL、50mL)、量瓶、试管及试管架、电子秤(或架盘天平)、牛角匙、水浴锅、玻璃棒、硅胶 G 薄层板、层析缸、定量毛细点样管、紫外光灯、烘箱。

(2) 试药:盐酸、溴试液、稀硫酸、硫酸铵、10%亚硝基铁氰化钠的稀硫酸溶液、乙醇、乙酸乙酯、浓氨溶液、8-羟基喹啉、氨试液、复方葡萄糖酸钙口服溶液、葡萄糖酸钙对照品、乳酸钙对照品。

3. 处方与方法

处方:

葡萄糖酸钙	50.0g
乳酸钙	50.0g
辅料	适量
水	适量
制成	1000mL

鉴别一:取铂丝,用盐酸湿润后,蘸取供试品,在无色火焰中燃烧,火焰即显砖红色。

鉴别二:取葡萄糖酸钙口服溶液适量(约相当于乳酸 5mg),置试管中,加溴试液 1mL 与稀硫酸 0.5mL,置水浴上加热,并用玻璃棒小心搅拌至褪色,加硫酸铵 4g,混匀,沿管壁逐滴加入 10%亚硝基铁氰化钠的稀硫酸溶液 0.2mL 和浓氨试液 1mL,使成两液层;在放置 30min 内,两液层的接界面处出现一暗绿色环。

鉴别三:取本品适量,加水稀释制成每 1mL 中约含葡萄糖酸钙 25mg 的溶液,作为供试品溶液;另取葡萄糖酸钙与乳酸钙的对照品,分别加水溶解并稀释制成每 1mL 中含 25mg 的溶液,作为对照品溶液①、②。分别吸取上述三种溶液各 5μL,点于同一硅胶 G 薄层板(厚度不小于 0.3mm)上,条带点样,晾干,以乙醇-水-浓氨溶液-乙酸乙酯(30∶10∶10∶30)为展开剂,展开,晾干,在 110℃干燥 40min,放冷,喷以 8-羟基喹啉(取 8-羟基喹啉 0.3g,加乙醇 60mL 和水 40mL 使溶解),晾干,再喷以氨试液,于 110℃加热 30min 后,置紫外光灯(365nm)下检视。供试品溶液应显 3 个荧光斑点，除中间斑点外，其余两个主斑点位置与荧光应与各相应的对照品溶液的主斑点相同。

4. 注意事项

在鉴别二试验中，加入 10%亚硝基铁氰化钠的稀硫酸溶液和浓氨试液时，必须沿管壁逐滴滴加，不要振摇，以免破坏两液层而观测不到应有的现象。

5. 思考题

(1) 试解释薄层色谱显色原理。

(2) 在鉴别二中，取供试品溶液，加溴试液与稀硫酸，置水浴上加热的目的是什么？

实验 15　复方磺胺甲噁唑片的鉴别试验

1. 目的要求

掌握薄层色谱法在药物复方制剂的分离、鉴定中的应用；熟悉复方磺胺甲噁唑片中两主成分结构与鉴别方法选择的关系。

2. 仪器与试药

(1) 主要仪器：电子秤(或架盘天平)、试管及试管架、量筒(10mL)、量瓶、牛角匙、电炉、玻璃棒、漏斗及漏斗架、滤纸、层析缸、定量毛细点样管、硅胶 GF_{254} 薄层板、紫外光灯、C_{18} 柱、液相进样针、高效液相色谱仪。

(2) 试药：稀硫酸、碘试液、稀盐酸、0.1mol/L 亚硝酸钠溶液、碱性 β-萘酚试液、甲醇、三氯甲烷、二甲基甲酰胺、乙腈、三乙胺、氢氧化钠试液、冰醋酸、0.1mol/L 盐酸、磺胺甲噁唑对照品、甲氧苄啶对照品、复方磺胺甲噁唑片。

3. 处方与方法

处方：

磺胺甲噁唑	400g
甲氧苄啶	80g
辅料	适量
制成	1000 片

鉴别一：取复方磺胺甲噁唑片的细粉适量(约相当于甲氧苄啶 50mg)，加稀硫酸 10mL，微热使甲氧苄啶溶解后，放冷，滤过，滤液加碘试液 0.5mL，即生成棕褐色沉淀。

鉴别二：取复方磺胺甲噁唑片的细粉适量(约相当于磺胺甲噁唑 50mg)，加稀盐酸 1mL，必要时缓缓煮沸使溶解，放冷，加 0.1mol/L 亚硝酸钠溶液数滴，滴加碱性 β-萘酚试液数滴，生成由橙黄至猩红色沉淀。

鉴别三：取本品的细粉适量(约相当于磺胺甲噁唑 0.2g)，加甲醇 10mL，振摇，滤过，取滤液作为供试品溶液；另取磺胺甲噁唑对照品 0.2g 与甲氧苄啶对照品 40mg，加甲醇 10mL 溶解，作为对照品溶液。吸取上述两种溶液各 5μL，分别点于同一硅胶 GF_{254} 薄层板上，以三氯甲烷-甲醇-二甲基甲酰胺(20∶2∶1)为展开剂,展开,晾干,置紫外光灯(254nm)下检视。供试品溶液所显两种成分的主斑点的位置和颜色应与对照品溶液的主斑点相同。

鉴别四:以十八烷基硅烷键合硅胶为填充剂;以乙腈-水-三乙胺(200∶799∶1)(用氢氧化钠试液或冰醋酸调节 pH 值至 5.9)为流动相;检测波长为 240nm。取本品 10 片,称定,研细,称取适量(约相当于磺胺甲噁唑 44mg),置 100mL 量瓶中,加 0.1mol/L 盐酸溶液适量,超声处理使两主成分溶解,用 0.1mol/L 盐酸溶液稀释至刻度,摇匀,滤过,取续滤液 10μL 注入液相色谱仪,记录色谱图;另取磺胺甲噁唑对照品和甲氧苄啶对照品各适量,加 0.1mol/L 盐酸溶液溶解并定量稀释制成每 1mL 中含磺胺甲噁唑 0.44mg 与甲氧苄啶 89μg 的溶液,摇匀,同法测定。供试品溶液两主峰的保留时间应与对照品溶液相应的两主峰的保留时间一致。

4. 注意事项

以上鉴别三、鉴别四两项可选做一项。

5. 思考题

(1) 薄层色谱斑点检视方法有哪些?

(2) 层析缸和薄层板若不预先用展开剂蒸气饱和,会产生什么现象? 为什么?

(3) 分别说明鉴别一和鉴别二的实验原理,比较两法的专属性。

实验 16　伤湿止痛膏的鉴别试验

1. 目的要求

掌握气相色谱法鉴别制剂中各成分的方法;熟悉气相色谱仪的基本操作;了解伤湿止痛膏鉴别试验的前处理方法。

2. 仪器与试药

(1) 主要仪器:电子秤(或架盘天平)、剪刀、量瓶、回流冷凝管、烧瓶、水浴锅、分液漏斗及分液漏斗架、量筒(10mL)、牛角匙、电炉、玻璃棒、漏斗及漏斗架、滤纸、层析缸、定量毛细点样管、硅胶 G 薄层板、显色剂喷瓶、具塞锥形瓶、超声仪、聚乙二醇 20000(PEG-20M)毛细管柱(柱长为 30m,柱内径为 0.32mm,膜厚度为 0.25μm)、微量注射器、气相色谱仪。

(2) 试药:乙醇、5% 硫酸溶液、氨试液、三氯甲烷、二氯甲烷、丙酮、甲醇、浓氨试液、稀碘化铋钾试液、乙酸乙酯、伤湿止痛膏、硫酸阿托品对照品、樟脑对照品、薄荷脑对照品、冰片对照品、水杨酸甲酯对照品。

3. 处方与方法

处方:

伤湿止痛流浸膏 50g	水杨酸甲酯 15g
薄荷脑 10g	冰片 10g
樟脑 20g	芸香浸膏 12.5g
颠茄流浸膏 30g	

制法:以上七味,伤湿止痛流浸膏系取生草乌、生川乌、乳香、没药、生马钱子、丁香各 1

份，肉桂、荆芥、防风、老鹳草、香加皮、积雪草、骨碎补各 2 份，白芷、山柰、干姜各 3 份，粉碎成粗粉，用 90%乙醇制成相对密度约为 1.05 的流浸膏；按处方量称取各药，另加 3.7～4.0 倍重的由橡胶、松香等制成的基质，制成涂料。进行涂膏，切段，盖衬，切成小块，即得。

鉴别一：取伤湿止痛膏 2 片，剪成小块，除去盖衬，加乙醇 100mL，加热回流 1h，取乙醇液，浓缩至约 2mL，加 5% 硫酸溶液 20mL，搅拌，滤过，滤液加氨试液使成碱性，加三氯甲烷 20mL 振摇提取，分取三氯甲烷液，蒸干，残渣加无水乙醇 1mL 使溶解，浓缩至 0.5mL，作为供试品溶液。另取硫酸阿托品对照品，加无水乙醇制成每 1mL 含 2mg 的溶液，作为对照品溶液。吸取上述供试品溶液 15μL、对照品溶液 5μL，分别点于同一硅胶 G 薄层板上，以二氯甲烷-丙酮-甲醇-浓氨试液（70：10：15：2）为展开剂，展开，取出，晾干，喷以稀碘化铋钾试液。供试品色谱中，在与对照品色谱相应的位置上，显相同颜色的斑点。

鉴别二：取伤湿止痛膏适量，剪成小块，除去盖衬，取 2g，置具塞锥形瓶中，加乙酸乙酯 50mL，密塞，超声处理 30min，滤过，滤液作为供试品溶液。另取樟脑对照品、薄荷脑对照品、冰片对照品与水杨酸甲酯对照品，加乙酸乙酯制成每 1mL 含樟脑 0.4mg、薄荷脑和冰片各 0.2mg及水杨酸甲酯 0.3mg 的混合溶液，作为对照品溶液。照气相色谱法试验，以聚乙二醇 20000（PEG－20M）毛细管柱（柱长为 30m，柱内径为 0.32mm，膜厚度为 0.25μm）为分析柱，柱温为 125℃。分别吸取对照品溶液和供试品溶液各 2μL，注入气相色谱仪。供试品色谱中应呈现与对照品色谱峰保留时间相同的色谱峰。

4. 注意事项

GC 法鉴别所用检测器为火焰离子化检测器（FID），检测器温度一般高于柱温，并不得低于 150℃，以免水汽凝结，通常为 250～350℃。载气为氮气，流速一般为 1～3mL/min。进样口温度应高于柱温 30～50℃，采用分流进样；手动进样时，进针速度要快而果断，且每次进样方式应保持一致。

5. 思考题

（1）试述鉴别一中供试品溶液制备原理和斑点显色原理。

（2）在 GC 法中，为满足系统适用性试验要求，可适当改变一些条件，但不得改变哪些条件？

2.2　药物的杂质检查

药物中的杂质是指在按既定工艺进行生产和正常贮藏过程中可能含有或产生的无治疗作用或影响药物稳定性、疗效，甚至对人体健康有害的物质。根据杂质的来源和性质可分为有机杂质、无机杂质及残留溶剂。有机杂质主要为工艺中引入的杂质（如合成原料及试剂、中间体、副产物等）和降解产物，一般统称为有关物质；无机杂质是指在原料药及制剂生产或传递过程中产生的杂质，如氯化物、硫酸盐、铁盐、重金属、砷盐、炽灼残渣、水分等一般杂质，以及反应试剂、催化剂等；残留溶剂是指在原料药及制剂生产过程中使用的但未能完全除去的有机溶剂，一般具有已知的毒性。杂质检查的原理主要是利用药物与杂质在理化性质上的差异，选用合适的分析方法进行测定，常用的分析方法有化学法、光谱法、色谱法等。有机杂质的检查普遍采用具有分离分析功能的色谱法，如 HPLC 法、TLC 法、GC 法、LC－MS 法、毛细管电泳法等；无机杂质和残留溶剂的检查通常按药典收载的方法进行测定。

2.2.1　药物中一般杂质的检查

实验 17　葡萄糖中一般杂质的检查

1. 目的要求

掌握药物中一般杂质检查的原理、实验方法及限量计算，熟悉一般杂质检查的目的和意义。

2. 仪器与试药

（1）主要仪器：纳氏比色管及比色管架、检砷装置、电热恒温干燥箱、干燥器、扁形称量瓶、高温炉（马福炉）、坩埚与坩埚钳、架盘药物天平（或电子秤）、分析天平、移液管、刻度吸管等。

（2）试药：氯化钠标准溶液、硫酸钾标准溶液、铁标准溶液、铅标准溶液、砷标准溶液、硝酸银、氯化钡、硫氰酸铵、硫代乙酰胺、碘化钾、酸性氯化亚锡、溴化钾溴试液、无砷锌粒、醋酸铅棉花、溴化汞试纸、葡萄糖。

3. 实验方法

（1）氯化物检查

取葡萄糖 0.60g，置 50mL 纳氏比色管中，加水溶解使成约 25mL，再加稀硝酸 10mL，溶液如不澄清，应滤过（用滤纸滤过时，可预先用含有硝酸的水洗净滤纸中的氯化物后再过滤），加水使成约 40mL，摇匀，即得供试品溶液。另取标准氯化钠溶液（10μg Cl^-/mL）6.0mL，置 50mL 纳氏比色管中，加稀硝酸 10mL，加水使成约 40mL，摇匀，即得对照溶液。于供试品溶液和对照溶液中，分别加入硝酸银试液 1.0mL，用水稀释至 50mL，摇匀，在暗处放置 5min，同置黑色背景上，从比色管上方向下观察，供试品溶液的浊度不得比对照溶液更浓（0.01%）。

（2）硫酸盐检查

取葡萄糖 2.0g，置 50mL 纳氏比色管中，加水溶解使成约 40mL（溶液如不澄清，应滤过），加稀盐酸 2mL，摇匀，即得供试品溶液。另取标准硫酸钾溶液（100μg SO_4^{2-}/mL）2.0mL，置 50mL 纳氏比色管中，加水使成约 40mL，加稀盐酸 2mL，摇匀，即得对照溶液。于供试品溶液与对照溶液中，分别加入 25% 氯化钡溶液 5mL，用水稀释至 50mL，充分摇匀，放置 10min，同置黑色背景上，从比色管上方向下观察，供试品溶液的浊度不得比对照溶液更浓（0.01%）。

（3）铁盐检查

取葡萄糖 2.0g，置 50mL 烧杯中，加水 20mL 溶解后，加硝酸 3 滴，缓缓煮沸 5min，放冷，转移入 50mL 纳氏比色管中，加水稀释使成 45mL，加硫氰酸铵溶液（30→100）3.0mL，再加水适量稀释成 50mL，摇匀，如显色，与标准铁溶液（10μg Fe/mL）2.0mL 用同一方法制成的对照液比较，不得更深（0.001%）。

（4）重金属检查

取 25mL 纳氏比色管三支，甲管中加标准铅溶液（10μg Pb/mL）一定量与醋酸盐缓冲液

(pH 3.5)2mL 后，加水或各品种项下规定的溶剂稀释成 25mL；取葡萄糖 4.0g，置于乙管中，加水适量溶解后，加醋酸盐缓冲液(pH 3.5)2mL，用水稀释至 25mL；丙管中加入与乙管相同量的供试品，加水适量使溶解，再加入与甲管相同量的标准铅溶液与醋酸盐缓冲液(pH 3.5)2mL 后，用水稀释成 25mL。若供试品溶液带颜色，可在甲管中滴加少量的稀焦糖溶液或其他无干扰的有色溶液，使之与乙管、丙管一致；再在甲、乙、丙三管中分别加硫代乙酰胺试液各 2.0mL，摇匀，放置 2min，同置白纸上，自上向下透视，当丙管中显示的颜色不浅于甲管时，乙管中显示的颜色与甲管比较，不得更深(含重金属不得过百万分之五)。

(5) 砷盐检查

检砷装置的准备：取 60mg 醋酸铅棉花，撕成疏松状，用细玻棒轻轻而均匀地装入导气管中，装管高度为 60～80mm。用镊子取出一片溴化汞试纸，置导气管顶端平面上，盖住孔径，旋紧旋塞。

测定方法：取葡萄糖 2.0g 置检砷瓶中，加水 5mL 溶解后，加稀硫酸 5mL 与溴化钾溴试液 0.5mL，置水浴上加热约 20min，使保持稍过量的溴存在，必要时，再补加溴化钾溴试液适量，并随时补充蒸散的水分，放冷，加盐酸 5mL 与水适量使成 28mL，加碘化钾试液 5mL 与酸性氯化亚锡试液 5 滴，在室温放置 10min 后，加锌粒 2g，迅速将已置有醋酸铅棉花及溴化汞试纸的导气管密塞于瓶口上，并将检砷瓶置 25～40℃的水浴中反应 45min。取出溴化汞试纸，将生成的砷斑与规定量标准砷溶液制成的标准砷斑比较，颜色不得更深(0.0001%)。

标准砷斑的制备：精密量取标准砷溶液(1μg As/mL)2mL，置另一检砷瓶中，照上述方法同法处理后，依法制备标准砷斑。

(6) 干燥失重

取葡萄糖约 1g，置与供试品同样条件下干燥至恒重的扁形称量瓶中，使供试品平铺于瓶底，厚度不超过 5mm，加盖，精密称定。将称量瓶放入洁净的培养皿中，瓶盖半开或置瓶旁，放入(105±2)℃干燥箱中干燥。取出时，须将称量瓶盖好，置干燥器内放冷至室温(一般需30～60min)，精密称定重量。再于(105±2)℃干燥箱中干燥至恒重，即得(在干燥器内放置时间和称量顺序应与空称量瓶恒重一致)。减失重量不得过 9.5%。

(7) 炽灼残渣

取本品 1.0～2.0g，置与供试品同样条件下炽灼至恒重的坩埚中，精密称定。置于通风柜内的电炉上缓缓灼烧至完全炭化(检品全部成黑色，并不冒浓烟)，放冷至室温。滴加硫酸 0.5～1mL 使炭化物全部湿润，继续在电炉上低温加热至硫酸蒸气除尽，白烟完全消失后，置高温炉内，将坩埚盖斜盖于坩埚上，于 700～800℃炽灼使完全灰化。待温度降至约 300℃时取出坩埚，置适宜的干燥器内，迅速盖好坩埚盖，放冷至室温(一般约需 60min)，精密称定。再于 700～800℃炽灼至恒重，即得。所得炽灼残渣不得过 0.1%。

4. 注意事项

(1) 对照法进行杂质的限量检查应遵循平行原则，即比色管的配对性和供试品与对照品的同步操作。供试品与对照品应在完全相同的条件下反应，如加入试剂及顺序、反应的温度、反应的时间等均应相同。

(2) 比色、比浊操作，一般均在纳氏比色管中进行，因此在选用比色管时，必须注意使样品管与标准管的体积相等，管上的刻度高低应一致，如有差别，相差不得超过 2mm；玻璃色泽应一致，最好不带任何颜色。使用过的比色管应及时清洗，比色管可用铬酸洗液浸泡洗涤，不能用毛刷刷洗，以免管壁划出条痕影响比色或比浊。比色、比浊时应采用旋摇的方法使比色管内液体充分混匀。用于氯化物检查后的比色管不能直接用自来水冲洗，以免自来水中大量氯离子与剩余硝酸银作用，形成氯化银沉淀吸附在管壁上，影响比色管的光洁度。

(3) 一般情况下可取 1 份供试品进行检查，如结果不符合规定或在限度边缘时，应对供试品和对照品各复检 2 份，方可判定。干燥失重在 1.0%以下的品种可只做 1 份，1.0%以上的品种应同时做平行试验 2 份。

(4) 葡萄糖中铁盐检查时，供试品溶液加硝酸煮沸时，应注意防止暴沸，必要时补充适量水。且对照液与供试液应同法操作。

(5)《中国药典》收载的药品标准中均未列出重金属检查时标准铅溶液的取用量，因此实验前必须根据药品取样量和重金属限量自行计算应取标准铅溶液的体积。

(6) 砷盐检查时应选择配对的检砷装置，导气管的长短、内径一定要相同，以免生成的砷斑大小不同，影响砷斑的比较。砷斑遇光、热、湿气即变浅或褪色，因此砷斑制成后应立即观察比较。供试品溶液中加稀硫酸和溴化钾溴试液的作用是进行有机破坏，使砷游离。20min 内要保持稍过量的溴存在，溶液呈黄色，20min 后应将过量溴除尽，使溶液无色。

(7) 炽灼残渣检查中，恒重操作条件，包括所用的干燥器、坩埚钳、坩埚置于高温炉内位置、干燥器内放置时间、称量天平、所用砝码等，必须一致。当拿取高温炉内坩埚时，应先将坩埚钳在炉门口预热，再与坩埚接触。取出的坩埚切勿靠壁放置，应置于干燥器的中间，以免干燥器骤遇热而炸裂，并切忌高温坩埚接触干燥器内干燥剂或纸张，以免坩埚底部吸附异物影响恒重结果。高温炉操作应严格按照规程，注意安全。

5. 思考题

(1) 重金属检查中应取多少毫升的标准铅溶液？解释重金属检查中"丙管"的作用。

(2) 简述砷盐检查中"碘化钾、氯化亚锡、醋酸铅棉花、锌粒、溴化汞试纸"的作用。

(3) 什么叫"恒重"？

(4) 若炽灼残渣需留做重金属检查，则炽灼温度宜控制在多少范围？

实验 18　氯化钠中无机杂质的检查

1. 目的要求

掌握氯化钠中无机杂质检查的原理、实验方法及杂质限量检查的不同判断方法。

2. 仪器与试药

(1) 主要仪器：试管与试管架、架盘药物天平（或电子秤）、移液管、刻度吸管、50mL 纳氏比色管及比色管架、瓷蒸发皿、量瓶。

(2) 试药：标准铁溶液、溴麝香草酚蓝指示液、氢氧化钠滴定液（0.02mol/L）、盐酸滴定液（0.02mol/L）、草酸铵试液、过硫酸铵、稀盐酸、30%硫氰酸铵溶液、稀硫酸、0.025mol/L硫酸溶液、亚硝酸钠试液、可溶性淀粉、氨试液、钼酸铵硫酸溶液、新配制的氯化亚锡盐酸溶液、标准磷酸盐溶液、氯化钠。

3. 实验方法

(1) 酸碱度检查：取本品 5.0g，加水 50mL 溶解后，加溴麝香草酚蓝指示液 2 滴，如显黄色，加氢氧化钠滴定液(0.02mol/L)0.10mL，应变为蓝色；如显蓝色或绿色，加盐酸滴定液(0.02mol/L)0.20mL，应变为黄色。

(2) 溶液的澄清度检查：取本品 5.0g，加水 25mL 溶解后，溶液应澄清无色。

(3) 碘化物检查：取本品的细粉 5.0g，置瓷蒸发皿内，滴加新配制的淀粉混合液(取可溶性淀粉 0.25g，加水 2mL，搅匀，再加沸水至 25mL，随加随搅拌，放冷，加 0.025mol/L 硫酸溶液 2mL、亚硝酸钠试液 3 滴与水 25mL，混匀)适量使晶粉湿润，置日光下(或日光灯下)观察，5min 内晶粒不得显蓝色痕迹。

(4) 钡盐检查：取本品 4.0g，加水 20mL 溶解后，滤过，滤液分为两等份，一份中加稀硫酸 2mL，另一份中加水 2mL，静置 15min，两液应同样澄清。

(5) 钙盐检查：取本品 2.0g，加水 10mL 使溶解，加氨试液 1mL，摇匀，加草酸铵试液 1mL，5min内不得发生浑浊。

(6) 铁盐检查：取本品 5.0g，加水溶解使成 25mL，移置 50mL 纳氏比色管中，加稀盐酸 4mL 与过硫酸铵 50mg，用水稀释使成 35mL 后，摇匀，即得供试溶液。另取标准铁溶液 1.5mL，置 50mL 纳氏比色管中，加水使成 25mL，加稀盐酸 4mL 与过硫酸铵 50mg，用水稀释使成 35mL，摇匀，即得对照溶液。于供试溶液与对照溶液中，分别加入 30%硫氰酸铵溶液 3mL，再加水适量稀释成 50mL，摇匀，同置白色背景上，从比色管上方向下观察、比色，供试溶液不得比对照溶液更深(0.0003%)。

(7) 亚硝酸盐检查：取本品 1.0g，加水溶解并稀释至 10mL，在 354nm 波长处测定吸光度，不得过 0.01。

(8) 磷酸盐检查：取本品 0.40g，加水溶解并稀释至 100mL，加钼酸铵硫酸溶液〔取钼酸铵 2.5g，加水 20mL 使溶解，加硫酸溶液(56→100)50mL，用水稀释至 100mL，摇匀〕4mL，加新配制的氯化亚锡盐酸溶液〔取酸性氯化亚锡试液 1mL，加盐酸溶液(18→100)10mL，摇匀〕0.1mL，摇匀，放置 10min，如显色，与标准磷酸盐溶液(精密称取在 105℃干燥 2h 的磷酸二氢钾0.716g，置 1000mL 量瓶中，加水溶解并稀释至刻度，摇匀，精密量取 1mL，置 100mL 量瓶中，加水稀释至刻度，摇匀，即得。每 1mL 溶液相当于 5μg 的 PO_4)2.0mL 用同一方法制成的对照液比较，不得更深(0.0025%)。

4. 注意事项

(1) 酸碱度检查中溶解样品的水必须是新沸并放冷至室温的水；向供试液中加氢氧化钠滴定液或盐酸滴定液时应准确量取规定体积。

(2) 碘化物检查中的淀粉混合液和磷酸盐检查中的氯化亚锡盐酸溶液均需新鲜配制。

5. 思考题

(1) 根据溴麝香草酚蓝指示液的变色范围，说明氯化钠的酸碱度限度。

(2) 解释碘化物检查原理。

(3) 比较钡盐、钙盐、铁盐的检查方法，在限度要求上有何不同？

(4) 铁盐检查中加过硫酸铵作何用？

实验 19　注射液中重金属的检查

1. 目的要求

进一步掌握重金属检查原理与实验方法，掌握注射液中重金属限度的不同计算方法。

2. 仪器与试药

(1) 主要仪器：架盘药物天平(或电子秤)、纳氏比色管、纳氏比色管架、牛角匙、移液管、量筒(10mL)、电炉。

(2) 试药：标准铅溶液、醋酸盐缓冲液、稀焦糖溶液、硫代乙酰胺试液、氯化钠注射液、葡萄糖氯化钠注射液。

3. 实验方法

(1) 氯化钠注射液中重金属检查

取 25mL 纳氏比色管 3 支，甲管中加标准铅溶液(10μg Pb/mL)一定量与醋酸盐缓冲液(pH 3.5)2mL 后，加水稀释成 25mL。取本品 50mL，蒸发至约 20mL，放冷，置乙管中，加醋酸盐缓冲液(pH 3.5)2mL 与水适量使成 25mL。丙管中加入与乙管相同量的供试品，同法处理，再加入与甲管相同量的标准铅溶液与醋酸盐缓冲液(pH 3.5)2mL 后，用水稀释成 25mL。若供试品溶液带颜色，可在甲管中滴加少量的稀焦糖溶液或其他无干扰的有色溶液，使之与乙管、丙管一致；再在甲、乙、丙三管中分别加硫代乙酰胺试液各 2.0mL，摇匀，放置 2min，同置白纸上，自上向下透视。当丙管中显示的颜色不浅于甲管时，乙管中显示的颜色与甲管比较，不得更深(含重金属不得过千万分之三)。

(2) 葡萄糖氯化钠注射液中重金属检查

取 25mL 纳氏比色管 3 支，甲管中加标准铅溶液(10μg Pb/mL)一定量与醋酸盐缓冲液(pH 3.5)2mL 后，加水稀释成 25mL。取本品适量(约相当于葡萄糖 3g)，必要时，蒸发至约 20mL，放冷，置乙管中，加醋酸盐缓冲液(pH 3.5)2mL 与水适量使成 25mL。丙管中加入与乙管相同量的供试品，同法处理，再加入与甲管相同量的标准铅溶液与醋酸盐缓冲液(pH 3.5)2mL 后，用水稀释成 25mL。若供试品溶液带颜色，可在甲管中滴加少量的稀焦糖溶液或其他无干扰的有色溶液，使之与乙管、丙管一致；再在甲、乙、丙三管中分别加硫代乙酰胺试液各 2.0mL，摇匀，放置 2min，同置白纸上，自上向下透视。当丙管中显示的颜色不浅于甲管时，乙管中显示的颜色与甲管比较，不得更深(含重金属不得过百万分之五)。

4. 注意事项

(1) 比色管使用与比色操作注意事项见实验 17 项下。

(2) 根据检查试验一般允许误差为±10%的要求和药品、试剂的取用量，正确选用量具。

5. 思考题

(1) 氯化钠注射液与葡萄糖氯化钠注射液中重金属检查时取样计量与限量计算有何不同？

(2) 根据各自的限量要求，氯化钠注射液与葡萄糖氯化钠注射液中重金属检查时应取标准铅溶液分别是多少毫升？

实验 20　银杏叶提取物的炽灼残渣与重金属检查

1. 目的要求

掌握中药提取物的炽灼残渣检查方法，掌握重金属检查第二法的原理与方法。

2. 仪器与试药

(1) 主要仪器：分析天平、牛角匙、干燥器、坩埚、坩埚钳、电炉、马福炉、纳氏比色管及比色管架、移液管、量筒、恒温水浴、瓷皿。

(2) 试药：硫酸、硝酸、盐酸、氨试液、酚酞、标准铅溶液、醋酸盐缓冲液(pH 3.5)、硫代乙酰胺试液、银杏叶提取物。

3. 实验方法

(1) 炽灼残渣：取本品 1.0～2.0g，置已炽灼至恒重的坩埚中，精密称定，缓缓炽灼至完全炭化，放冷至室温；滴加硫酸 0.5～1mL 使湿润，低温加热至硫酸蒸气除尽后，在 500～600℃炽灼使完全灰化，移置干燥器内，放冷至室温，精密称定后，再在 500～600℃炽灼至恒重，即得。所得炽灼残渣不得过 0.8%。

(2) 重金属检查：取上述炽灼残渣，加硝酸 0.5mL，蒸干，至氧化氮蒸气除尽后，放冷，加盐酸 2mL，置水浴上蒸干后加水 15mL，加酚酞指示液 1 滴，滴加氨试液至显微粉红色，再加醋酸盐缓冲液(pH 3.5)2mL，微热溶解后，移置纳氏比色管中，加水稀释成 25mL，作为乙管；另取配制供试品溶液的试剂，置瓷皿中蒸干后，加醋酸盐缓冲液(pH 3.5)2mL 与水 15mL，微热溶解后，移置纳氏比色管中，加标准铅溶液一定量，用水稀释成 25mL，作为甲管；再在甲、乙两管中分别加硫代乙酰胺试液各 2.0mL，摇匀，放置 2min，同置白纸上，自上向下透视，乙管中显出的颜色与甲管比较，不得更深(含重金属不得过百万分之二十)。

4. 注意事项

(1) 炽灼残渣检查中的恒重操作注意事项见实验 17 项下；使用高温炉应严格按照操作规程，取放坩埚时必须待炉温降至 300℃以下，并戴厚的劳保手套，用长柄坩埚钳拿取坩埚。

(2) 重金属检查中使用多种强酸，宜在通风柜内操作，注意安全。

5. 思考题

(1) 本品炽灼残渣检查采用的炽灼温度为什么是 500～600℃，而不是 700～800℃？

(2) 本品采用的重金属检查方法与葡萄糖、氯化钠的重金属检查方法有何不同？说明重金属检查第二法的各步操作原理。

(3)《中国药典》收载的重金属检查方法有几种？说明各种方法的适用范围。

2.2.2　药物中残留溶剂的测定

实验 21　GC 法测定左氧氟沙星中残留溶剂

1. 目的要求

掌握 GC－FID 法测定原料药中残留溶剂的方法和内标定量法；熟悉气相色谱仪的工作原理和操作方法；了解顶空气相色谱仪的作用原理。

2. 仪器与试药

(1) 主要仪器：分析天平、牛角匙、容量瓶、刻度吸管(或吸液枪)、气相色谱仪、顶空瓶、顶空仪。

(2) 试药：甲醇、乙醇、丙酮、0.5mol/L 盐酸溶液、左氧氟沙星 (levofloxacin)。

3. 实验方法

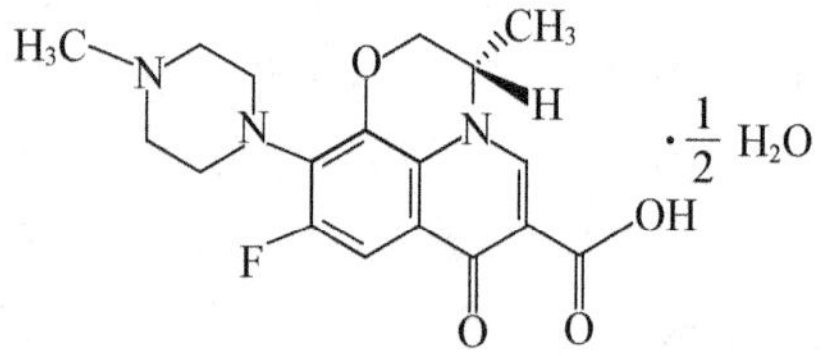

($C_{18}H_{20}FN_3O_4\cdot 1/2H_2O$　370.38)

左氧氟沙星

甲醇和乙醇的检查：取本品适量，精密称定，用内标溶液(称取丙酮适量，用 0.5mol/L 盐酸溶液稀释制成每 1mL 中含 0.01mg 的溶液)溶解并定量稀释制成每 1mL 中含 100mg 的溶液，精密量取 5mL，置 20mL 顶空瓶中，密封，作为供试品溶液；另取甲醇和乙醇，精密称定，用内标溶液定量稀释制成每 1mL 中含甲醇和乙醇分别为 300μg 和 500μg 的溶液，精密量取 5mL，置 20mL 顶空瓶中，密封，作为对照品溶液。以聚乙二醇(PEG－20M)(或极性相似)为固定液的毛细管柱为色谱柱；柱温为 40℃；进样口温度为 150℃；检测器温度为 180℃；顶空瓶平衡温度为 85℃；平衡时间为 30min；取对照品溶液顶空进样，记录色谱图。丙酮峰、甲醇峰与乙醇峰之间的分离度均应符合要求。取供试品溶液与对照品溶液分别顶空进样，记录色谱图。按内标法以峰面积比值计算，供试品中甲醇和乙醇的含量分别不得过 0.3%和 0.5%。

4. 注意事项

(1) 残留溶剂测定前，应分别配制适宜浓度的甲醇、乙醇、丙酮的定位溶液，进样测定，确定各溶剂的保留时间。

(2) 仪器开机时，要先通载气，再升高进样口、检测器温度和柱温。

(3) 各种固定相均有最高使用温度的限制，为延长色谱柱的使用寿命，在分离度达到要求的情况下尽可能选择低的柱温。

(4) 配制各溶液所用的水均应为“无有机物的水”。

(5) 如果没有顶空仪，也可采用直接进样方式进行测定，若手动进样，为获得较好的精密度和色谱峰形状，进样时速度要快而果断，并且每次进样速度、留针时间应保持一致。

5. 思考题

(1) 在药物的残留溶剂检查中多采用顶空气相色谱法测定，当标准加入法与其他定量方法的结果不一致时,应以哪个方法结果为准？为什么？

(2) 聚乙二醇(PEG－20M)毛细管色谱柱的使用最高温度是多少？

实验 22　GC 法测定地塞米松磷酸钠中残留溶剂

1. 目的要求

掌握 GC－FID 法测定原料药中残留溶剂的方法和内标法定量计算;熟悉程序升温的操作和作用原理,了解升温速率的变化对溶剂保留时间和分离度的影响。

2. 仪器与试药

(1) 主要仪器：分析天平、牛角匙、容量瓶、刻度吸管(或吸液枪)、气相色谱仪、顶空瓶、顶空仪。

(2) 试药：甲醇、乙醇、丙酮、正丙醇、地塞米松磷酸钠(dexamethasone sodium phosphate)。

3. 实验方法

甲醇、乙醇与丙酮的检查：取本品约 1.0g,精密称定,置 10mL 量瓶中,用内标溶液〔取正丙醇,用水稀释制成 0.02%(mL/mL)的溶液〕溶解并稀释至刻度,摇匀,精密量取 5mL,置 20mL 顶空瓶中,密封,作为供试品溶液;另取甲醇约 0.3g、乙醇约 0.5g 与丙酮约 0.5g,精密称定,置 100mL 量瓶中,用上述内标溶液稀释至刻度,摇匀,精密量取 1mL,置 10mL 量瓶中,用上述内标溶液稀释至刻度,摇匀,精密量取 5mL,置 20mL 顶空瓶中,密封,作为对照品溶液。用 6%氰丙基苯基-94%二甲基聚硅氧烷毛细管色谱柱,起始温度 40℃,以每分钟 5℃的速率升温至 120℃,维持 1min,顶空瓶平衡温度为 90℃,平衡时间为 60min,理论板数按正丙醇峰计算不低于 10000,各成分峰间的分离度均应符合要求。分别量取供试品溶液与对照品溶液顶空瓶上层气体 1mL,注入气相色谱仪,记录色谱图。按内标法以峰面积计算,含甲醇不得过 0.3%,乙醇不得过 0.5%,丙酮不得过 0.5%。

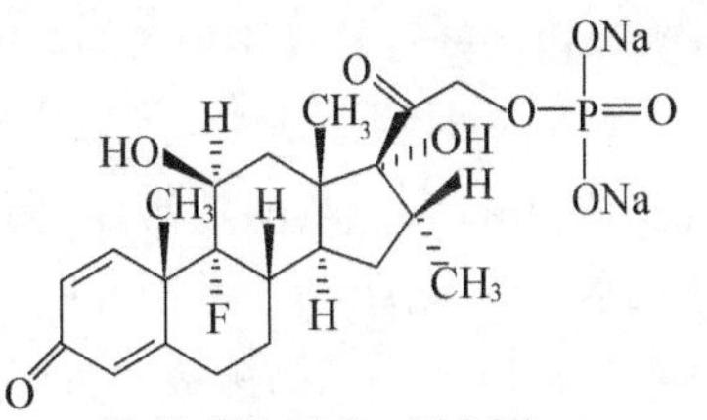

($C_{22}H_{28}FNa_2O_8P$　516.41)

地塞米松磷酸钠

4. 注意事项

见实验 21 项下。

5. 思考题

(1) 改变程序升温速率对各溶剂保留时间和分离度有何影响？通过实验加以说明。什么情况下适合用程序升温的方式进行测定？

(2) 顶空平衡温度越高、平衡时间越长,是否灵敏度越高？适宜的顶空平衡温度和平衡时间分别是多少？

实验 23　GC 法测定灯盏花素中丙酮残留物和大孔吸附树脂有机残留物

1. 目的要求

掌握 GC 外标法测定中药提取物中残留溶剂的方法；熟悉配制供试品溶液的常用溶剂；了解大孔吸附树脂有机残留物内容。

2. 仪器与试药

（1）主要仪器：分析天平、牛角匙、容量瓶、刻度吸管（或吸液枪）、气相色谱仪、顶空瓶、顶空仪。

（2）试药：丙酮、正己烷、苯、甲苯、对二甲苯、邻二甲苯、苯乙烯、1，2－二乙基苯、碳酸钠、二甲亚砜、灯盏花素（breviscapine）。

3. 实验方法

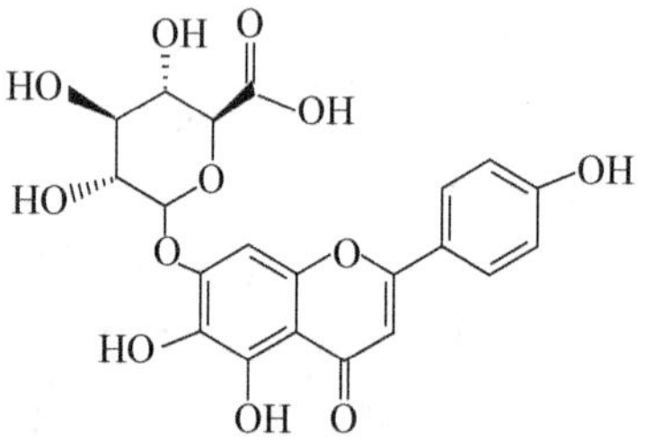

($C_{21}H_{18}O_{12}$　462.37)

灯盏花素

（1）丙酮残留物的检查：以聚乙二醇为固定相，采用弹性石英毛细管柱（柱长为 30m，内径为 0.32mm，膜厚度为 0.5μm）；柱温为程序升温：初始温度为 60℃，维持 16min，以每分钟 20℃ 升温至 200℃，维持 2min；检测器温度 300℃；进样口温度 240℃；载气为氮气，流速为 1.0mL/min。顶空进样，顶空瓶平衡温度为 90℃，平衡时间为 30min。理论板数以丙酮峰计算应不低于 10000。

取丙酮对照品适量，精密称定，加 0.5％的碳酸钠溶液制成每 1mL 含 100μg 的溶液，精密量取 5mL，置 20mL 顶空瓶中，密封瓶口，作为对照品溶液。另取本品约 0.1g，精密称定，置 20mL 顶空瓶中，精密加入 0.5％的碳酸钠溶液 5mL，密封瓶口，摇匀，作为供试品溶液。分别精密量取对照品和供试品溶液顶空瓶内气体 1mL，注入气相色谱仪，记录色谱图，按外标法以峰面积计算，即得。本品含丙酮不得过 0.5％。

（2）大孔吸附树脂有机残留物（正己烷、苯、甲苯、对二甲苯、邻二甲苯、苯乙烯和 1，2－二乙基苯）的检查：以聚乙二醇为固定相，采用弹性石英毛细管柱（柱长为 30m，内径为0.32mm，膜厚度为 0.5μm）；柱温为程序升温：初始温度为 60℃，维持 16min，以每分钟 20℃ 升温至 200℃，维持 2min；检测器温度 300℃；进样口温度 240℃；载气为氮气，流速为 2.5mL/min。顶空进样，顶空瓶平衡温度为 80℃，平衡时间为 30min。理论板数以邻二甲苯峰计算应不低于 10000，各待测峰之间的分离度应符合规定。

取正己烷、苯、甲苯、对二甲苯、邻二甲苯、苯乙烯和 1，2-二乙基苯对照品适量，精密称定，加二甲亚砜制成每 1mL 中分别含 20μg、2μg、20μg、20μg、20μg、20μg、20μg 的溶液，作为对照品储备液。精密量取上述储备液 5mL，置 50mL 量瓶中，加入 2％碳酸钠的 25％二甲亚砜溶液稀释至刻度，摇匀，精密量取 2mL，置 20mL 顶空瓶中，密封瓶口，即得对照品溶液。另取本品约 0.2g，精密称定，置 20mL 顶空瓶中，精密加入 2％的碳酸钠的 25％二甲亚砜溶液 2mL，密封瓶口，摇匀，即得供试品溶液。分别精密量取对照品溶液和供试品溶液顶空瓶内气体 1mL，注入气相色谱仪，记录色谱图，按外标法以峰面积计算，即得。本品含苯不得过 0.0002％，含正己烷、甲苯、对二甲苯、邻二甲苯、苯乙烯和 1,2-二乙基苯均不得过 0.002%。

4. 注意事项

本品为菊科植物短葶飞蓬 *Erigeron breviscapus* (Vant.) Hand.-Mazz. 中提取分离所得。供注射用的灯盏花素含野黄芩苷不低于 98.0%(按干燥品计算)，要求控制大孔吸附树脂有机残留物和丙酮残留物。

5. 思考题

(1) 根据野黄芩苷(灯盏花乙素)的结构，试述供试品溶液配制中加二甲亚砜和碳酸钠的作用。

(2) 为符合系统适用性试验要求，可改变哪些条件?

2.2.3　药物中特殊杂质的检查

实验 24　比色法检查药物中特殊杂质

1. 目的要求

熟悉如何利用药物与特殊杂质在结构上的差异，采用专属的比色法控制杂质限量。

2. 仪器与试药

(1) 主要仪器：分析天平、移液管、量瓶、量筒、紫外分光光度仪、石英比色皿、擦镜纸、比色管与比色管架。

(2) 试药：氢氧化钠试液、0.1mol/L 亚硝酸钠溶液、盐酸溶液(9→100)、2.5%氨基磺酸铵、碱性 β-萘酚试液、5%浓氨溶液、冰水、1%亚硝基铁氰化钠溶液、碘他拉酸、羧甲司坦、半胱氨酸对照品。

3. 实验方法

(1) 碘他拉酸(iotalamic acid)中氨基化合物的检查

取本品 1.25g，加水 5mL 与氢氧化钠试液 5mL 使溶解，用水稀释至 100mL，摇匀，取 10mL，加 0.1mol/L 亚硝酸钠溶液 5mL 与盐酸溶液(9→100)10mL，摇匀，放置 10min，加 2.5%氨基磺酸铵溶液 5mL，摇匀，放置 5min，加碱性 β-萘酚试液 2mL 与氢氧化钠试液 15mL，用水稀释至 50mL，摇匀，在 485nm 的波长处测定吸光度，不得过 0.25。

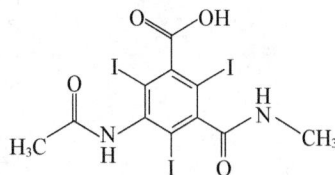

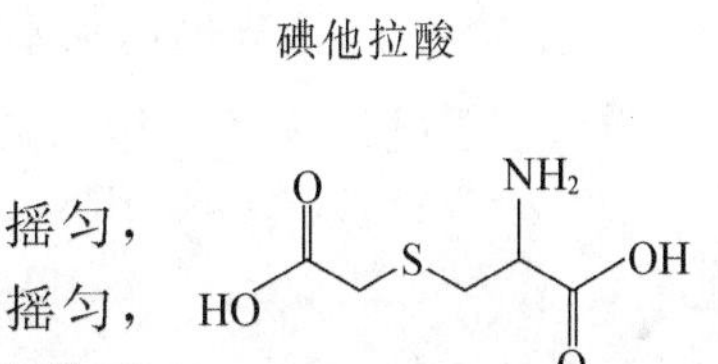

($C_{11}H_9I_3N_2O_4$　613.92)

碘他拉酸

(2) 羧甲司坦(carbocysteine)中半胱氨酸的检查

取本品 0.20g，加 5%浓氨溶液 3mL 使溶解，加水 3mL，摇匀，置冰水中放置约 10min，加 1%亚硝基铁氰化钠溶液 0.5mL，摇匀，立即比色，溶液所显的颜色与半胱氨酸对照溶液(每 1mL 相当于 50μg 的半胱氨酸)1mL，加本品 0.1g 与水 3mL，同法操作制成的对照液比较，不得更浓(0.05%)。

($C_5H_9NO_4S$　179.19)

羧甲司坦

4. 注意事项

（1）比色测定时溶液为碱性，注意比色皿外壁应擦拭干净，勿污染比色池架，以免损坏仪器；测定完毕后，及时清洗比色皿。

（2）羧甲司坦中半胱氨酸的检查系利用后者分子结构中含有游离巯基，在碱性溶液中可与亚硝基铁氰化钠作用，产生颜色而被检出。

5. 思考题

（1）说明碘他拉酸中氨基化合物的检查原理，加2.5%氨基磺酸铵溶液的作用是什么？

（2）试述羧甲司坦中半胱氨酸的限量（0.05%）是怎么来的？

实验25　药物中光学异构体杂质的检查

1. 目的要求

掌握比旋度的概念、药物中光学异构体杂质的限量检查方法；熟悉旋光仪的操作；了解手性流动相添加剂法拆分手性药物对映体的原理和左氧氟沙星中光学异构体杂质（右氧氟沙星）的限量检查方法。

2. 仪器与试药

（1）主要仪器：分析天平、架盘药物天平（或电子秤）、量瓶、移液管、旋光仪、旋光管、高效液相色谱仪、C_{18}柱、液相进样针。

（2）试药：硫酸阿托品、硫酸铜、D-苯丙氨酸、甲醇、左氧氟沙星、氧氟沙星对照品。

3. 实验方法

（1）硫酸阿托品（atropine sulfate）中莨菪碱的检查

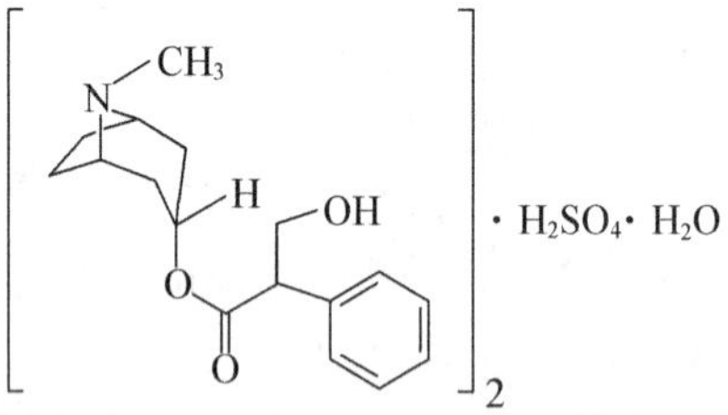

$[(C_{17}H_{23}NO_3)_2 \cdot H_2SO_4 \cdot H_2O \quad 694.84]$

硫酸阿托品

取本品，按干燥品计算，加水溶解并制成每1mL中含50mg的溶液，依法测定旋光度。供试溶液的旋光度不得过−0.40°。

（2）左氧氟沙星（levofloxacin）中光学异构体的检查

取本品适量，加流动相溶解并稀释成每1mL中约含1.0mg的溶液，作为供试品溶液，精密量取适量，加流动相定量稀释制成每1mL中约含10μg的溶液，作

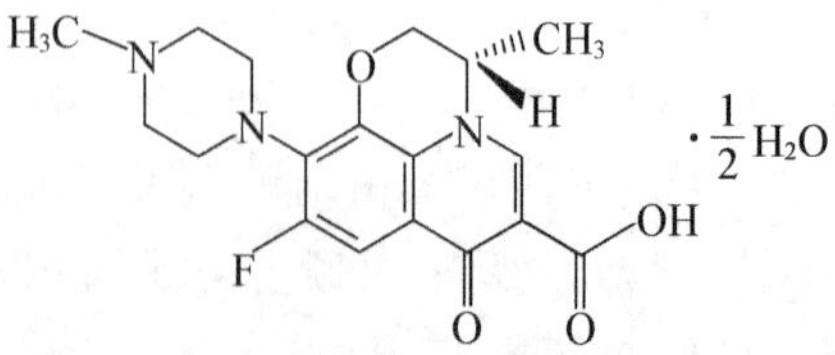

$(C_{18}H_{20}FN_3O_4 \cdot 1/2H_2O \quad 370.38)$

左氧氟沙星

为对照溶液。以十八烷基硅烷键合硅胶为填充剂；以硫酸铜 D-苯丙氨酸溶液（取 D-苯丙氨酸 1.32g 与硫酸铜 1g，加水 1000mL 溶解后，用氢氧化钠试液调节 pH 值至 3.5）-甲醇（82∶18）为流动相；柱温 40℃，检测波长为 294nm。取氧氟沙星对照品适量，加流动相溶解并定量稀释制成每 1mL 中约含 0.2mg 的溶液，取 20μL 注入液相色谱仪，记录色谱图，右氧氟沙星与左氧氟沙星依次流出，右、左旋异构体峰的分离度应符合要求。取对照溶液 20μL 注入液相色谱仪，调节检测器灵敏度，使主成分色谱峰的峰高约为满量程的 25%，再精密量取供试品溶液和对照溶液各 20μL，分别注入液相色谱仪，记录色谱图，供试品溶液色谱图中右氧氟沙星峰面积不得大于对照溶液主峰面积（1.0%）。

4. 注意事项

（1）旋光度测定时，每次测定前应以溶剂作空白校正，测定后，再校正 1 次，以确定在测定时零点有无变动；如第 2 次校正时发现零点有变动，则应重新测定旋光度。配制溶液及测定时应调节温度至（20±0.5）℃，用供试液冲洗测定管数次，缓缓注入供试液适量（勿使发生气泡），置于旋光仪样品室内检测；读取旋光度 3 次，取平均值计算。

（2）手性流动相溶液的 pH 对硫酸铜的溶解度有影响，在较高 pH 下硫酸铜易析出，配制时应正确调节溶液 pH 值。

5. 思考题

（1）列出旋光度与浓度的关系式。

（2）列举用于拆分手性药物对映体的其他手性 HPLC 法。

实验 26　紫外光谱法检查药物中杂质

1. 目的要求

掌握紫外光谱法检查药物中特殊杂质的原理，掌握紫外分光光度仪的正确使用和有关注意事项。

2. 仪器与试药

（1）主要仪器：分析天平、容量瓶、移液管、紫外分光光度仪、石英比色皿、擦镜纸。

（2）试药：盐酸溶液（9→2000）、盐酸溶液（9→1000）、葡萄糖注射液、肾上腺素、碘解磷定注射液。

3. 实验方法

（1）葡萄糖注射液（glucose injection）中 5-羟甲基糠醛的检查

精密量取本品适量（约相当于葡萄糖 1.0g），置 100mL 量瓶中，用水稀释至刻度，摇匀，在 284nm 波长处测定，吸光度不得大于 0.32。

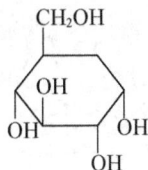

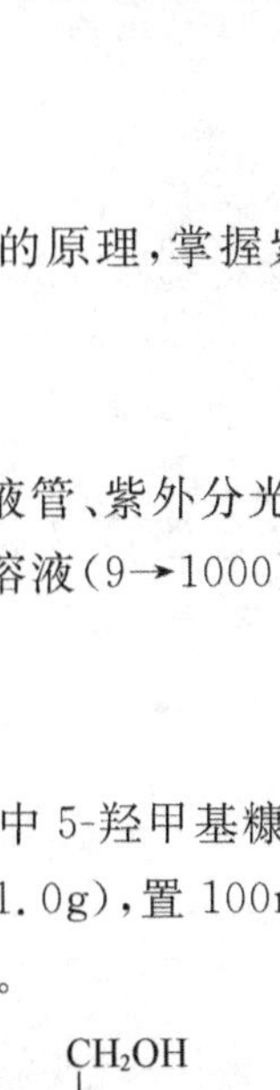

($C_6H_{12}O_6 \cdot H_2O$　198.17)

葡萄糖

(2) 肾上腺素(epinephrine)中酮体的检查

取本品,加盐酸溶液(9→2000)制成每 1mL 中含 2.0mg 的溶液,在 310nm 波长处测定,吸光度不得过 0.05。

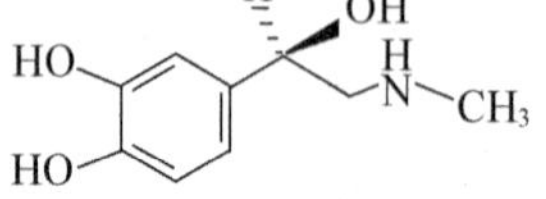

($C_9H_{13}NO_3$ 183.21)

肾上腺素

(3) 碘解磷定注射液(pralidoxime iodide injection)中分解产物的检查

避光操作。精密量取本品 5mL,置 250mL 量瓶中,用盐酸溶液(9→1000)稀释至刻度,摇匀,精密量取 5mL,置另一 250mL 量瓶中,用盐酸溶液(9→1000)稀释至刻度,摇匀,于 1h 内,在 294nm 与 262nm 波长处分别测定吸光度,其比值应不小于 3.1。

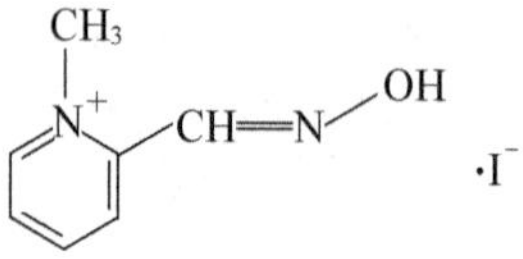

($C_7H_9IN_2O$ 264.07)

碘解磷定

4. 注意事项

注意紫外分光光度仪的波长精度和吸光度准确度对测定结果的影响,石英比色皿应用溶剂进行校正,放置在比色皿架上时应注意校正与测定时放置方向(一些比色皿壁上有箭头标示)应一致。

5. 思考题

(1) 分别说明上述 3 个药物中特殊杂质检查原理。

(2) 如果肾上腺酮的 $E_{1cm}^{1\%}$(310nm)=453,根据吸光度限度,计算肾上腺素中酮体的限量。

实验 27 TLC 法检查药物中有关物质

1. 目的要求

掌握薄层色谱法在药物有关物质检查中的应用;熟悉硅胶黏合薄层板的制备方法及薄层色谱的操作技术。

2. 仪器与试药

(1) 主要仪器:分析天平、容量瓶、移液管、硅胶 G 薄层板、硅胶 GF_{254} 薄层板、硅胶 H 薄层板、定量毛细点样管(或自动点样器)、层析缸、显色剂喷瓶、烘箱、紫外光灯。

(2) 试药:正丁醇、冰醋酸、甲醇、乙醇、浓氨溶液、二氯甲烷、乙醚、无水乙醇、三氯甲烷、二甲基甲酰胺、茚三酮的丙酮溶液(1→50)、茚三酮的丙酮溶液(0.5→100)、20%硫酸乙醇溶液、10%亚硝酸钠溶液、3%碘化钾溶液、7mol/L 硫酸溶液、0.5%二盐酸萘基乙二胺的乙醇溶液、甲硫氨酸、甲硫氨酸对照品、丝氨酸对照品、磺胺异噁唑片、磺胺对照品、牛磺酸、牛磺酸对照品、丙氨酸对照品、醋酸去氧皮质酮。

3. 实验方法

(1) 甲硫氨酸(methionine)中其他氨基酸的检查

取本品适量,加水溶解并制成每 1mL 中约含 10mg 的溶液,作为供试品溶液;精密量取 1mL,置 200mL 量瓶中,用水稀释至刻度,摇匀,作为对照溶液;另取甲硫氨酸对照品和丝氨酸对照品各适量,置同一量瓶中,加水溶解并稀释制成每 1mL 中分别约含甲硫氨酸 10mg 和丝氨酸 0.1mg 的溶液,作为系统适用性试验溶液。吸取上述 3 种溶液各 5μL,分别点于同一硅胶 G 薄层板上,以正丁醇-冰醋酸-水(4∶1∶5)为展开剂,展开,晾干,在 90℃干燥 10min,喷以茚三酮的丙酮溶液(0.5→100),在 90℃加热至斑点出现,立即检视。对照溶液应显一个清晰的斑点,系统适用性试验溶液应显两个完全分离的斑点。供试品溶液如显杂质斑点,不得超过 1 个,其颜色与对照溶液的主斑点比较,不得更深。

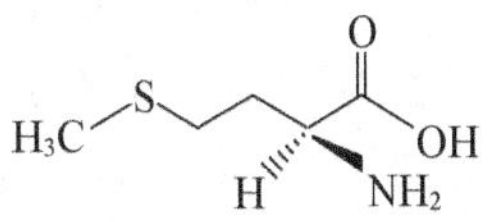

$(C_5H_{11}NO_2S\quad 149.21)$

甲硫氨酸

(2) 磺胺异噁唑片(sulfafurazole tablets)中有关物质的检查

精密称取本品的细粉适量(相当于磺胺异噁唑 0.25g),置 100mL 量瓶中,加乙醇-浓氨溶液(9∶1)20mL,振摇 5min,用上述混合液稀释至刻度,摇匀,滤过,作为供试品溶液。另取磺胺对照品,精密称定,加乙醇-浓氨溶液(9∶1)溶解并定量稀释制成每 1mL 中约含 12.5μg 的溶液,作为对照品溶液。照薄层色谱法试验,吸取上述两种溶液各 10μL,分别点于同一硅胶 H 薄层板上,以三氯甲烷-甲醇-二甲基甲酰胺(80∶8∶4)为展开剂,展开,晾干,喷 20%硫酸乙醇溶液,置 105℃加热 30min 后,立即将薄层板置临用新制的含 10%亚硝酸钠溶液和 3%碘化钾溶液的混合液、滴加 7mol/L 硫酸溶液产生烟雾的密闭缸中熏 15min,取出,置温热的空气流中 15min,然后喷 0.5%二盐酸萘基乙二胺的乙醇溶液(如需要可再次喷),供试品溶液如显杂质斑点,与对照品溶液的主斑点比较,不得更深。

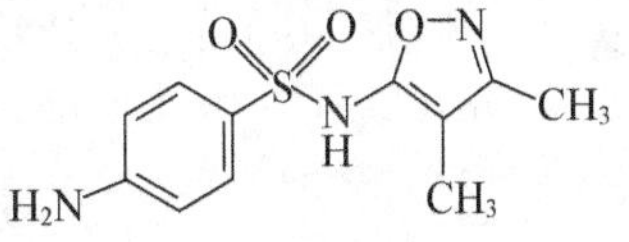

$(C_{11}H_{13}N_3O_3S\quad 267.30)$

磺胺异噁唑

(3) 牛磺酸(taurine)中有关物质的检查

取本品适量,加水溶解并稀释制成每 1mL 中约含 20mg 的溶液,作为供试品溶液;精密量取 1mL,置 500mL 量瓶中,用水稀释至刻度,摇匀,作为对照溶液;另取牛磺酸对照品和丙氨酸对照品各适量,分别加水溶解并稀释制成每 1mL 中约含 2mg 的溶液,各取适量,等体积混合,摇匀,作为系统适用性试验溶液。吸取上述 3 种溶液各 5μL,分别以条带状点样方式点于同一硅胶 G 薄层板上,条带宽度 5mm,以水-无水乙醇-正丁醇-冰醋酸(150∶150∶100∶1)为展开剂,展开,晾干,喷以茚三酮的丙酮溶液(1→50),在 105℃加热约 5min 至斑点出现,立即检视。对照溶液应显一个清晰的斑点,系统适用性试验溶液应显两个完全分离的斑点。供试品溶液如显杂质斑点,不得超过 1 个,其颜色与对照溶液的主斑点比较,不得更深。

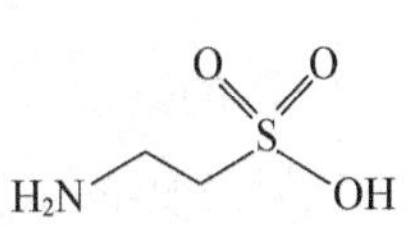

$(C_2H_7NO_3S\quad 125.15)$

牛磺酸

(4) 醋酸去氧皮质酮(desoxycortone acetate)中有关物质的检查

取本品,加三氯甲烷-甲醇(9∶1)溶解并稀释制成每 1mL 中约含 10mg 的溶液,作为供试品溶液；精密量取适量，分别加上述溶剂稀释制成每 1mL 中约含 0.1mg 的对照溶液①与每 1mL 中约含 0.2mg 的对照溶液②。吸取上述 3 种溶液各 5μL，分别点于同一硅胶 GF_{254} 薄层板上，以二氯甲烷-乙醚-甲醇-水（77∶15∶8∶1.2）为展开剂，展开，晾干，在紫外光灯（254nm）下检视。供试品溶液如显杂质斑点，与对照溶液①所显的主斑点比较，不得更深，如有 1 个斑点深于对照溶液①的主斑点，与对照溶液②所显的主斑点比较，不得更深。

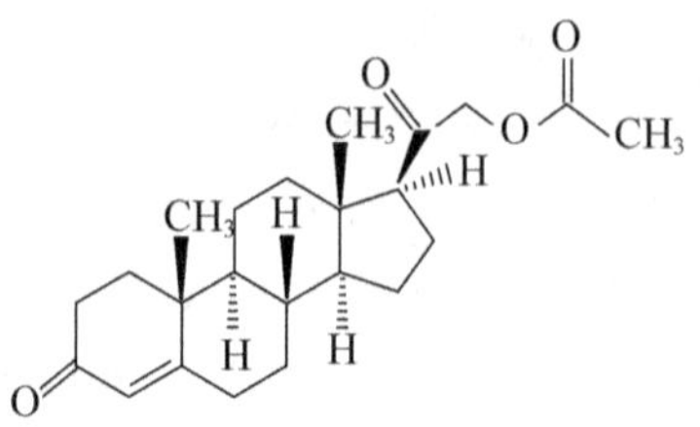

($C_{23}H_{32}O_4$　372.51)

醋酸去氧皮质酮

4. 注意事项

（1）薄层板可采用市售或自制。市售薄层板临用前应在 110℃活化 30min。

（2）点样：用定量毛细管（或自动点样器）吸取规定量供试溶液，点样于薄层板上，注意勿损伤薄层表面。点样斑点要集中，应分次点样，待前一滴干后再点第二滴，对照品与样品应点在同一水平位置上，点样基线距底边 2.0cm，样点直径为 2～4mm（高效薄层板为 1～2mm），点间距离约为 1.0～2.0cm。

（3）展开：展开缸内需预先用展开剂饱和，然后将点好样的薄层板浸入展开剂中，薄层板浸入的深度为 0.5～1.0cm（注意勿将样点浸入展开剂中），密封缸盖，待展开至规定距离（一般为 10～15cm），取出薄层板，晾干，检测。

5. 思考题

（1）TLC 法测定有关物质的常用方法有哪些？

（2）如何考察杂质检查中 TLC 的分离效能？

（3）硅胶 GF_{254} 中“GF_{254}”代表什么？

（4）分别计算甲硫氨酸中其他氨基酸、磺胺异噁唑片中有关物质、牛磺酸中有关物质、醋酸去氧皮质酮中有关物质的限量。比较各 TLC 检查方法的不同。

实验 28　HPLC 法检查药物中特殊杂质

1. 目的要求

掌握高效液相法检查药物中特殊杂质的原理与限量计算方法；熟悉高效液相色谱仪的工作原理和操作方法；了解高效液相色谱仪的主要部件和日常维护。

2. 仪器与试药

（1）主要仪器：分析天平、容量瓶、移液管、分液漏斗、蒸发皿、高效液相色谱仪、pH 计、液相进样针。

（2）试药：磷酸溶液（7%、0.05%、0.025mol/L）、6mol/L 氨溶液、乙腈、三乙胺、醋酸铵溶液（0.05mol/L、0.02mol/L）、甲醇、0.05% 庚烷磺酸钠溶液、乙醚、氧氟沙星对照品、环丙沙星对照品、杂质 I 对照品、环丙沙星、杂质 A、对乙酰氨基酚咀嚼片、对氨基酚对照品、对乙酰氨基酚对照品、盐酸二甲双胍肠溶胶囊、双氰胺对照品、明胶空心胶囊、羟苯甲酯对照品、羟苯乙酯对照品、羟苯丙酯对照品、羟苯丁酯对照品。

3. 实验方法

(1) 环丙沙星(ciprofloxacin)中有关物质的检查

取本品约 25mg,精密称定,加 7%磷酸溶液 0.2mL 溶解后,用流动相 A 定量稀释制成每 1mL 中约含 0.5mg 的溶液,作为供试品溶液;精密量取适量,用流动相 A 定量稀释制成每 1mL 中约含 1μg 的溶液,作为对照溶液。另精密称取杂质 A 对照品约 15mg,置 100mL 量瓶中,加 6mol/L 氨溶液 0.6mL 与水适量溶解,用水稀释至刻度,摇匀,精密量取 1mL,置 100mL 量瓶中,用流动相 A 稀释至刻度,摇匀,作为杂质 A 对照品溶液。以十八烷基硅烷键合硅胶为填充剂;流动相 A 为 0.025mol/L 磷酸溶液-乙腈(87∶13)(用三乙胺调节 pH 值至 3.0±0.1),流动相 B 为乙腈,按右表进行线性梯度洗脱,流速为 1.5mL/min。称取氧氟沙星对照品、环丙沙星对照品和杂质 I 对照品各适量,加流动相 A 溶解并稀释制成每 1mL 中约含氧氟沙星 5μg、环丙沙星 0.5mg 和杂质 I 10μg的混合溶液,取 20μL 注入液相色谱仪,以 278nm 为检测波长,记录色谱图,环丙沙星峰的保留时间约为 12min。环丙沙星峰与氧氟沙星峰和杂质 I 峰的分离度均应符合要求。取对照溶液 20μL 注入液相色谱仪,以 278nm 为检测波长,调节检测灵敏度,使主成分色谱峰的峰高约为满量程的 20%。精密量取供试品溶液、对照溶液和杂质 A 对照品溶液各 20μL,分别注入液相色谱仪,以 278nm 和 262nm 为检测波长,记录色谱图,环丙沙星峰的相对保留时间为 1,杂质 E、杂质 B、杂质 C、杂质 I 和杂质 D 峰的相对保留时间分别约为 0.3、0.6、0.7、1.1 和 1.2。供试品溶液色谱图中如有杂质峰,杂质 A(262nm 检测)按外标法以峰面积计算,不得过 0.3%;杂质 B、C、D 和 E(278nm 检测)按校正后的峰面积计算(分别乘以校正因子0.7、0.6、1.4和6.7),均不得大于对照溶液主峰面积(0.2%);其他单个杂质(278nm 检测)峰面积不得大于对照溶液主峰面积(0.2%)。各杂质(278nm 检测)校正后峰面积之和不得大于对照溶液主峰面积的 2.5 倍(0.5%)。供试品溶液色谱图中任何小于对照溶液主峰面积 0.1 倍的峰可忽略不计。

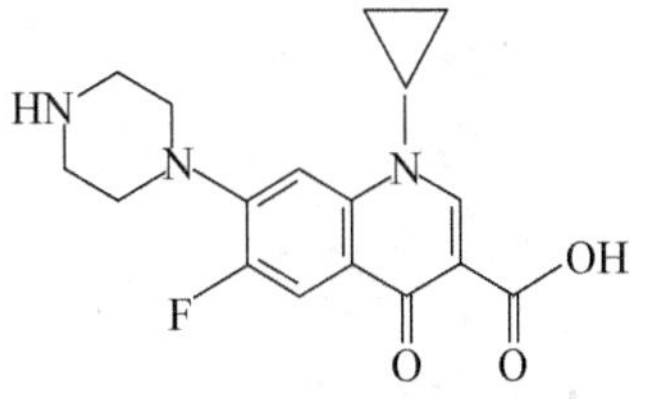

($C_{17}H_{18}FN_3O_3$　331.34)

环丙沙星

时间(min)	流动相 A(%)	流动相 B(%)
0	100	0
16	100	0
53	40	60
54	100	0
65	100	0

(2) 对乙酰氨基酚咀嚼片(paracetamol chewale tablets)中对氨基酚的检查

临用新制。精密称取本品细粉适量(约相当于对乙酰氨基酚 100mg),置 10mL 量瓶中,加流动相适量,振摇使对乙酰氨基酚溶解,加流动相稀释至刻度,摇匀,滤过,取续滤液作为供试品溶液;另精密称取对氨基酚对照品和对乙酰氨基酚对照品适量,加流动相溶解并稀释制成每 1mL 中各含 10μg 的混合溶液,作为对照品溶液。以十八烷基硅烷键合硅胶为填充剂;以 0.05mol/L 醋酸铵溶液-甲醇(85∶15)为流动相;检测波长为 257nm。理论板数按对乙酰氨基酚峰计算不低于 5000,对乙酰氨基酚峰与对氨基酚峰的分离度应符合要求。精密量取对照溶液 10μL 注入液相色谱仪,调节检测灵敏度,使对氨基酚色谱峰的峰高约为满量程的 10%,再精密量取供试品溶液与

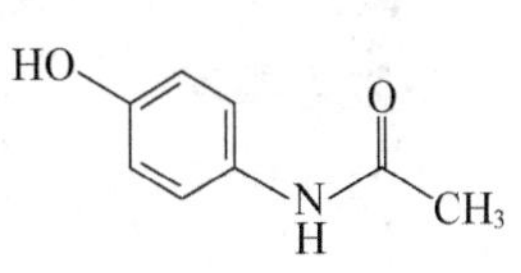

($C_8H_9NO_2$　151.16)

对乙酰氨基酚

对照品溶液各 10μL，分别注入液相色谱仪，记录色谱图。供试品溶液的色谱图中如有与对照品溶液中对氨基酚保留时间一致的色谱峰，按外标法以峰面积计算，含对氨基酚不得过标示量的 0.1%。

（3）盐酸二甲双胍肠溶胶囊（metformin hydrochloride enteric capsules）中有关物质检查

取 20 粒胶囊，精密称定，倾出内容物，擦拭净囊壳，称定重量，求出平均每粒装量。取内容物，研细，精密称取适量（约相当于盐酸二甲双胍 250mg），置 50mL 量瓶中，加0.05%磷酸溶液适量，超声处理 5min 使盐酸二甲双胍溶解，用0.05%磷酸溶液稀释至刻度，摇匀，滤过，精密量取续滤液 1mL，置 25mL 量瓶中，加流动相稀释至刻度，摇匀，作为供试品溶液；精密量取 1mL，置 200mL 量瓶中，加流动相稀释至刻度，摇匀，作为对照溶液。另取双氰胺对照品，精密称定，加流动相溶解并定量稀释制成每 1mL 中含 0.08μg 的溶液，作为双氰胺对照品溶液。以十八烷基硅烷键合硅胶为填充剂，以 0.05% 庚烷磺酸钠溶液（用 10%磷酸溶液调节 pH 值至 4.0）-乙腈（84：16）为流动相；检测波长为 218nm，理论板数按双氰胺峰计算不低于 2000。取双氰胺对照品溶液 20μL 注入液相色谱仪，调节检测灵敏度，使双氰胺峰的峰高约为满量程的 25%，再精密量取供试品溶液、对照溶液与双氰胺对照品溶液各 20μL，分别注入液相色谱仪，记录色谱图至盐酸二甲双胍峰保留时间的 3 倍，供试品溶液的色谱图中如有与双氰胺对照品溶液色谱图中双氰胺峰保留时间一致的峰，按外标法以峰面积计算，不得过标示量的 0.02%。其他单个杂质峰面积不得大于对照溶液主峰面积的 0.2 倍（0.1%），其他杂质峰面积之和不得大于对照溶液主峰面积的 1.2 倍（0.6%）。

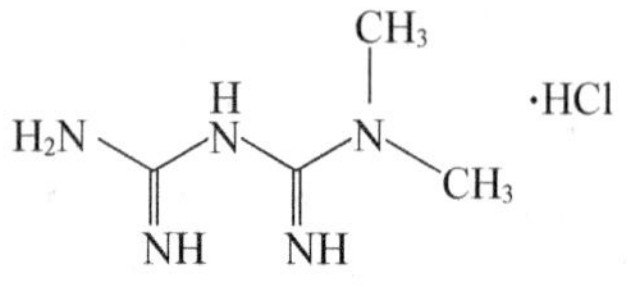

（$C_4H_{11}N_5$·HCl　165.63）

盐酸二甲双胍

（4）明胶空心胶囊中对羟基苯甲酸酯类的检查

取本品约 0.5g，精密称定，置已加热水 30mL 的分液漏斗中，振摇使其溶解，放冷，精密加入乙醚 50mL，小心振摇，静置分层，精密移取乙醚层 25mL，置蒸发皿中，蒸干乙醚，用流动相转移至 5mL 量瓶中并稀释至刻度，摇匀，作为供试品溶液；另精密称取羟苯甲酯、羟苯乙酯、羟苯丙酯、羟苯丁酯对照品各 25mg，置同一 250mL 量瓶中，加流动相溶解并稀释至刻度，摇匀，精密量取上述溶液 5mL，置 25mL 量瓶中，用流动相稀释至刻度，摇匀，作为对照品溶液。以十八烷基硅烷键合硅胶为填充剂；甲醇-0.02mol/L 醋酸铵（58：42）为流动相；检测波长 254nm。理论板数按羟苯乙酯计算应不低于 1600。精密量取供试品溶液和对照品溶液各 10μL，分别注入液相色谱仪，记录色谱图；供试品溶液如出现与对照品溶液相应的峰，按外标法以峰面积计算，含羟苯甲酯、羟苯乙酯、羟苯丙酯、羟苯丁酯的总量不得过 0.05%。

4. 注意事项

（1）HPLC 测定中流动相使用前必须经过滤膜过滤和超声脱气；样品也必须经过滤膜过滤。

（2）HPLC 测定完毕后，必须用不含酸、碱、盐的甲醇（5%～10%）-水溶液冲洗系统 30～45min，然后再用甲醇冲洗。更换流动相时必须先停泵，待压力降至零时，将滤头提出液面，置另一流动相溶液中。

（3）环丙沙星中有关物质：

杂质 A——1-环丙基-6-氟-7-氯-4-氧代-1，4-二氢喹啉-3-羧酸（氟喹啉酸）

杂质 B——1-环丙基-4-氧代-7-（1-哌嗪基）-1，4-二氢喹啉-3-羧酸

杂质 C——1-环丙基-6-氟-7-[(2-氨乙基)氨基]-4-氧代-1,4-二氢喹啉-3-羧酸

杂质 D——1-环丙基-7-氯-4-氧代-6-(1-哌嗪基)-1,4-二氢喹啉-3-羧酸

杂质 E——1-环丙基-6-氟-7-(1-哌嗪基)-4-(1H)喹啉酮

杂质 I——1-环丙基-7-氯-6-[(2-氨乙基)氨基]-4-氧代-1,4-二氢-3-喹啉甲酸

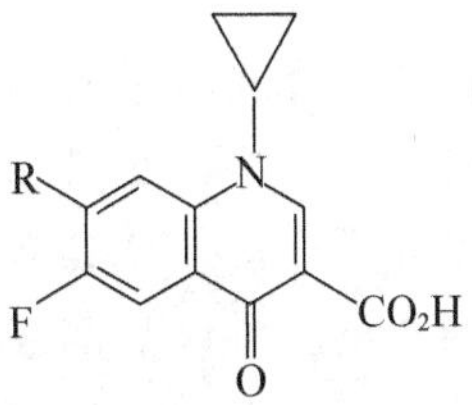

R=Cl为杂质A

R=NH—$[CH_2]_2$—NH_2为杂质C

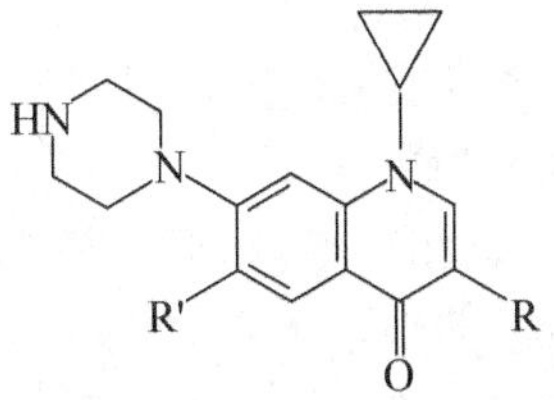

R=CO_2H, R'=H为杂质B

R=H, R'=F为杂质E

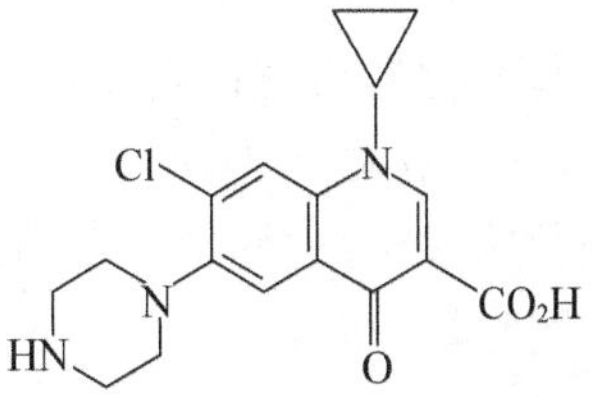

杂质D

5. 思考题

(1) HPLC 法测定杂质含量(限量)有哪几种方法?环丙沙星中有关物质的检查采用了哪几种方法?

(2) 对乙酰氨基酚咀嚼片中对氨基酚的限量为“不得过标示量的 0.1%”,请解释“标示量”,并列出限量计算式。

(3) 盐酸二甲双胍肠溶胶囊中有关物质检查,流动相中 0.05%庚烷磺酸钠溶液起何作用?

(4) 比较以上不同限量控制方法的差异,如方法的严谨性、适用范围、优缺点等。

实验 29　GC 法检查药物中特殊杂质

1. 目的要求

掌握 GC 法测定药物中特殊杂质的方法;熟悉气相色谱仪的工作原理和操作方法。

2. 仪器与试药

(1) 主要仪器:分析天平、分液漏斗与漏斗架、容量瓶、刻度吸管(或吸液枪)、2m 玻璃色谱柱(SE-30 为固定相,涂布浓度为 5%)或相同极性的毛细管柱、聚乙二醇 20M(或极性相近)色谱柱、气相色谱仪、微量注射器。

(2) 试药:氢氧化钠试液、三氯甲烷、稀盐酸、无水硫酸钠、正庚烷、对氯酚、樟脑、3,7-二甲基-1,6-辛二烯-3-醇、乙酸龙脑酯、氯贝丁酯胶囊、樟脑(天然)。

3. 实验方法

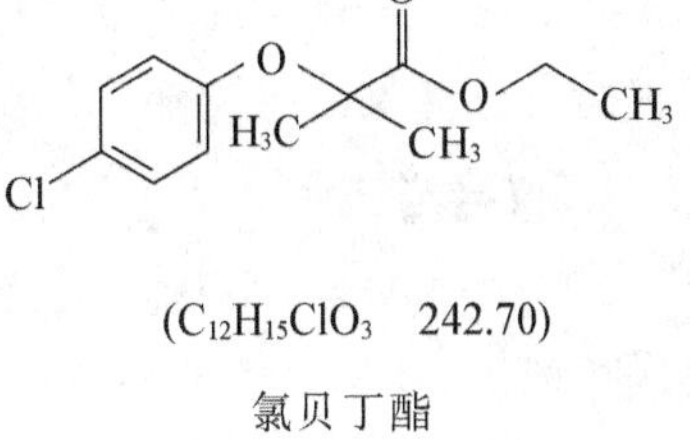

($C_{12}H_{15}ClO_3$　242.70)

氯贝丁酯

(1) 氯贝丁酯胶囊(clofibrate capsules)中对氯酚和挥发性杂质的检查

对氯酚的检查:取本品内容物适量(相当于氯贝丁酯 10.0g),加氢氧化钠试液 20mL,振摇提取,分取下层液,用水 5mL 振摇洗涤后,留作挥发性物质检查用。上述水洗液并

入碱性提取液中，用三氯甲烷振摇洗涤 2 次，每次 5mL，弃去三氯甲烷液，加稀盐酸使成酸性，用三氯甲烷提取 2 次，每次 5mL，合并三氯甲烷提取液，并加三氯甲烷稀释成 10mL，作为供试品溶液；另取 0.0025%对氯酚的三氯甲烷溶液作为对照品溶液。照气相色谱法测定，用 2m 玻璃色谱柱，以甲基硅橡胶（SE－30）为固定液，涂布浓度为 5%，在柱温 160℃测定。含对氯酚不得过 0.0025%。

挥发性杂质的检查：采用检查对氯酚的色谱条件。取对氯酚项下经碱液洗涤后的本品适量，经无水硫酸钠干燥，作为供试品；称取适量，用三氯甲烷稀释制成每 1mL 中约含 10mg 的溶液作为预试溶液，取预试溶液适量注入气相色谱仪，调节检测灵敏度或进样量使仪器适合测定；取供试品溶液注入气相色谱仪，记录色谱图至主成分峰保留时间的 2 倍。供试品溶液的色谱图中如有杂质峰，量取各杂质峰面积的和，不得大于总峰面积的千分之五。

(2) 樟脑（camphor）中有关物质检查

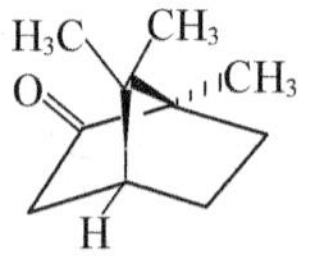

($C_{10}H_{16}O$　152.24)

樟脑

取本品约 2.5g，精密称定，置 25mL 量瓶中，加正庚烷溶解并稀释至刻度，摇匀，作为供试品溶液；精密量取 1mL，置 100mL 量瓶中，用正庚烷稀释至刻度，摇匀，作为对照溶液；另取 3,7-二甲基-1,6-辛二烯-3-醇与乙酸龙脑酯各适量，加正庚烷溶解并稀释制成每 1mL 中各约含 0.5mg 的混合溶液，作为系统适用性试验溶液。以聚乙二醇 20M（或极性相近）为固定液；起始温度为 50℃，维持 10min，以 2℃/min 的速率升温至 100℃，再以 10℃/min 的速率升温至 200℃，维持 10min；进样口温度为 220℃；检测器温度为 250℃；取系统适用性试验溶液 1μL，注入气相色谱仪，3,7-二甲基-1,6-辛二烯-3-醇峰与乙酸龙脑酯峰的分离度应大于 2.0；再取对照溶液 1μL，注入气相色谱仪，调节检测灵敏度，使主成分峰高约为满量程的 20%；再精密量取供试品溶液和对照溶液各 1μL，分别注入气相色谱仪，供试品溶液如有杂质峰，单个杂质峰面积不得大于对照溶液主峰面积的 2 倍（2.0%），各杂质峰面积之和不得大于对照溶液主峰面积的 4 倍（4.0%）。

4. 注意事项

仪器操作注意事项见实验 16。

5. 思考题

(1) 天然樟脑和合成樟脑如何区别？两者的质量标准有何不同？

(2) 在 GC 法中，除了上述杂质限量计算方法外，还有哪些方法可用于限量（含量）计算？

实验 30　离子色谱法检查富马酸中马来酸

1. 目的要求

掌握离子色谱法的定量方法；熟悉离子色谱法测定原理、常用固定相、流动相和应用范围；了解离子色谱仪的主要部件与功能。

2. 仪器与试药

(1) 主要仪器：分析天平、容量瓶、刻度吸管（或吸液枪）、高效离子色谱仪、磺酸基阳离子交换色谱柱、液相色谱进样针。

(2) 试药：0.0025mol/L 硫酸溶液、马来酸对照品、富马酸对照品、富马酸。

3. 实验方法

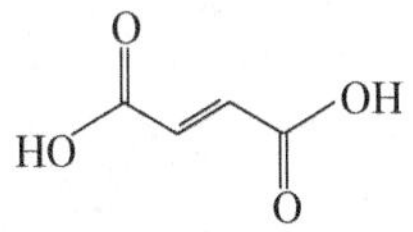

($C_4H_4O_4$　116.07)

富马酸

取本品适量，精密称定，加流动相溶解并定量稀释制成每 1mL 中约含 1.0mg 的溶液，作为供试品溶液；另取马来酸对照品，精密称定，加流动相溶解并定量稀释制成每 1mL 中约含 1μg 的溶液，作为对照品溶液。再分别取富马酸与马来酸对照品适量，加流动相溶解并稀释制成每 1mL 中分别含富马酸与马来酸为 10μg 与 5μg 的系统适用性试验溶液。以磺酸基阳离子交换树脂为填充剂，以0.0025mol/L硫酸溶液为流动相，检测波长为 210nm。取系统适用性试验溶液 5μL 注入液相色谱仪，记录色谱图，马来酸峰与富马酸峰的分离度应大于 2.5。取对照品溶液 5μL 注入液相色谱仪，调节检测灵敏度，使马来酸色谱峰的峰高约为满量程的 10%，再精密量取供试品溶液与对照品溶液各 5μL，分别注入液相色谱仪，供试品溶液的色谱图中如有与马来酸峰保留时间一致的峰，按外标法以峰面积计算，其含量不得过 0.1%。

4. 注意事项

离子色谱法的色谱柱填充剂大多数不兼容有机溶剂，一旦污染后不能用有机溶剂清洗，所以对样品处理要求较高，一般采用滤膜过滤后进样分析。

5. 思考题

(1) 离子色谱法的定量方法有哪些?

(2) 马来酸与富马酸结构上有何差别?

2.2.4　药物的均一性与有效性检查

实验 31　制剂的含量均匀度试验

1. 目的要求

掌握含量均匀度测定原理与计算方法；熟悉含量均匀度检查意义。

2. 仪器与试药

(1) 主要仪器：量瓶、移液管、超声仪、干燥漏斗、干燥小烧杯、漏斗架、定量滤纸、C_8 柱、C_{18} 柱、高效液相色谱仪、液相进样针。

(2) 试药：乙腈、磷酸二氢铵、磷酸、苯巴比妥片(规格 30mg 或 15mg)、苯巴比妥对照品、马来酸氯苯那敏片(规格 1mg 或 4mg)、马来酸氯苯那敏对照品。

3. 实验方法

(1) 苯巴比妥片的含量均匀度测定

照高效液相色谱法测定，以辛烷基硅烷键合硅胶为填充剂；以乙腈-水(30∶70)为流动相；检测波长为 220nm。理论板数按苯巴比妥峰计算不低于 2000，苯巴比妥与相邻色谱峰的分离度应符合要求。

取本品 1 片，置 50mL(30mg 规格)或 25mL(15mg 规格)量瓶中，加流动相适量，超声处理

20min 使苯巴比妥溶解，放冷，用流动相稀释至刻度，摇匀，滤过，精密量取续滤液 1mL，置 10mL 量瓶中，用流动相稀释至刻度，摇匀，精密量取 10μL，注入液相色谱仪，记录色谱图。另取苯巴比妥对照品，精密称定，加流动相溶解并定量稀释制成每 1mL 中约含苯巴比妥 60μg 的溶液，同法测定。按外标法以峰面积计算，应符合规定。

(2) 马来酸氯苯那敏(chlorphenamine maleate)片的含量均匀度测定

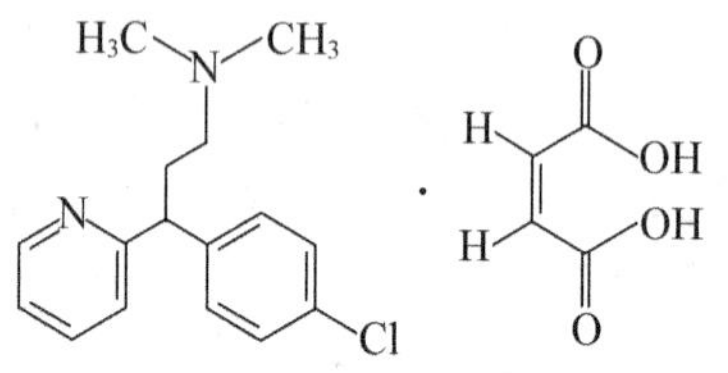

($C_{16}H_{19}ClN_2 \cdot C_4H_4O_4$　390.87)

马来酸氯苯那敏

照高效液相色谱法测定，以十八烷基硅烷键合硅胶为填充剂；磷酸盐缓冲液（取磷酸二氢铵 11.5g，加水适量使溶解，加磷酸 1mL，用水稀释至 1000mL）-乙腈（80：20）为流动相；柱温为 30℃；检测波长为 262nm。出峰顺序依次为马来酸与氯苯那敏，理论板数按氯苯那敏峰计算不低于 4000，氯苯那敏峰与相邻杂质峰的分离度应符合要求。

取本品 1 片，置 25mL(1mg 规格)或 50mL(4mg 规格)量瓶中，加流动相约 20mL，振摇崩散并使马来酸氯苯那敏溶解，用流动相稀释至刻度，摇匀，滤过，精密量取续滤液 20μL(1mg 规格)或 10μL(4mg 规格)，注入液相色谱仪，记录色谱图；另取马来酸氯苯那敏对照品 16mg，精密称定，置 200mL 量瓶中，加流动相溶解并稀释至刻度，摇匀，同法测定。按外标法以氯苯那敏峰面积计算，应符合规定。

4. 注意事项

含量均匀度测定中必须使被测组分完全溶解后再进行过滤、测定。过滤用漏斗、烧杯必须干燥，弃去初滤液，量取规定量续滤液进样分析。

5. 思考题

(1) 说明含量均匀度定义，哪些制剂需要进行含量均匀度测定？

(2) 含量均匀度计算公式($A+1.80S\leqslant 15.0$)中，“A”如何求得？“15.0”代表什么？

实验 32　制剂的溶出度试验

1. 目的要求

掌握溶出度测定方法与结果判断；熟悉溶出仪的安装调试。

2. 仪器与试药

(1) 主要仪器：紫外分光光度计、药物溶出仪、10mL 注射器、微孔滤膜、量瓶、移液管。

(2) 试药：硼酸氯化钾缓冲液(pH 9.6)、稀盐酸、苯巴比妥片(规格：30mg 或 15mg)、苯巴比妥对照品、马来酸氯苯那敏片(规格：1mg 或 4mg)。

3. 实验方法

(1) 苯巴比妥片的溶出度测定

取本品，以水 900mL 为溶出介质，转速为 50r/min，依法操作，经 45min 时，取溶液滤过，精密量取续滤液适量，加硼酸氯化钾缓冲液(pH 9.6) 定量稀释成每 1mL 中约含 5μg 的溶液，摇匀；另取苯巴比妥对照品，精密称定，加上述缓冲液溶解并定量稀释制成每 1mL 中含 5μg 的溶液。取上述两种溶液，在 240nm 波长处分别测定吸光度，计算每片的溶出量。限度为标示量的 75%，应符合规定。

（2）马来酸氯苯那敏片的溶出度测定

取本品，以稀盐酸 2.5mL 加水至 250mL 为溶剂，转速为 50r/min，依法操作，经 45min 时，取溶液 10mL 滤过，取续滤液，在 264nm 波长处测定吸光度，按 $C_{16}H_{19}ClN_2 \cdot C_4H_4O_4$ 的吸收系数（$E_{1cm}^{1\%}$）为 217 计算每片的溶出量。限度为标示量的 75%，应符合规定。

4. 注意事项

溶出度测定中所用溶剂应经过脱气处理，溶出液必须经过过滤，取续滤液进行测定。

5. 思考题

（1）说明溶出度的定义和测定意义。

（2）《中国药典》收载的溶出度测定方法有几种？对溶出仪的适用性及性能有何要求？

实验 33　含卤素药物的有效性试验——含卤量测定

1. 目的要求

掌握氧瓶燃烧法破坏药物的原理与操作；掌握碘量法测定药物的原理与操作。

2. 仪器与试药

（1）主要仪器：分析天平、无灰滤纸、剪刀、量筒、量瓶、酒精灯、500mL 燃烧瓶、移液管、滴定管、紫外-可见分光光度计。

（2）试药：氟化钠、茜素氟蓝试液、12%醋酸钠的稀醋酸溶液、硝酸亚铈试液、氢氧化钠试液、溴醋酸溶液、甲酸、碘化钾、淀粉指示液、硫代硫酸钠滴定液（0.02mol/L）、氟尿嘧啶、盐酸胺碘酮。

3. 实验方法

（1）氟尿嘧啶（fluorouracil）中含氟量测定

取本品约 15mg（约相当于含氟 2.0mg），精密称定，照氧瓶燃烧法进行有机破坏，以水 20mL 为吸收液，待吸收完全后，再振摇 2～3min，将吸收液移置 100mL 量瓶中，用少量水冲洗瓶塞及铂丝，合并洗液及吸收液，加水稀释至刻度，摇匀，作为供试品溶液。另精密称取经 105℃干燥 1h 的氟化钠 22.1mg，置 100mL 量瓶中，加水溶解并稀释至刻度，摇匀；精密量取 20mL，置另一 100mL 量瓶中，加水稀释至刻度，摇匀，作为氟对照溶液。精密量取上述对照溶液和供试品溶液各 2mL，分别置 50mL 量瓶中，各加茜素氟蓝试液 10mL，摇匀，再加 12%醋酸钠的稀醋酸溶液 3.0mL 与硝酸亚铈试液 10mL，加水稀释至刻度，摇匀，在暗处放置 1h，于 610nm 波长处分别测定吸光度，计算含氟量，应为 13.1%～14.6%。

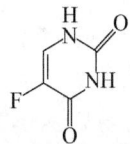

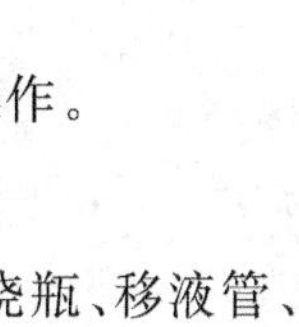

（$C_4H_3FN_2O_2$　130.08）

氟尿嘧啶

（2）盐酸胺碘酮（amiodarone hydrochloride）中含碘量测定

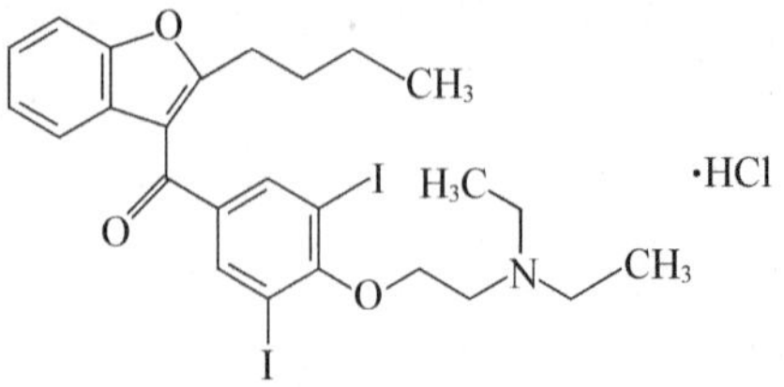
$(C_{25}H_{29}I_2NO_3 \cdot HCl \quad 681.78)$

盐酸胺碘酮

$$药物 \xrightarrow[燃烧]{O_2} I_2 \uparrow$$

$$I_2 + 2NaOH \longrightarrow NaIO + NaI + H_2O$$

$$3NaIO \longrightarrow NaIO_3 + 2NaI$$

$$NaI + 3Br_2 + 3H_2O \xrightarrow{HAc} NaIO_3 + 6HBr$$

$$Br_2(过量) + HCOOH \longrightarrow CO_2 \uparrow + 2HBr$$

$$IO_3^- + 5KI + 6H^+ \longrightarrow 3I_2 + 3H_2O + 5K^+$$

$$I_2 + 2Na_2S_2O_3 \longrightarrow 2NaI + Na_2S_4O_6$$

取本品约 20mg，精密称定，照氧瓶燃烧法进行有机破坏，以氢氧化钠试液 2mL 与水 10mL 为吸收液，待吸收完全后，加溴醋酸溶液（取醋酸钾 10g，加冰醋酸适量使溶解，加溴 0.4mL，再加冰醋酸使成 100mL）10mL，密塞，振摇，放置数分钟，加甲酸约 1mL，用水洗涤瓶口并通入空气流约 3～5min 以除去剩余的溴蒸气，加碘化钾 2g，密塞，摇匀，用硫代硫酸钠滴定液（0.02mol/L）滴定，至近终点时，加淀粉指示液 1mL，继续滴定至蓝色消失，并将滴定的结果用空白试验校正。每 1mL 硫代硫酸钠滴定液（0.02mol/L）相当于 0.423mg 的碘（I），含碘量应为 36.0%～38.0%。

4. 注意事项

（1）使用氧气钢瓶及燃烧时要特别注意安全，燃烧瓶必须绝对干净，不得残留有机溶剂，燃烧操作宜在通风柜内进行。

（2）样品燃烧应完全（溶液中无黑色碎片），燃烧完毕后应充分振摇并放置一段时间，待烟雾消失，吸收完全后再进行下一步操作。

（3）盐酸胺碘酮的含碘量测定中，加碘化钾后应盖紧瓶塞，暗处放置，以防止碘的挥发、氧化。

5. 思考题

（1）含氟药物采用氧瓶燃烧法破坏时应注意什么问题？

（2）根据反应式，1 分子盐酸胺碘酮含有 2 个碘（I），消耗几摩尔硫代硫酸钠？

2.3　药物的含量测定

药物的含量测定是指采用合适的分析方法测定原料或制剂中有效成分的含量。要求测定方法准确、简便，测定结果有良好的重复性和重现性，常用的含量测定方法有容量法、光谱法、色谱法等。通常对于化学原料药的含量测定首选准确度好的容量分析法；对于制剂、中药、生物药物等成分复杂的多组分药物，宜采用具有分离分析功能的色谱法。

2.3.1　容量法测定药物含量

实验 34　酸碱滴定法测定药物含量

1. 目的要求

掌握直接酸碱滴定法测定药物含量的原理、操作及计算方法；掌握片剂定量测定的正确取样方法；熟悉两步滴定法测定药物含量的原理与方法。

2. 仪器与试药

(1) 主要仪器：分析天平、称量瓶、研钵、250mL 锥形瓶、50mL 碱式滴定管、50mL 酸式滴定管、恒温水浴、滴定管架。

(2) 试药：乙醇、酚酞指示液、氢氧化钠滴定液(0.1mol/L)、硫酸滴定液(0.05mol/L)、布洛芬、阿司匹林片(规格：0.3g)。

3. 实验方法

(1) 布洛芬(ibuprofen)的含量测定

取本品约 0.5g，精密称定，加中性乙醇(对酚酞指示液显中性)50mL 溶解后，加酚酞指示液 3 滴，用氢氧化钠滴定液(0.1mol/L)滴定，每 1mL 氢氧化钠滴定液(0.1mol/L)相当于 20.63mg的 $C_{13}H_{18}O_2$。本品按干燥品计算，含布洛芬($C_{13}H_{18}O_2$)不得少于 98.5%。

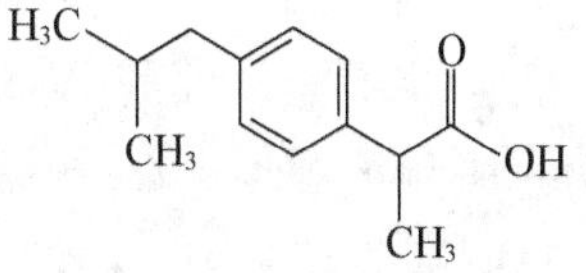

($C_{13}H_{18}O_2$　206.28)

布洛芬

(2) 阿司匹林(aspirin)片的含量测定

取本品 20 片，精密称定，研细，精密称取适量(约相当于阿司匹林 0.3g)，置锥形瓶中，加中性乙醇(对酚酞指示液显中性)20mL，振摇使阿司匹林溶解，加酚酞指示液 3 滴，滴加氢氧化钠滴定液(0.1mol/L)至溶液显粉红色，再精密加氢氧化钠滴定液(0.1mol/L)40mL，置水浴上加热 15min 并时时振摇，迅速放冷至室温，用硫酸滴定液(0.05mol/L)滴定，并将滴定的结果用空白试验校正。每 1mL 的氢氧化钠滴定液(0.1mol/L)相当于18.02mg 的 $C_9H_8O_4$。本品含阿司匹林($C_9H_8O_4$)应为标示量的 95.0%～105.0%。

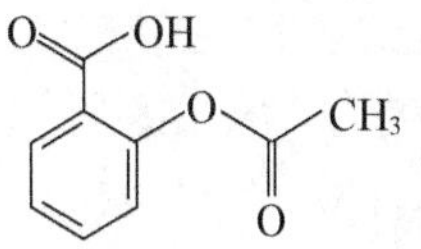

($C_9H_8O_4$　180.16)

阿司匹林

4. 注意事项

(1) 片剂的取样量计算：

$$取样量范围=\left(\frac{规定量}{标示量}\times平均片重\right)\pm10\%$$

(2) 测定阿司匹林片剂含量时，第一次滴加氢氧化钠(中和反应)操作应迅速，并不可剧烈振摇，以免酯键水解而影响测定结果。近终点时，应轻轻振摇，中和至溶液呈粉红色并持续 15s 不褪色即可。不宜长时间振摇，因空气中二氧化碳的影响可使红色消退。

(3) 中性乙醇的配制方法：取适量乙醇，加入酚酞指示液 3 滴，用氢氧化钠滴定液(0.1mol/L)滴定至淡粉红色，即得。临用新配。

5. 思考题

(1) 说明阿司匹林片剂含量测定原理和空白试验的作用？

(2) 2010 年版《中国药典》改用什么方法测定阿司匹林片剂含量？比较两法的优缺点。

实验 35　非水溶液滴定法测定含氮碱性药物的含量

1. 目的要求

掌握非水溶液滴定法的原理、操作方法及注意要点；掌握电位滴定的数据处理与终点确定；熟悉非水滴定常用指示剂的变色原理和终点颜色的确定；熟悉糖衣片的前处理方法。

2. 仪器与试药

(1) 主要仪器：分析天平、自动电位滴定仪(或酸度计和电磁搅拌器)、饱和甘汞电极(内装饱和氯化钾-无水甲醇溶液)、玻璃电极(水中浸泡 24h 以上)、10mL 滴定管、100mL 锥形瓶、50mL 烧杯、量筒、搅拌籽、镊子、滴管(以上玻璃仪器均要求干燥)。

(2) 试药：冰醋酸、醋酐、高氯酸滴定液(0.1mol/L)、结晶紫指示液、维生素 B_1、马来酸氯苯那敏、硫酸奎尼丁片、硝酸毛果芸香碱。

3. 实验方法

(1) 维生素 B_1(vitamin B_1)的含量测定

取本品约 0.12g，精密称定，加冰醋酸 20mL 微热使溶解，放冷，加醋酐 30mL，照电位滴定法，用高氯酸滴定液(0.1mol/L)滴定，并将滴定的结果用空白试验校正。每 1mL 高氯酸滴定液(0.1mol/L)相当于 16.86mg 的 $C_{12}H_{17}ClN_4OS \cdot HCl$。本品按干燥品计算，含 $C_{12}H_{17}ClN_4OS \cdot HCl$ 不得少于 99.0%。

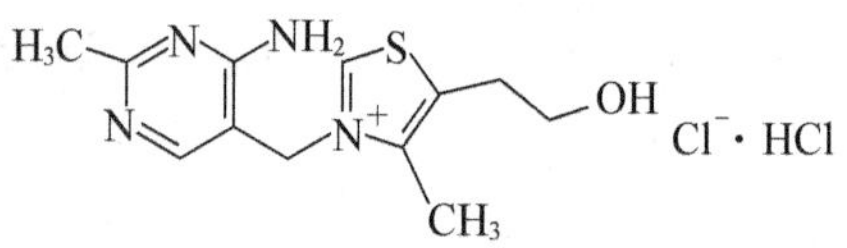

($C_{12}H_{17}ClN_4OS \cdot HCl$　337.27)

维生素 B_1

(2) 马来酸氯苯那敏(chlorphenamine maleate)的含量测定

取本品约 0.15g，精密称定，加冰醋酸 10mL 溶解后，加结晶紫指示液 1 滴，用高氯酸滴定液(0.1mol/L)滴定至溶液显蓝绿色，并将滴定的结果用空白试验校正。每 1mL 高氯酸滴定液(0.1mol/L)相当于 19.54mg 的 $C_{16}H_{19}ClN_2 \cdot C_4H_4O_4$。本品按干燥品计算，含 $C_{16}H_{19}ClN_2 \cdot C_4H_4O_4$ 不得少于 98.5%。

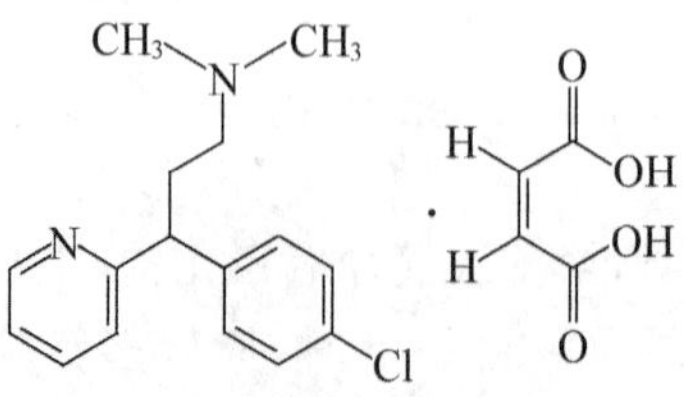

($C_{16}H_{19}ClN_2 \cdot C_4H_4O_4$　390.87)

马来酸氯苯那敏

（3）硫酸奎尼丁(quinidine sulfate)片的含量测定

取本品 20 片，除去包衣，精密称定，研细，精密称取适量(约相当于硫酸奎尼丁 0.2g)，加醋酐 20mL，加热使硫酸奎尼丁溶解后，加结晶紫指示液 1 滴，用高氯酸滴定液(0.1mol/L)滴定至溶液显绿色，并将滴定的结果用空白试验校正。每 1mL 高氯酸滴定液(0.1mol/L)相当于 26.10mg 的$(C_{20}H_{24}N_2O_2)_2 \cdot H_2SO_4 \cdot 2H_2O$。本品含硫酸奎尼丁应为标示量的 93.0%～107.0%。

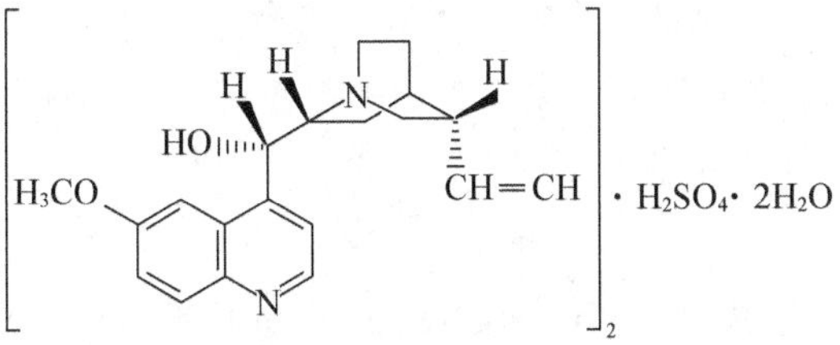

$[(C_{20}H_{24}N_2O_2)_2 \cdot H_2SO_4 \cdot 2H_2O$　782.96]

硫酸奎尼丁

（4）硝酸毛果芸香碱(pilocarpine nitrate)的含量测定

取本品约 0.2g，精密称定，加冰醋酸 30mL，微热使溶解，放冷，照电位滴定法，用高氯酸滴定液(0.1mol/L)滴定，并将滴定的结果用空白试验校正。每 1mL 高氯酸滴定液(0.1mol/L)相当于 27.13mg 的 $C_{11}H_{16}N_2O_2 \cdot HNO_3$。本品按干燥品计算，含 $C_{11}H_{16}N_2O_2 \cdot HNO_3$ 不得少于 99.0%。

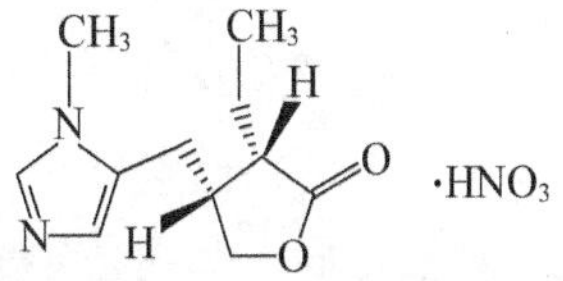

$(C_{11}H_{16}N_2O_2 \cdot HNO_3$　271.27)

硝酸毛果芸香碱

4. 注意事项

（1）水分的存在影响非水滴定结果的准确度，因此所用仪器、试剂必须无水，实验前应将所用仪器洗净、烘干。

（2）注意滴定供试品时温度与标定高氯酸滴定液时温度的差别，因为冰醋酸的体积膨胀系数较大，滴定剂体积将因温度影响而改变，导致浓度变化。当滴定与标定的温差超过 10℃时应重新标定；若未超过 10℃，可根据下式对高氯酸滴定液的浓度进行校正：

$$N_1 = \frac{N_0}{1 + 0.0011(t_1 - t_0)}$$

式中：0.0011 为冰醋酸的体积膨胀系数；t_0 为标定高氯酸滴定液时的温度；t_1 为滴定供试品时的温度；N_0 为 t_0 时高氯酸滴定液的浓度；N_1 为 t_1 时高氯酸滴定液的浓度。

（3）冰醋酸比较黏稠，滴定速度不宜太快，否则滴定液粘附在滴定管内壁上部未完全流下，易发生读数误差。电位滴定时每次读取电位值时应待读数稳定后再读取。

（4）市售饱和甘汞电极套管内装的溶液为氯化钾的饱和水溶液，非水测定时应用氯化钾的饱和无水甲醇溶液替换水溶液。玻璃电极使用前应在水中浸泡 24h 以上，用过后应立即清洗并浸在水中保存。

（5）高氯酸、冰醋酸具有强腐蚀性，操作要小心，注意安全。

5. 思考题

（1）简述电位滴定原理、滴定终点的确定方法。

（2）如何用内插法计算滴定终点体积？

实验 36　氧化还原滴定法测定药物含量

1. 目的要求

掌握碘量法、溴酸钾法、亚硝酸钠法测定药物含量的原理、操作及含量计算方法;掌握氧化还原滴定法化学计量关系和滴定度的求算;熟悉制剂中常用辅料对含量测定的干扰和排除干扰的方法。

2. 仪器与试药

(1) 主要仪器:25mL 酸式滴定管与滴定管架、250mL 锥形瓶、分析天平、量筒、量瓶、移液管、烧杯、药物架盘天平、铂-铂电极、滴定管尖端玻管、永停滴定仪或相应装置。

(2) 试药:维生素 C 注射液(规格:2mL∶0.1g)、注射用异烟肼(规格:0.1g)、磺胺嘧啶、碘滴定液(0.05mol/L)、溴酸钾滴定液(0.01667mol/L)、亚硝酸钠滴定液(0.1mol/L)、盐酸、甲基橙指示液、丙酮、稀醋酸、淀粉指示液、盐酸溶液(1→2)、溴化钾。

3. 实验方法

(1) 碘量法测定维生素 C 注射液的含量

精密量取本品适量(约相当于维生素 C 0.2g),加水 15mL 与丙酮 2mL,摇匀,放置 5min,加稀醋酸 4mL 与淀粉指示液 1mL,用碘滴定液(0.05mol/L)滴定,至溶液显蓝色并持续 30s 不褪。每 1mL 碘滴定液(0.05mol/L)相当于 8.806mg 的 $C_6H_8O_6$。本品含维生素C($C_6H_8O_6$)应为标示量的 93.0%～107.0%。

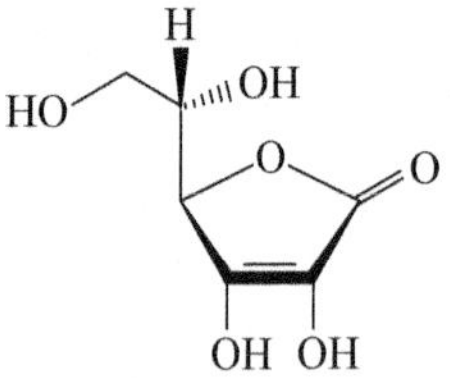

($C_6H_8O_6$　176.13)

维生素 C

(2) 溴酸钾法测定注射用异烟肼(isoniazid)的含量

取装量差异项下的内容物,混合均匀,精密称取约 0.2g,置 100mL 量瓶中,加水使溶解并稀释至刻度,摇匀;精密量取 25ml,加水 50ml、盐酸 20mL 与甲基橙指示液 1 滴,用溴酸钾滴定液(0.01667mol/L)缓缓滴定(温度保持在 18～25℃)至粉红色消失。每 1mL 的溴酸钾滴定液(0.01667mol/L)相当于 3.429mg 的 $C_6H_7N_3O$。按平均装量计算,本品含异烟肼($C_6H_7N_3O$)应为标示量的 95.0%～105.0%。

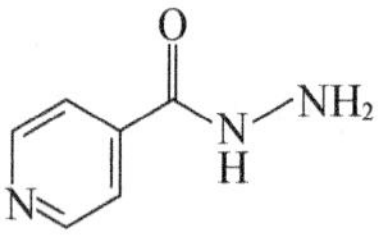

($C_6H_7N_3O$　137.14)

异烟肼

(3) 亚硝酸钠法测定磺胺嘧啶(sulfadiazine)的含量

照永停滴定法,取本品约 0.5g,精密称定,置烧杯中,加水 40mL 与盐酸溶液(1→2) 15mL,置电磁搅拌器上。搅拌使溶解,再加溴化钾 2g,插入铂-铂电极后,将滴定管尖端插入液面下约 2/3 处,用亚硝酸钠滴定液(0.1mol/L)迅速滴定,随滴随搅拌,至近终点时,将滴定管的尖端提出液面,用少量水淋洗尖端,洗液并入溶液中,继续缓缓滴定,至电流计指针突然偏转,并不再回复,即为滴定终点。每 1mL 亚硝酸钠滴定液(0.1mol/L)相当于 25.03mg 的 $C_{10}H_{10}N_4O_2S$。按干燥品计算,本品含 $C_{10}H_{10}N_4O_2S$ 不得少于 99.0%。

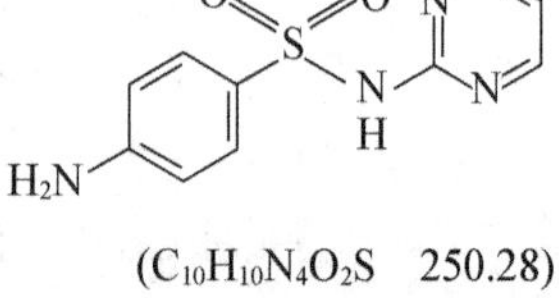

($C_{10}H_{10}N_4O_2S$　250.28)

磺胺嘧啶

4. 注意事项

(1) 维生素 C 注射液中加有适量的焦亚硫酸钠为稳定剂，可消耗碘滴定剂，故在滴定前加丙酮作掩蔽剂，使与稳定剂形成加成物而消除干扰。为避免维生素 C 被空气中氧氧化，滴定操作应快速。

(2) 注射用异烟肼含量测定按装量差异检查法项下方法处理，取供试品 5 瓶(支)，除去标签、铝盖，外壁用乙醇擦拭干净、干燥，精密称定重量，倾出内容物，容器经洗净、干燥后精密称定重量，求出平均装量。

(3) 溴酸钾滴定法中使用的指示剂为不可逆指示剂，其褪色是不可逆的，故在滴定过程中必须充分振摇，以避免由于滴定剂局部过浓引起指示剂提前褪色。可在指示剂褪色后补加 1 滴指示剂，若褪色，表示确已滴定至终点。

(4) 永停滴定法可用永停滴定仪或按图 2-5 装置进行测定，调节 R_1 使加于电极上的电压约为 50mV。铂-铂电极测定前和每测 1 份样品后应进行活化处理，用加有少量三氯化铁的硝酸或用铬酸清洁液浸洗。

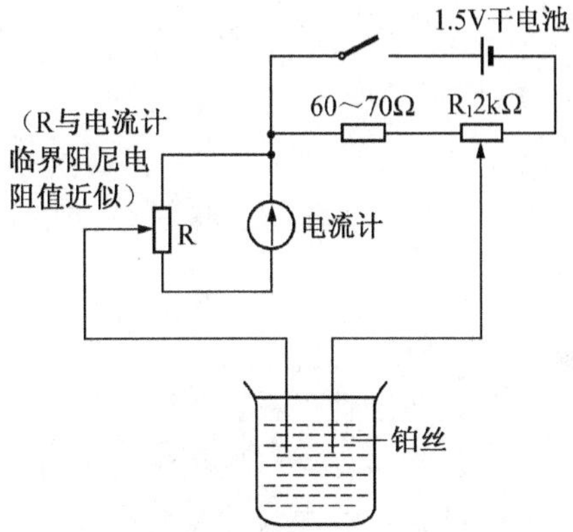

图 2-5　永停滴定装置

5. 思考题

(1) 简述碘量法原理、分类以及注意事项。

(2) 维生素 C 注射液含量测定中为什么加丙酮和稀醋酸？

(3) 根据反应式，1mol 异烟肼消耗几摩尔溴酸钾？证明“每 1mL 溴酸钾滴定液(0.01667mol/L)相当于 3.429mg 的 $C_6H_7N_3O$”。

(4) 简述永停滴定法指示终点原理，说明滴定时将滴定管尖端插入液面下 2/3 处的原因。

2.3.2　紫外-可见分光光度法测定药物含量

实验 37　酸性染料比色法测定硫酸阿托品片的含量

1. 目的要求

掌握酸性染料比色法测定硫酸阿托品片含量的原理、方法及注意事项。

2. 仪器与试药

(1) 主要仪器：分析天平、研钵、量瓶、移液管、漏斗及漏斗架、定量滤纸、分液漏斗及分液漏斗架、烧杯、紫外-可见分光光度计。

(2) 试药：三氯甲烷、溴甲酚绿溶液、硫酸阿托品片(规格：0.3mg)、硫酸阿托品对照品。

3. 实验方法

取本品 20 片，精密称定，研细，精密称取适量(约相当于硫酸阿托品 2.5mg)，置 50mL 量瓶中，加水振摇使硫酸阿托品溶解并稀释至刻度，滤过，取续滤液，作为供试品溶液。另取硫酸阿托品对照品约 25mg，精密称定，置 25mL 量瓶中，加水溶解并稀释至刻度，摇匀，精密量取 5mL，置 100mL 量瓶中，用水稀释至刻度，摇匀，作为对照品溶液。

精密量取供试品溶液与对照品溶液各 2mL，分别置预先精密加入三氯甲烷 10mL 的分液漏斗中，各加溴甲酚绿溶液(取溴甲酚绿 50mg 与邻苯二甲酸氢钾 1.021g，加 0.2mol/L 氢氧化钠溶液 6.0mL 使溶解，再用水稀释至 100mL，摇匀，必要时滤过)2.0mL，振摇提取 2min 后，静置使分层，分取澄清的三氯甲烷液，在 420nm 波长处分别测定吸光度，计算，并将结果乘以 1.027，即得。本品含硫酸阿托品[$(C_{17}H_{23}NO_3)_2 \cdot H_2SO_4 \cdot H_2O$]应为标示量的 90.0%～110.0%。

4. 注意事项

分液漏斗操作中，必须待混合溶液彻底分层，取澄清的三氯甲烷液进行测定。如果三氯甲烷液混浊，表明含有微量水分，将影响测定结果，必要时可经干燥滤纸过滤除去微量水分后测定吸光度。

5. 思考题

(1) 说明酸性染料比色法的测定原理、使用范围。

(2) 影响酸性染料比色法的因素有哪些?

(3) 结果计算中为什么要乘以 1.027?

实验 38　紫外分光光度法测定氢化可的松片的含量

1. 目的要求

掌握紫外分光光度法测定药物制剂含量及计算方法；掌握紫外分光光度计的使用操作。

2. 仪器与试药

(1) 主要仪器：分析天平、研钵、量瓶、移液管、漏斗及漏斗架、定量滤纸、量筒、紫外分光光度计。

(2) 试药：无水乙醇、氢化可的松片(规格：10mg、20mg)。

3. 实验方法

取本品 20 片，精密称定，研细，精密称取适量(约相当于氢化可的松 20mg)，置 100mL 量瓶中，加无水乙醇约 75mL，振摇 1h 使氢化可的松溶解，用无水乙醇稀释至刻度，摇匀，滤过，精密量取续滤液 5mL，置 100mL 量瓶中，用无水乙醇稀释至刻度，摇匀，在 242nm 波长处测定吸光度，按 $C_{21}H_{30}O_5$ 的吸收系数($E_{1cm}^{1\%}$)为 435 计算，即得。本品含氢化可的松($C_{21}H_{30}O_5$)应为标示量的 90.0%～110.0%。

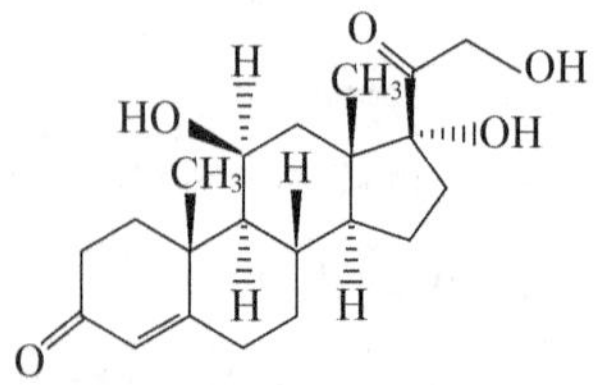

($C_{21}H_{30}O_5$　362.47)

氢化可的松

4. 注意事项

测定前应用配制供试品溶液的同批溶剂为空白对照，核对供试品的吸收峰波长位置，要求在规定的波长±2nm以内，并以吸光度最大的波长作为测定波长。由于吸收池和溶剂本身可能有空白吸收，测得的供试品的吸光度值应减去空白读数(或由仪器自动扣除)后再计算含量。

5. 思考题

比较《中国药典》(2010年版)收载的氢化可的松、氢化可的松片、氢化可的松乳膏的含量测定方法有何不同？试述方法选择的依据。

实验39 紫外三点校正法测定维生素A软胶囊的含量

1. 目的要求

掌握胶丸剂分析的样品处理方法与含量计算；熟悉三点校正法测定维生素A含量的基本原理及校正公式的应用。

2. 仪器与试药

(1) 主要仪器：分析天平、干燥注射器、干燥洁净刀片、干燥小烧杯、棕色量瓶、紫外-可见分光光度计。

(2) 试药：维生素A软胶囊、环己烷、乙醚。

3. 实验方法

维生素A软胶囊(vitamin A soft capsules)系取维生素A，加精炼食用植物油(在0℃左右脱去固体脂肪)溶解并调整浓度后制成。每丸含维生素A应为标示量的90.0%～120.0%。

胶囊内容物平均装量的测定：取胶囊20粒，精密称定，用注射器将内容物抽出，再用刀片切开囊壳，用乙醚逐个洗涤囊壳3遍，置50mL烧杯中，再用乙醚浸洗1～2次，置通风处，使乙醚自然挥尽，精密称定囊壳重，求出胶囊内容物的平均装量。

供试品溶液的制备与测定：取维生素A胶囊内容物，精密称定，用环己烷溶解并定量稀释制成每1mL中含9～15单位的溶液。照紫外-可见分光光度法，测定其吸收峰的波长，并在右表所列各波长处测定吸光度，计算各吸光度与波长328nm处吸光度的比值和波长328nm处的$E_{cm}^{1\%}$值。

波长(nm)	吸光度比值
300	0.555
316	0.907
328	1.000
340	0.811
360	0.299

如果吸收峰波长在326～329nm之间，且所测得各波长吸光度比值不超过表中规定值的±0.02，可用下式计算含量：

$$每1g供试品中含有的维生素A的单位=E_{1cm}^{1\%}(328nm)\times 1900$$

如果吸收峰波长在326～329nm之间，但所测得的各波长吸光度比值超过表中规定值的±0.02，应按下式求出校正后的吸光度$A_{328(校正)}$：

$$A_{328(校正)}=3.52(2A_{328}-A_{316}-A_{340})$$

并根据校正值与未校正值的差异情况确定是否采用校正值计算，然后再按上述公式计算供试品中维生素A的含量。

如果$\dfrac{A_{328(校正)}-A_{328}}{A_{328}}\times 100\%\leqslant \pm 3.0\%$，则不用$A_{328(校正)}$，仍以$A_{328}$计算$E_{1cm}^{1\%}$及含量。

如果$\frac{A_{328(校正)}-A_{328}}{A_{328}}\times100\% = -15\%\sim-3\%$，则以$A_{328(校正)}$计算$E_{1cm}^{1\%}$及含量。

如果$\frac{A_{328(校正)}-A_{328}}{A_{328}}\times100\% < -15\%$或$> +3\%$，或者吸收峰波长不在326～329nm之间，则供试品须经皂化提取，除去干扰后测定。

$$维生素A相当于标示量\% = \frac{每1g内容物含维生素A的单位数\times平均装量}{标示量}\times100\%$$

4. 注意事项

(1) 维生素A遇光易氧化变质，测定应在半暗室中快速进行。

(2) 采用三点校正法，仪器波长的准确性对测定结果有较大影响，测定前应对仪器波长进行校正。

5. 思考题

(1) 计算式中"每1g供试品中含有的维生素A的单位$=E_{1cm}^{1\%}$(328nm)×1900"，解释1900的意义与来历。

(2) 比较2005年版和2010年版《中国药典》收载的维生素A的含量测定方法，分析不同分析方法的优缺点和使用范围。

实验40 差示分光光度法测定维生素B_1片的含量

1. 目的要求

熟悉差示光谱法消除干扰的原理、测定方法、标准曲线法计算药物含量。

2. 仪器与试药

(1) 主要仪器：分析天平、量瓶、移液管、研钵、定量滤纸、干燥漏斗与漏斗架、干燥小烧杯、紫外分光光度计。

(2) 试药：维生素B_1片(规格：5mg或10mg)、磷酸盐缓冲液(pH 7.0)、盐酸溶液(9→1000)(pH 2.0)。

3. 实验方法

测定波长的选择：精密称取维生素B_1 100mg，用水溶解并稀释成100mL，精密量取2mL两份，分别用磷酸盐缓冲液(pH 7.0)和盐酸溶液(9→1000)(pH 2.0)稀释成100mL，以相应溶剂为空白，分别测定紫外吸收光谱。再将前者置参比池，后者置样品池，绘制差示光谱图(见图2-6)。差示光谱图表明在247nm处有最大差示吸收值(ΔA)，确定247nm为测定波长。

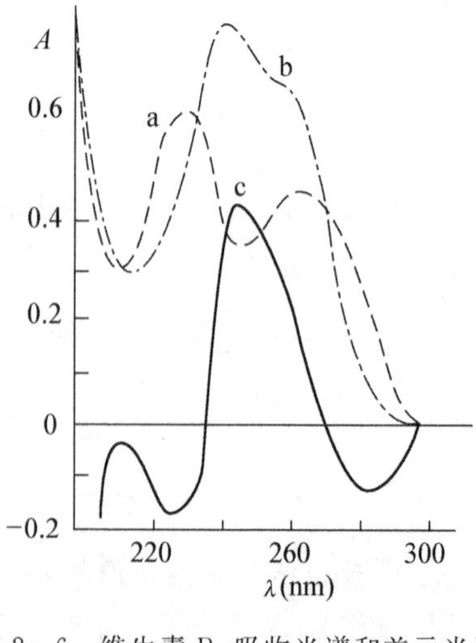

图2-6 维生素B_1吸收光谱和差示光谱
a. 缓冲液(pH 7.0)；b. 盐酸溶液(pH 2.0)；c. 差示光谱

标准曲线的绘制：精密称取干燥至恒重的维生素 B_1 100mg，置 100mL 量瓶中，用水溶解并稀释至刻度，摇匀，作为贮备液。精密量取 1.0、1.5、2.0、2.5、3.0mL贮备液各两份，分别置 100mL 量瓶中，一份用缓冲液（pH 7.0）稀释至刻度；另一份用盐酸溶液（pH 2.0）稀释至刻度，摇匀。取上述 5 组系列溶液，在 247nm 处分别测定差示吸收值（ΔA）。以浓度 C 为横坐标，差示吸收值 ΔA 为纵坐标，绘制标准曲线，求得回归方程和相关系数。

样品测定：取本品 20 片，精密称定，研细。精密称取适量细粉（约相当于维生素 B_1 50mg），置 50mL 量瓶中，加水溶解并稀释至刻度，摇匀，滤过，弃去初滤液，精密量取续滤液 2mL 两份，置 100mL 量瓶中，分别用缓冲液（pH 7.0）和盐酸溶液（pH 2.0）稀释至刻度，摇匀。将前者置参比池中，后者置样品池中，在 247nm 波长处测定差示吸收值。由回归方程求得维生素 B_1 浓度，计算维生素 B_1 片的含量。本品含维生素 B_1（$C_{12}H_{17}ClN_4OS \cdot HCl$）应为标示量的 90.0%～110.0%。

4. 注意事项

（1）上述指出的测定波长（247nm）仅供参考，因为不同仪器的波长可能存在差异，可根据测得的差示光谱图自行选择合适波长。

（2）测定标准系列溶液的 ΔA 时，一定要遵循先稀后浓的原则，尽可能消除测定误差。

5. 思考题

（1）说明差示光谱法的测定原理，如何选择两种溶液？如何选择测定波长？

（2）在药物分析中用于消除干扰的其他紫外光谱法有哪些？

2.3.3　GC 法测定药物含量

实验 41　维生素 E 片的含量测定

1. 目的要求

掌握气相色谱—内标法测定药物含量的方法与计算；熟悉气相色谱仪的工作原理和操作方法。

2. 仪器与试药

（1）主要仪器：分析天平、量瓶、研钵、称量瓶、移液管、棕色具塞锥形瓶、气相色谱仪、色谱柱（涂布浓度为 2%的 OV-17 填充柱或非极性毛细管柱）。

（2）试药：维生素 E 片（vitamin E tablets）、维生素 E 对照品、正三十二烷、正己烷。

3. 实验方法

色谱条件与系统适用性试验：以硅酮（OV-17）为固定液，涂布浓度为 2%的填充柱，或用 100%二甲基聚硅氧烷为固定液的毛细管柱；柱温为 265℃。理论板数按维生素 E 峰计算不低于 500（填充柱）或 5000（毛细管柱），维生素 E 峰与内标物质峰的分离度应符合要求。

校正因子的测定：取正三十二烷适量，加正己烷溶解并稀释成每 1mL 中含 1.0mg 的溶液，作为内标溶液。另取维生素 E 对照品约 20mg，精密称定，置棕色具塞瓶中，精密加内标溶液 10mL，密塞，振摇使溶解，取 1～3μL 注入气相色谱仪，计算校正因子。

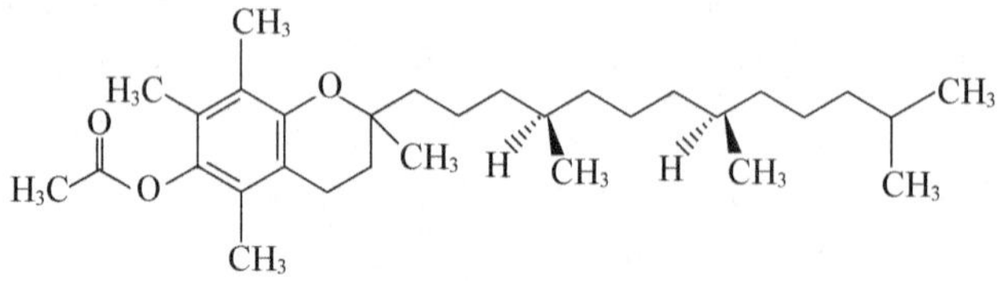

($C_{31}H_{52}O_3$　472.75)

测定法：取本品 20 片，精密称定，研细，精密称取适量(约相当于维生素 E 20mg)，置棕色具塞瓶中，精密加内标溶液 10mL，密塞，振摇，使维生素 E 溶解，静置，取上清液 1～3μL 注入气相色谱仪，测定，计算，即得。

4. 注意事项

(1) 色谱柱的使用温度：各种固定相均有最高使用温度的限制，为延长色谱柱的使用寿命，在分离度达到要求的情况下尽可能选择低的柱温。开机时，要先通载气，再升高气化室、检测室温度和分析柱温度，为使检测室温度始终高于分析柱温度，可先加热检测室，待检测室温度升至近设定温度时再升高分析柱温度；关机前须先降温，待柱温降至 50℃以下时，才可停止通载气、关机。

(2) 进样操作：为获得较好的精密度和色谱峰形状，手动进样时要求进针、留针、拔针操作应一致，进、拔针速度要快而果断。

(3) FID 检测器的使用：为避免被测物冷凝在检测器上而污染检测器，检测器的温度必须高于柱温 30℃，并不得低于 150℃。用峰高定量时，需保持载气流速恒定。

5. 思考题

(1) GC 法的定量方法有哪些？内标法测定有何优点？

(2) 如何选择内标？

(3) 2010 年版《中国药典》收载的维生素 E 有合成型和天然型两种，在质量控制上有何不同？

实验 42　薄荷素油的含量测定

1. 目的要求

掌握气相色谱—内标法测定中药提取物中主成分含量的方法与计算；熟悉气相色谱仪的工作原理和操作方法。

2. 仪器与试药

(1) 主要仪器：气相色谱仪、以改性聚乙二醇为固定相的毛细管柱(如 HP-FFAP)、1μL 微量注射器、分析天平、量瓶。

(2) 试药：萘、无水乙醇、薄荷脑对照品、薄荷素油。

3. 实验方法

色谱条件与系统适用性试验：以改性聚乙二醇为固定相的毛细管柱(30m×0.25mm，

0.25μm)；柱温为程序升温：初始温度 60℃，保持 4min，以 2℃/min 的速率升温至 100℃，再以 10℃/min 的速率升温至 230℃，保持 1min；进样口温度 250℃，检测器温度 250℃；分流进样，分流比 5∶1。理论板数按萘峰计算应不低于 20000。

校正因子测定：取萘适量，精密称定，加无水乙醇制成每 1mL 含 1.8mg 的溶液，摇匀，作为内标溶液。另取薄荷脑对照品约 30mg，精密称定，置 10mL 量瓶中，加内标溶液至刻度，摇匀，吸取 1μL 注入气相色谱仪，计算校正因子。

测定法：取本品约 80mg，精密称定，置 10mL 量瓶中，加内标溶液至刻度，摇匀，吸取 1μL 注入气相色谱仪，测定，即得。本品含薄荷脑($C_{10}H_{20}O$)应为 28.0%～40.0%。

4. 注意事项

(1) 为达到系统适用性试验要求，方法中的色谱条件可适当调整，但应注意色谱柱的最高使用温度，同时及时记录色谱条件和分析结果，并对条件的改动进行分析讨论。

(2) 其他注意事项见实验 41 项下。

5. 思考题

薄荷素油中主要成分有哪些？比较《中国药典》(2010 年版)一部收载的薄荷脑的含量测定方法、色谱条件有什么不同？试述气相色谱条件选择的一般原则。

实验 43　十滴水的含量测定

1. 目的要求

掌握气相色谱—内标法测定中药复方制剂中主成分含量的方法与计算；掌握气相色谱仪的基本操作。

2. 仪器与试药

(1) 主要仪器：分析天平、改性聚乙二醇 20000(PEG-20M)毛细管柱、量瓶、移液管、微量注射器、气相色谱仪。

(2) 试药：环己酮、70%乙醇、樟脑对照品、桉油精对照品、十滴水。

3. 处方与方法

处方：

樟脑	25g	干姜	25g
大黄	20g	小茴香	10g
肉桂	10g	辣椒	5g
桉油	12.5mL		

制法：以上七味，除樟脑和桉油外，其余干姜等五味粉碎成粗粉，混匀，用 70%乙醇作溶剂，浸渍 24h 后进行渗漉，收集渗漉液约 750mL，加入樟脑和桉油，搅拌使完全溶解，再继续收集渗滤液至 1000mL，搅匀，即得。

色谱条件与系统适用性试验：改性聚乙二醇 20000(PEG-20M)毛细管柱(30m×0.53mm，1μm)；柱温为程序升温：初始温度为 65℃，以 6℃/min 的速率升温至 155℃。理论板数按樟脑峰计算应不低于12000。

校正因子测定：取环己酮适量，精密称定，加70%乙醇制成每1mL含10mg的溶液，作为内标溶液。分别取樟脑对照品20mg、桉油精对照品10mg，精密称定，置同一10mL量瓶中，精密加入内标溶液1mL，加70%乙醇至刻度，摇匀，吸取1μL，注入气相色谱仪，计算校正因子。

测定法：精密量取本品1mL，置10mL量瓶中，精密加入内标溶液1mL，加70%乙醇至刻度，摇匀。吸取1～2μL，注入气相色谱仪，测定，即得。本品每1mL含樟脑($C_{10}H_{16}O$)应为20.0～30.0mg；含桉油以桉油精($C_{10}H_{18}O$)计，不得少于6.3mg。

4. 注意事项

见实验41项下。

5. 思考题

试述本品中樟脑和桉油精的含量限度依据？

2.3.4 HPLC法测定药物含量

实验44 左炔诺孕酮片的含量测定

1. 目的要求

掌握片剂取样量、标示量的概念和含量计算；熟悉高效液相色谱仪的工作原理与基本操作。

2. 仪器与试药

(1) 主要仪器：分析天平、研钵、量瓶、漏斗及漏斗架、定量滤纸、C_{18}柱、高效液相进样针、高效液相色谱仪。

(2) 试药：乙腈、左炔诺孕酮片(规格：0.75mg、1.5mg)、左炔诺孕酮对照品。

3. 实验方法

色谱条件与系统适用性试验：以十八烷基硅烷键合硅胶为填充剂；以乙腈-水(70∶30)为流动相；检测波长为240nm。理论板数按左炔诺孕酮峰计算不低于2000。

测定法：取本品20片，精密称定，研细，精密称取适量(约相当于左炔诺孕酮3.75mg)，置50mL量瓶中，加流动相适量，超声处理使左炔诺孕酮溶解，放冷，用流动相稀释至刻度，摇匀，滤过，精密量取续滤液20μL，注入液相色谱仪，记录色谱图；另取左炔诺孕酮对照品适量，用流动相制成每1mL中约含75μg的对照品溶液，同法测定，按外标法以峰面积计算，即得。本品含左炔诺孕酮($C_{21}H_{28}O_2$)应为标示量的90.0%～110.0%。

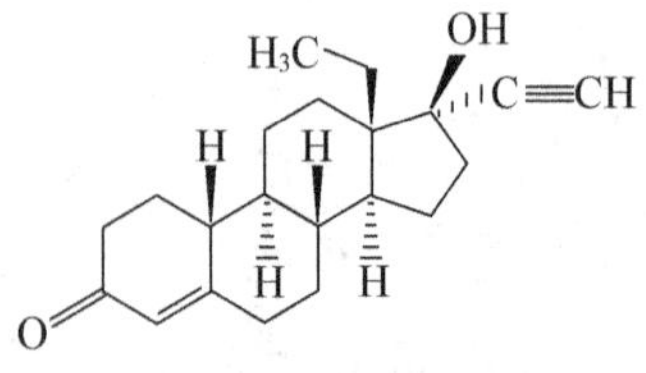

($C_{21}H_{28}O_2$ 312.47)

左炔诺孕酮

4. 注意事项

(1) 配制流动相的水必须是高纯水，用作流动相成分的水应每天更换。

(2) 流动相使用前必须经过滤、脱气处理。更换流动相时，必须先停泵，待压力降至零时，将滤头提出液面，置另一流动相中。

(3) 定量环手动进样时，为获得较好的进样重复性，进样量应大于定量环体积的 2～5 倍，以避免层流造成的进样误差。

5. 思考题

根据左炔诺孕酮结构，还可采用其他哪些方法测定其含量？

实验 45　异烟肼片的含量测定

1. 目的要求

掌握片剂取样量、标示量的概念和含量计算；掌握高效液相色谱仪的工作原理与基本操作（包括流动相脱气与过滤、测定完毕后色谱系统的冲洗、色谱工作软件操作等）。

2. 仪器与试药

(1) 主要仪器：分析天平、研钵、容量瓶、移液管、漏斗及漏斗架、定量滤纸、C_{18} 柱、高效液相进样针、高效液相色谱仪。

(2) 试药：0.02mol/L 磷酸氢二钠（用磷酸调节 pH 值至 6.0）、甲醇、异烟肼片（规格：50mg、100mg）、异烟肼对照品。

3. 实验方法

色谱条件与系统适用性试验：以十八烷基硅烷键合硅胶为填充剂；以 0.02mol/L 磷酸氢二钠溶液（用磷酸调节 pH 值至 6.0）-甲醇（85∶15）为流动相；检测波长为 262nm。理论板数按异烟肼峰计算不低于 4000。

测定法：取本品 20 片，精密称定，研细，精密称取适量，加水使异烟肼溶解并定量稀释制成每 1mL 中约含异烟肼 0.1mg 的溶液，滤过，精密量取续滤液 10μL 注入液相色谱仪，记录色谱图；另取异烟肼对照品，同法测定。按外标法以峰面积计算，即得。本品含异烟肼（$C_6H_7N_3O$）应为标示量的 95.0%～105.0%。

4. 注意事项

(1) 使用含酸、碱或缓冲液的流动相时，必须先用不含酸、碱或盐的甲醇-水冲洗系统，然后再用含有酸、碱或缓冲盐的流动相平衡系统。测定完毕后必须立即用不含酸、碱或盐的甲醇-水冲洗系统，然后再用纯甲醇冲洗系统。

(2) 其他注意事项见实验 44 项下。

5. 思考题

利用异烟肼结构中的肼基，可采用什么方法测定其含量？并说明方法原理与含量计算。

实验 46　盐酸二甲双胍肠溶胶囊的含量测定

1. 目的要求

掌握胶囊的取样方法和含量计算；熟悉反相离子对色谱法测定药物含量的原理和实验条件的选择。

2. 仪器与试药

（1）主要仪器：分析天平、研钵、量瓶、移液管、漏斗及漏斗架、定量滤纸、C_{18}柱、高效液相进样针、高效液相色谱仪。

（2）试药：乙腈、0.05% 庚烷磺酸钠溶液（用 10%磷酸溶液调节 pH 值至 4.0）、0.1mol/L 盐酸溶液、0.2mol/L 磷酸钠溶液、盐酸二甲双胍肠溶胶囊（规格：0.25g、0.5g）、盐酸二甲双胍对照品。

3. 实验方法

色谱条件与系统适用性试验：以十八烷基硅烷键合硅胶为填充剂，以 0.05% 庚烷磺酸钠溶液（用 10%磷酸溶液调节 pH 值至 4.0）-乙腈（84∶16）为流动相；检测波长为 233nm。理论板数按盐酸二甲双胍峰计算不低于 2000。

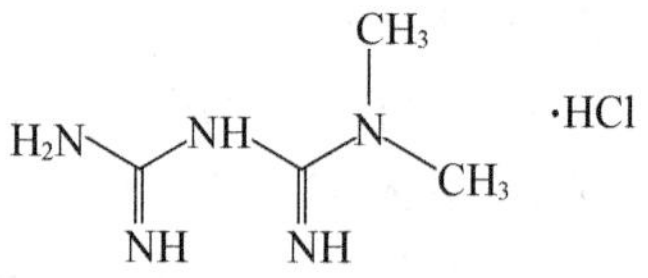

（$C_4H_{11}N_5$·HCl　165.63）

盐酸二甲双胍

测定法：取装量差异项下的内容物，研细，精密称取适量（约相当于盐酸二甲双胍 50mg），置 200mL 量瓶中，加缓冲液（0.1mol/L 盐酸溶液 750mL，加 0.2mol/L 磷酸钠溶液 250mL，混匀，必要时用 2mol/L 盐酸溶液或 2mol/L 氢氧化钠溶液调节溶液的 pH 值至 6.8）100mL，振摇 10min 使盐酸二甲双胍溶解，用上述缓冲液稀释至刻度，摇匀，滤过，弃去初滤液 20mL，精密量取续滤液适量，用流动相定量稀释制成每 1mL 中约含盐酸二甲双胍 20μg 的溶液。精密量取 20μL，注入液相色谱仪，记录色谱图；另精密称取盐酸二甲双胍对照品，加流动相溶解并定量稀释制成每 1mL 中约含 20μg 的溶液，同法测定。按外标法以峰面积计算，即得。

4. 注意事项

胶囊剂取样方法：取本品 20 粒，精密称定重量，倾出内容物，混合，备用。用小刷子或其他适宜用具擦拭净囊壳，再精密称定囊壳重量，求出平均装量。然后取内容物，按测定法操作。

5. 思考题

（1）流动相中 0.05% 庚烷磺酸钠溶液起何作用？

（2）常用离子对试剂有哪些？哪些条件影响离子对色谱分离？

实验 47　注射用硫酸依替米星的含量测定

1. 目的要求

熟悉 HPLC-蒸发光散射检测法测定药物含量的原理、操作方法与含量计算。

2. 仪器与试药

(1) 主要仪器：分析天平、量瓶、C_{18}柱、高效液相进样针、高效液相色谱仪—蒸发光散射检测器。

(2) 试药：0.2mol/L 三氟醋酸、甲醇、注射用硫酸依替米星（规格：50mg、100mg、150mg）、依替米星对照品、奈替米星对照品。

3. 实验方法

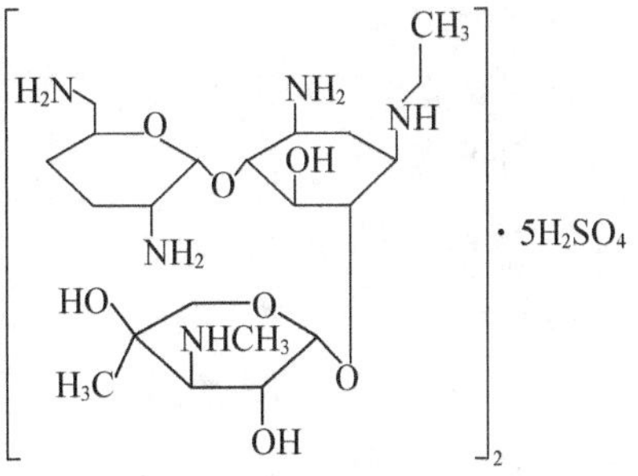

$(C_{21}H_{43}N_5O_7)_2 \cdot 5H_2SO_4$　1445.58)

硫酸依替米星

色谱条件与系统适用性试验：以十八烷基硅烷键合硅胶为填充柱(pH 范围 0.8～8.0)；以 0.2mol/L 三氟醋酸-甲醇(84∶16)为流动相；流速为 0.5mL/min；用蒸发光散射检测器检测(参考条件：漂移管温度 100℃，载气流速为 2.6L/min)。取依替米星对照品和奈替米星对照品各适量，加水溶解并稀释制成每 1mL 中各含 0.2mg的混合溶液，取 20μL 注入液相色谱仪，记录色谱图，依替米星峰和奈替米星峰的分离度应大于 1.2，连续 5 次进样，依替米星峰面积相对标准偏差应不大于 2.0%。

测定法：取依替米星对照品适量，精密称定，分别加水溶解并定量稀释制成每 1mL 中约含依替米星1.0mg、0.5mg 和 0.25mg 的溶液作为对照品溶液①、②、③。精密量取上述 3 种溶液各 20μL，分别注入液相色谱仪，记录色谱图，以对照品溶液浓度的对数值对相应的峰面积的对数值计算线性回归方程，相关系数(r)应不小于 0.99。另取本品装量差异项下的内容物适量，精密称定，加水溶解并定量稀释制成每 1mL 中约含依替米星 0.5mg 的溶液，同法测定，用线性回归方程计算供试品中 $C_{21}H_{43}N_5O_7$ 的含量。本品按无水物计算，含 $C_{21}H_{43}N_5O_7$ 不得少于 59.0%。

4. 注意事项

(1) 蒸发光散射检测器检测适合于无紫外吸收的物质的测定，被测物浓度的对数与其色谱响应值的对数呈线性相关。蒸发光散射检测器为通用型检测器，对所有的化合物有几乎相同的响应，因此流动相必须是挥发性的，不允许含有非挥发性酸、碱、缓冲盐及表面活性剂等成分。

(2) 供试品取样：取本品 5 瓶(支)，除去标签、铝盖，外壁用乙醇擦拭干净、干燥，精密称定重量，倾出内容物，混合，备用。容器用水或乙醇洗净，在适宜条件下干燥后精密称定重量，求出平均装量。取内容物适量，照测定法操作。

5. 思考题

根据硫酸依替米星结构，其属于哪一类抗生素？该类抗生素理化性质上有何特点？Ch. P.，USP，BP 分别采用什么方法测定该类抗生素含量(或组分)？

2.3.5 旋光法测定药物含量

实验 48 葡萄糖注射液的含量测定

1. 目的要求

掌握比旋度的概念和求算方法；掌握旋光法测定旋光性物质含量的原理与计算；熟悉旋光仪的使用操作。

2. 仪器与试药

(1) 主要仪器：自动旋光仪、1dm 旋光测定管、25℃恒温水浴、擦镜纸、移液管、量瓶。

(2) 试药：氨试液、葡萄糖注射液(100mL : 5g;500mL : 50g;100mL : 50g)。

3. 实验方法

精密量取本品适量(约相当于葡萄糖 10g)，置 100mL 量瓶中，加氨试液 0.2mL(10%或10%以下规格的本品可直接取样测定)，用水稀释至刻度，摇匀，静置 10min，于 25℃依法测定旋光度。将测定管用供试液体冲洗数次，缓缓注入供试液体适量(注意勿使发生气泡)，置于旋光计样品室内检测读数，记录旋光度。同法读取旋光度 3 次，取 3 次的平均值作为样品的旋光度。与 2.0852 相乘，即得供试量中含有 $C_6H_{12}O_6 \cdot H_2O$ 的重量(g)。本品含葡萄糖($C_6H_{12}O_6 \cdot H_2O$)应为标示量的 95.0%～105.0%。

4. 注意事项

(1) 旋光测定管装样时应注意光路中不应有气泡，外壁用擦镜纸轻轻擦拭干净，样品测定前应用溶剂进行空白校正，注意测定管放置位置与方向，校正与测定时应一致。测定完毕后应立即用水洗净测定管并晾干，切勿用刷子刷或用高温烘烤测定管。

(2) 供试液配制时加氨试液的目的是加速葡萄糖变旋，使溶液的旋光度尽快达到平衡。因为葡萄糖有两种互变异构体，α 型与 β 型，在水溶液中，通过直链醛式进行互变，最后达到平衡(见图 2-7)。这种现象称为变旋，变旋过程一般需 6h 以上，加热、加酸或加弱碱可加速平衡到达。平衡时，葡萄糖的三种形式各占一定比例，此时溶液的旋光度也趋于恒定。

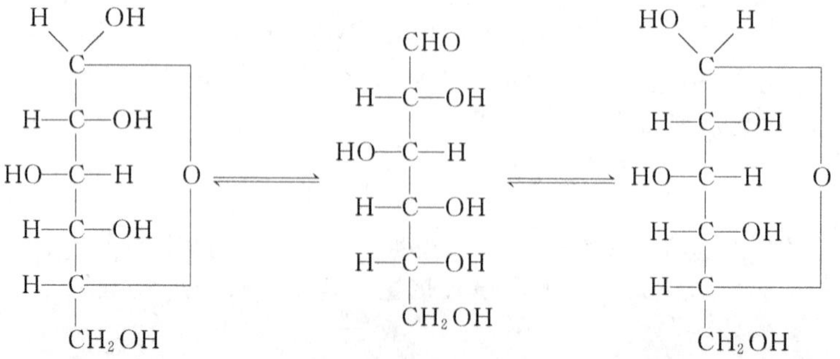

α-D-葡萄糖(36%) $[\alpha]_D^{20} = +113.4°$　醛式-D-葡萄糖(0.024%) $[\alpha]_D^{20} = +52.75°$　β-D-葡萄糖(64%) $[\alpha]_D^{20} = +19.7°$

图 2-7 葡萄糖的互变异构

5. 思考题

(1) 含量计算中“2.0852”数据是怎么来的?

(2) 什么是比旋度?比旋度测定值受哪些因素影响?

2.3.6　凯氏定氮法测定药物含量

实验 49　硫酸软骨素钠中含氮量测定

1. 目的要求

掌握凯氏定氮法测量药物含氮量的原理及结果计算;熟悉半微量凯氏定氮法操作方法。

2. 仪器与试药

(1) 主要仪器:分析天平、50mL 凯氏烧瓶、小漏斗、玻璃珠、无灰滤纸、剪刀、电炉、量筒、约 20cm 长玻棒、万用夹、铁架台、凯氏定氮蒸馏装置、100mL 锥形瓶、酸式滴定管与滴定管架。

(2) 试药:硫酸钾(或无水硫酸钠)、30%硫酸铜、硫酸、2%硼酸溶液、甲基红指示液、稀硫酸、甲基红-溴甲酚绿混合指示液、40%氢氧化钠、硫酸滴定液(0.005mol/L)、硫酸软骨素钠。

3. 实验方法

取本品适量(约相当于含氮量 1.0~2.0mg),精密称定,置干燥的 30~50mL 凯氏烧瓶中,加硫酸钾(或无水硫酸钠)0.3g 与 30%硫酸铜溶液 5 滴,再沿瓶壁滴加硫酸 2.0mL;在凯氏烧瓶口放一小漏斗,并使凯氏烧瓶成 45°斜置,用小火缓缓加热使溶液保持在沸点以下,等泡沸停止,逐步加大火力,沸腾至溶液成澄明的绿色后,继续加热 10min,放冷,加水 2mL。

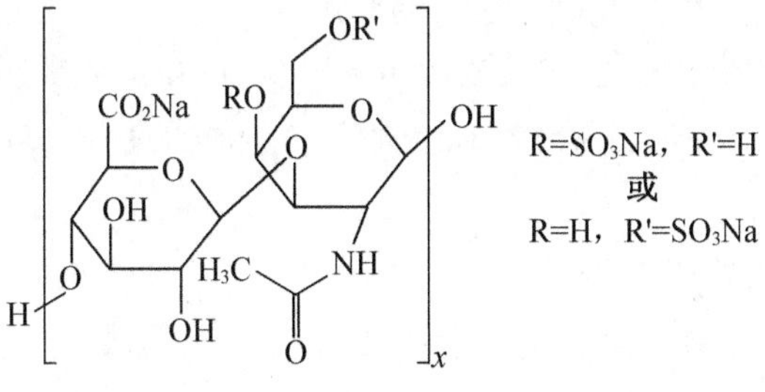

$H_2O(C_{14}H_{19}NNa_2O_{14}S)_x$

硫酸软骨素钠

蒸馏装置如图 2-8。取 2%硼酸溶液 10mL,置 100mL 锥形瓶中,加甲基红-溴甲酚绿混合指示液 5 滴,将冷凝管尖端插入液面下。然后,将凯氏烧瓶中内容物经由 D 漏斗转入 C 蒸馏瓶中,用水少量淋洗凯氏烧瓶及漏斗数次,再加入 40%氢氧化钠溶液 10mL,用少量水再洗漏斗数次,关 G 夹,加热 A 瓶进行蒸气蒸馏,至硼酸液开始由酒红色变为蓝绿色时起,继续蒸馏约 10min 后,将冷凝管尖端提出液面,使蒸气继续冲洗约 1min,用水淋洗尖端后停止蒸馏。

馏出液用硫酸滴定液(0.005mol/L)滴定至溶液由蓝绿色变为灰紫色,并将滴定的结果用空白试验(空白和供试品所得馏出液的容积应基本相同,约 70~75mL)校正。每 1mL 硫酸滴定液(0.005mol/L)相当于0.1401mg的N。本品按干燥品计算,含氮量应为2.5%～3.5%。

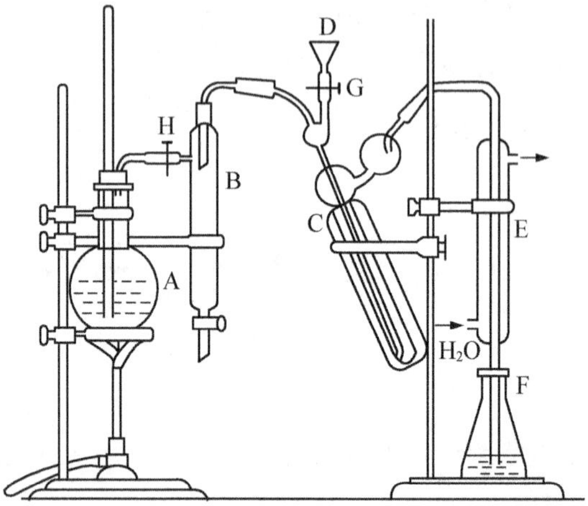

A.水蒸气发生瓶；B.安全瓶；　C.蒸馏瓶；　D.进样漏斗；
E.冷凝管；　F.接收瓶；　G、H.开关夹子

图2-8　半微量氮测定法蒸馏装置

4. 注意事项

(1) 消解破坏时注意加热部位保持在液面之下,先小火加热,使消解液保持在沸点以下,此时溶液变黑产生泡沸,有大量的白色烟雾产生。凯氏烧瓶不宜夹得过紧,同时应时时转动烧瓶,使溅于瓶壁上的供试品被回流的硫酸淋洗下,以保证消解完全。

(2) 蒸馏装置连接处应严密,蒸馏前用水蒸气冲洗管路装置。加碱液后溶液应出现蓝色和黑色沉淀物,这是碱与硫酸铜反应,生成氢氧化铜,部分分解成氧化铜所致。若无黑色氧化铜析出,说明加入碱量不足,应补足碱量或重做实验。

(3) 蒸馏时初蒸速度不宜太快,溶液沸腾不宜过猛,以免液体溅至氮气球进入硼酸接收液而干扰氮的测定,或氨蒸出后未能及时被吸收而逸失。蒸馏过程中应防止温度骤然变化引起硼酸接收液倒吸。

5. 思考题

(1) 说明凯氏定氮法测量药物含氮量的原理。

(2) 根据本品氮含量限度(2.5%～3.5%),取相当于含氮量1.0～2.0mg的样品量是多少?

实验50　小儿止咳糖浆中氯化铵的含量测定

1. 目的要求

掌握凯氏定氮法测定含氮药物含量的原理及计算;熟悉常量凯氏定氮法操作方法。

2. 仪器与试药

(1) 主要仪器:10mL内容量移液管、500mL凯氏烧瓶、小漏斗、玻璃珠、量筒、万用夹、铁架台、氮气球、冷凝管、500mL锥形瓶、酸式滴定管与滴定管架。

(2) 试药：20%氢氧化钠溶液、4%硼酸溶液、甲基红-溴甲酚绿混合指示液、硫酸滴定液(0.05mol/L)、小儿止咳糖浆。

3. 处方与方法

处方：

甘草流浸膏	150mL
桔梗流浸膏	30mL
氯化铵	10g
橙皮酊	20mL

制法：以上四味，氯化铵用适量水溶解，备用；另取蔗糖 650g，加水煮沸，放冷，加入甘草流浸膏等其余三味，加苯甲酸钠 2g，混匀，静置，取上清液，煮沸，滤过，滤液冷却至 40℃以下，缓缓加入上述氯化铵溶液与香兰素 25mg，加水至 1000mL，混匀，即得。

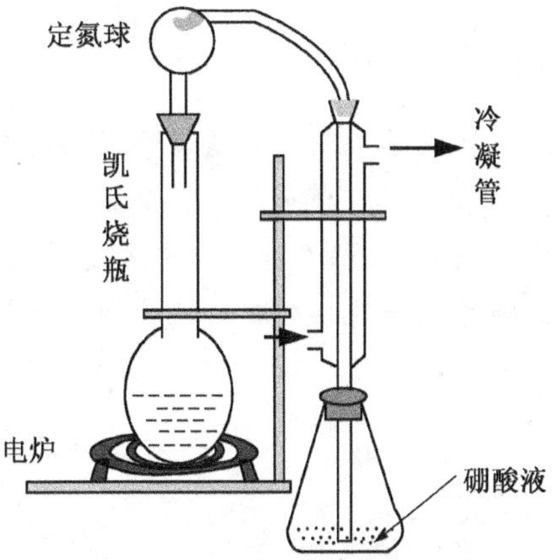

图 2-9　常量氮测定法蒸馏装置

蒸馏装置如图 2-9。用内容量移液管精密量取本品 10mL，置凯氏烧瓶中，用水冲洗移液管内壁，洗液并入烧瓶中，加水 250mL，摇匀，加玻璃珠数粒，再加 20%氢氧化钠溶液 10mL，立即用氮气球将烧瓶与冷凝管连接，冷凝管的尖端浸入 50mL 4%硼酸溶液液面下，加热蒸馏，至 2/3 的溶液蒸馏出时，将冷凝管提出接收液面，让蒸气冲洗 1min，用水淋洗尖端后停止蒸馏，馏出液加甲基红-溴甲酚绿混合指示剂 10 滴，用硫酸滴定液(0.05mol/L)滴定，并将滴定结果用空白试验校正，即得。每 1mL 硫酸滴定液(0.05mol/L)相当于 5.349mg 的氯化铵(NH_4Cl)。本品每 1mL 含氯化铵(NH_4Cl)应为9.0～12.0mg。

4. 注意事项

蒸馏装置连接处应严密，蒸馏前用水蒸气冲洗氮气球、冷凝管等蒸馏装置。蒸馏时初蒸速度不宜太快，溶液沸腾不宜过猛，以免液体溅至氮气球进入硼酸接收液而干扰氮的测定，或氨蒸出后未能及时被吸收而逸失。蒸馏过程中应防止温度骤然变化引起硼酸接收液倒吸。

5. 思考题

(1) 比较本品与硫酸软骨素钠的氮含量测定方法的不同之处，分析氮存在状态与分析方法选择的关系。

(2) 试解释本品氯化铵含量限度设定依据。

(宋粉云，马丽，姚彤炜)

第 3 章　综合训练

判断一个药物的质量是否符合要求，必须根据药物的鉴别、检查与含量测定三者的检验结果，同时结合药物的性状，全面考虑作出评估。鉴别是判定药物的真伪，是药品质量检验工作中的首项任务；检查和含量测定是用来判定药物的优劣。此外，药物的外观、色泽、气味、晶型、物理常数等性状能综合地反映药品的内在质量，在评价药品质量优劣方面同样具有重要意义。

实验 51　甲苯咪唑的分析

1. 目的要求

掌握化学原料药物质量控制的全检内容与检测原理；熟悉原料药物质量标准中各项检验的意义。

2. 仪器与试药

（1）主要仪器：分析天平、紫外分光光度计、红外光谱仪、紫外光灯、硅胶 GF_{254} 薄层板、容量瓶、坩埚与坩埚钳、高温炉、恒温干燥箱、称量瓶、干燥器、纳氏比色管、移液管、10mL 酸式滴定管与滴定管架、酸度计与磁力搅拌器。

（2）试药：丙酮、三氯甲烷、甲酸、冰醋酸、异丙醇、液状石蜡、甲醇、硫酸、硝酸、盐酸、醋酸盐缓冲液（pH 3.5）、氨试液、酚酞、硫代乙酰胺、标准铅溶液、醋酐、高氯酸滴定液（0.1mol/L）、甲苯咪唑（mebendazole）、甲苯咪唑对照品（含 A 晶型 10%）。

3. 实验方法

本品为 5-苯甲酰基-2-苯并咪唑氨基甲酸甲酯。按干燥品计算，含 $C_{16}H_{13}N_3O_3$ 应为98.0%～102.0%。

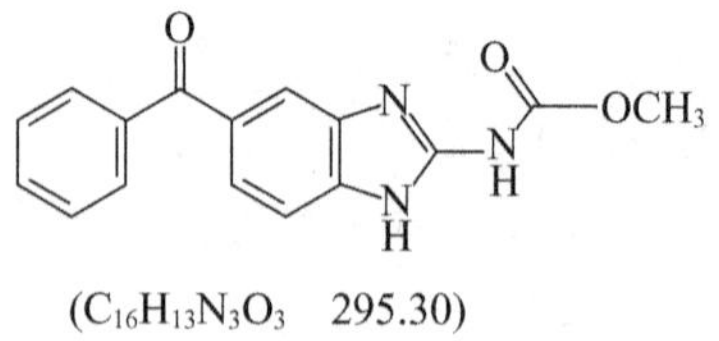

($C_{16}H_{13}N_3O_3$　295.30)

甲苯咪唑

【性状】 本品为白色、类白色或微黄色结晶性粉末；无臭。

本品在丙酮或三氯甲烷中极微溶解，在水中不溶；在甲酸中易溶，在冰醋酸中略溶。

吸收系数 取本品约 50mg，精密称定，加甲酸 5mL 使溶解，用异丙醇定量稀释制成每 1mL 中约含 10μg 的溶液，照紫外-可见分光光度法，在 312nm 波长处测定吸光度，按干燥品计算吸收系数（$E_{1cm}^{1\%}$）为 485～505。

【鉴别】 （1）取吸收系数测定项下的溶液，照紫外-可见分光光度法测定，在 312nm 波长处有最大吸收。

（2）本品的红外光吸收图谱应与对照的图谱（光谱集 101 图）一致。

【检查】 **A 晶型**　取本品与含 A 晶型为 10%的甲苯咪唑对照品各约 25mg，分别加液体石蜡 0.3mL，研磨均匀，制成厚度约 0.15mm 的石蜡糊片，同时制作厚度相同的空白液体石蜡糊片作参比，照红外分光光度法测定，并调节供试品与对照品在 $803cm^{-1}$ 波数处的透光率为 90%～95%，分别记录 620～$803cm^{-1}$ 波数处的红外光吸收图谱。在约 $620cm^{-1}$ 和 $803cm^{-1}$ 波数处的最小吸收峰间连接一基线，再在约 $640cm^{-1}$ 和 $662cm^{-1}$ 波数处的最大吸收峰之顶处作垂线与基线相交，用基线吸光度法求出相应吸收峰的吸光度值，供试品在约 $640cm^{-1}$ 与 $662cm^{-1}$ 波数处吸光度之比，不得大于含 A 晶型为 10%的甲苯咪唑对照品在该波数处的吸光度之比。

有关物质　取本品 50mg，置 10mL 量瓶中，加甲酸 2mL 溶解后，用丙酮稀释至刻度，摇匀，作为供试品溶液；精密量取适量，用丙酮分别定量稀释制成每 1mL 中含 25μg 和12.5μg的溶液，作为对照溶液①和②。照薄层色谱法试验，吸取上述 3 种溶液各 10μL，分别点于同一硅胶 GF_{254} 薄层板上，以三氯甲烷-甲醇-甲酸（90：5：5）为展开剂，展开，晾干，置紫外光灯（254nm）下检视。对照溶液②应显一个明显斑点，供试品溶液如显杂质斑点，与对照溶液①的主斑点比较，不得更深。

干燥失重　取本品，在 105℃干燥至恒重，减失重量不得过 0.5%。

炽灼残渣　取本品 1.0g，依法检查，遗留残渣不得过 0.1%。

重金属　取炽灼残渣项下遗留的残渣，依法检查（第二法），含重金属不得过百万分之二十。

【含量测定】　取本品约 0.25g，精密称定，加甲酸 8mL 溶解后，加冰醋酸 40mL 与醋酐 5mL，照电位滴定法，用高氯酸滴定液（0.1mol/L）滴定，并将滴定的结果用空白试验校正。每 1mL 高氯酸滴定液（0.1mol/L）相当于 29.53mg 的 $C_{16}H_{13}N_3O_3$。

【类别】　驱肠虫药。

【贮藏】　密封保存。

【制剂】　（1）甲苯咪唑片；（2）复方甲苯咪唑片。

4. 注意事项

药物的全分析应从外观性状→鉴别→检查→含量测定依序进行检验，检验结果必须全部项目都符合药品质量标准的规定，才能下“合格”的结论；否则，应作“不合格”处理。

5. 思考题

（1）解释“A 晶型”检查原理。

（2）有关物质检查方法中的对照溶液②作何用？有关物质的限量是多少？

（3）何谓“密封保存”？

实验 52　盐酸苯海拉明注射液的分析

1. 目的要求

掌握 HPLC 法在药物制剂的鉴别、检查和含量测定中的应用；熟悉注射液的常规检查内容与要求。

2. 仪器与试药

(1) 主要仪器：分析天平、高效液相色谱仪、氰基柱、液相色谱进样针、移液管、量瓶、玻璃电极与甘汞电极、pH 计。

(2) 试药：pH 计校正用标准缓冲液（苯二甲酸盐和磷酸盐）、乙腈、三乙胺、冰醋酸、盐酸苯海拉明注射液(diphenhydramine hydrochloride injection)、盐酸苯海拉明对照品、二苯酮。

3. 实验方法

本品为盐酸苯海拉明的灭菌水溶液。含盐酸苯海拉明($C_{17}H_{21}NO \cdot HCl$)应为标示量的 95.0%～105.0%。

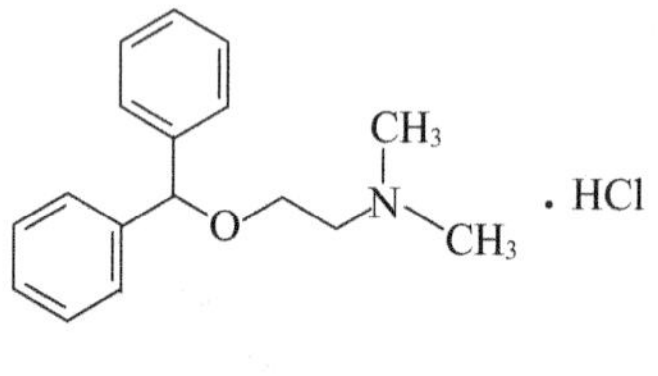

($C_{17}H_{21}NO \cdot HCl$　291.82)

苯海拉明

【性状】 本品为无色的澄明液体。

【鉴别】 在含量测定项下记录的色谱图中，供试品溶液主峰的保留时间应与对照品溶液主峰的保留时间一致。

【检查】 **pH 值**　应为 4.0 ～6.0。

有关物质　取本品，用流动相稀释制成每 1mL 中约含盐酸苯海拉明 2.5mg 的溶液，摇匀，作为供试品溶液；精密量取 1mL，置 100mL 量瓶中，用流动相稀释至刻度，摇匀，作为对照溶液。照盐酸苯海拉明有关物质项下的方法测定[见注意事项(1)]。供试品溶液色谱图中如有杂质峰，单个杂质峰面积不得大于对照溶液主峰面积的 0.5 倍(0.5%)，各杂质峰面积之和不得大于对照溶液主峰面积(1.0%)。

其他　应符合注射剂项下有关的各项规定。

【含量测定】 精密量取本品适量(约相当于盐酸苯海拉明 50mg)，置 100mL 量瓶中，用水稀释至刻度，摇匀，精密量取 20μL，照盐酸苯海拉明含量测定项下的方法测定[见注意事项(1)、(2)]，即得。

【类别】 同盐酸苯海拉明(抗组胺药)。

【规格】 1mL：20mg。

【贮藏】 遮光，密闭保存。

4. 注意事项

(1) 有关物质检查的色谱条件与系统适用性试验要求如下：以氰基键合硅胶为填充剂；以乙腈-水-三乙胺(50：50：0.5)(用冰醋酸调节 pH 值至 6.5)为流动相；检测波长为 258nm。取二苯酮 5mg，置 100mL 量瓶中，加乙腈 5mL 使溶解，用水稀释至刻度，摇匀；另取盐酸苯海拉明 5mg，置 10mL 量瓶中，加上述二苯酮溶液 1mL，用水稀释至刻度，摇匀，取 20μL 注入液相色谱仪，记录色谱图。理论板数按盐酸苯海拉明峰计算不低于 5000，盐酸苯海拉明峰与二苯酮峰的分离度应大于 2.0。

测定法：取对照溶液 20μL 注入液相色谱仪，调节检测灵敏度，使主成分色谱峰的峰高约为满量程的 25%，再精密量取供试品溶液与对照品溶液各 20μL，分别注入液相色谱仪，记录色谱图至主成分峰保留时间的 3 倍。

(2) 含量测定的色谱条件与系统适用性试验要求按“有关物质检查”项下方法。另取盐酸苯海拉明对照品，同法测定，按外标法以峰面积计算含量。

(3) 水溶液的 pH 值通常以玻璃电极为指示电极，饱和甘汞电极为参比电极，用酸度计进行测定。酸度计需用标准缓冲液进行校正，用于仪器校正用的各类缓冲液的 pH 值如表 3－1。

表3-1　不同温度时各种标准缓冲液的pH值

温度(℃)	草酸盐标准缓冲液	苯二甲酸盐标准缓冲液	磷酸盐标准缓冲液	硼砂标准缓冲液	氢氧化钙标准缓冲液(25℃饱和溶液)
0	1.67	4.01	6.98	9.46	13.43
5	1.67	4.00	6.95	9.40	13.21
10	1.67	4.00	6.92	9.33	13.00
15	1.67	4.00	6.90	9.28	12.81
20	1.68	4.00	6.88	9.23	12.63
25	1.68	4.01	6.86	9.18	12.45
30	1.68	4.02	6.85	9.14	12.29
35	1.69	4.02	6.84	9.10	12.13
40	1.69	4.04	6.84	9.07	11.98
45	1.70	4.05	6.83	9.04	11.84
50	1.71	4.06	6.83	9.01	11.71
55	1.72	4.08	6.83	8.99	11.57
60	1.72	4.09	6.84	8.96	11.45

测定前，选择两种pH值约相差3个pH单位的标准缓冲液，使供试品溶液的pH值处于两者之间。测定时，取与供试品溶液pH值较近的第一种标准缓冲液对仪器进行校正(定位)，使仪器示值与表列数值一致。再用第二种标准缓冲液核对仪器示值，误差应不大于±0.02个pH单位。若大于此偏差，则应小心调节斜率，使示值与第二种标准缓冲液的表列数值相符。重复上述定位与斜率调节操作，至仪器示值与标准缓冲液的规定数值相差不大于0.02个pH单位。否则，须检查仪器或更换电极后，再行校正至符合要求。

注意每次更换标准缓冲液或供试液前，应用纯化水充分洗涤电极，然后将水吸尽，也可用所换的标准缓冲液或供试液洗涤。配制标准缓冲液与溶解供试品的水，应是新沸过并放冷的纯化水，其pH值应为5.5～7.0。

5. 思考题

(1) 在《中国药典》(2010年版)二部的制剂通则中对注射剂有哪些规定?

(2) 根据盐酸苯海拉明的合成路线和实际测定结果，试分析注射液中可能存在的杂质。

实验53　醋酸地塞米松片的分析

1. 目的要求

掌握HPLC法在片剂的鉴别、含量均匀度、溶出度和含量测定中的应用；熟悉制剂的红外光谱鉴别方法；熟悉片剂的常规检查内容与制剂通则要求。

2. 仪器与试药

（1）主要仪器：分析天平、高效液相色谱仪、ODS柱、液相色谱进样针、红外光谱仪、真空减压干燥器、恒温水浴、漏斗与漏斗架、乳钵、溶出仪、10～25mL注射器、0.8μm微孔滤膜、量瓶、移液管。

（2）试药：丙酮、乙醇、甲醇、无水乙醇、0.35％十二烷基硫酸钠溶液、乙腈、地塞米松对照品、醋酸地塞米松对照品、醋酸地塞米松片(dexamethasone acetate tablets)。

3. 实验方法

本品含醋酸地塞米松($C_{24}H_{31}FO_6$)应为标示量的90.0％～110.0％。

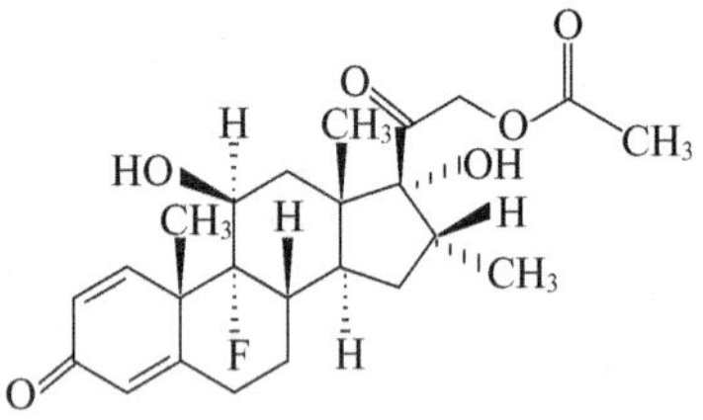

($C_{24}H_{31}FO_6$　434.50)

醋酸地塞米松

【性状】 本品为白色片。

【鉴别】 (1) 在含量测定项下纪录的色谱图中，供试品溶液主峰的保留时间应与对照品溶液主峰的保留时间一致。

(2) 取本品细粉适量(约相当于醋酸地塞米松15mg)，加丙酮20mL，振摇，使醋酸地塞米松溶解，滤过，滤液水浴蒸干，常温减压干燥12h，依法测定。本品的红外光吸收图谱应与对照的图谱(光谱集546图)一致。

(3) 取本品细粉适量(约相当于醋酸地塞米松7mg)，加乙醇25mL，浸渍15min，时时振摇，滤过，滤液置水浴上蒸干，残渣显有机氟化物的鉴别反应。

【检查】 **含量均匀度**　取本品1片，置乳钵中，研细，加甲醇适量，分次转移至25mL量瓶中，超声处理使醋酸地塞米松溶解，用甲醇稀释至刻度，摇匀，滤过，取续滤液作为供试品溶液；另取醋酸地塞米松对照品，精密称定，加甲醇溶解并定量稀释制成每1mL中约含30μg的溶液，作为对照品溶液。精密量取上述两种溶液，照含量测定项下的方法测定，按外标法以峰面积计算每片的含量，应符合规定。

溶出度　取本品，照溶出度测定法(浆法)，以0.35％十二烷基硫酸钠溶液900mL为溶出介质，转速为每分钟75转，依法操作，经45min后，取溶液适量，滤过，取续滤液作为供试品溶液；另取醋酸地塞米松对照品约16mg，精密称定，置200mL量瓶中，加无水乙醇20mL，振摇使溶解，用溶出介质稀释至刻度，摇匀，精密量取1mL，置100mL量瓶中，用溶出介质稀释至刻度，摇匀，作为对照品溶液。精密量取供试品溶液与对照品溶液各50μL，照含量测定项下的方法测定。按外标法以峰面积计算每片的溶出量。限度为标示量的70％，应符合规定。

其他　应符合片剂项下有关的各项规定。

【含量测定】 取本品20片，精密称定，研细，精密称取适量(约相当于醋酸地塞米松2.5mg)，置50mL量瓶中，加甲醇适量，超声处理使醋酸地塞米松溶解，用甲醇稀释至刻度，摇匀，滤过，精密量取续滤液20μL，照醋酸地塞米松含量测定项下的方法测定[见注意事项(1)、(2)]，即得。

【类别】 同醋酸地塞米松(肾上腺皮质激素药)。

【规格】 0.75mg。

【贮藏】 遮光，密封保存。

4. 注意事项

(1) 含量测定的色谱条件与系统适用性试验要求：以十八烷基硅烷键合硅胶为填充剂；以乙腈-水(40∶60)为流动相；检测波长为240nm。取有关物质项下的对照溶液20μL注入液相色谱仪，出峰顺序依次为地塞米松与醋酸地塞米松，地塞米松峰与醋酸地塞米松峰的分离度应大于20.0。

有关物质项下的对照溶液配制：取地塞米松对照品，精密称定，加流动相溶解并定量稀释制成每1mL中约含0.5mg的溶液，精密量取1mL，加供试品溶液1mL，置同一100mL量瓶中，用流动相稀释至刻度，摇匀，作为对照溶液。

(2) 含量测定采用外标法，取醋酸地塞米松对照品，加甲醇溶解并定量稀释制成每1mL中约含50μg的溶液，按供试品溶液同法测定。

(3) 有机氟化物的鉴别方法见"实验4"。

5. 思考题

根据醋酸地塞米松的结构特点，还可采用哪些方法进行鉴别？

实验54　对乙酰氨基酚泡腾片的分析

1. 目的要求

掌握对乙酰氨基酚泡腾片的质量控制方法；熟悉对乙酰氨基酚及其制剂的检验项目与要求。

2. 仪器与试药

(1) 主要仪器：分析天平、研钵、漏斗与漏斗架、恒温水浴、高效液相色谱仪、ODS柱、液相色谱进样针、pH计、玻璃电极与甘汞电极、量瓶、移液管。

(2) 试药：乙醇、甲醇、稀盐酸、亚硝酸钠试液、碱性β-萘酚试液、磷酸盐缓冲液(pH 4.5)、对氨基酚对照品、对乙酰氨基酚对照品、对乙酰氨基酚泡腾片(paracetamol effervescent tablets)。

3. 实验方法

本品含对乙酰氨基酚($C_8H_9NO_2$)应为标示量的93.0%～107.0%。

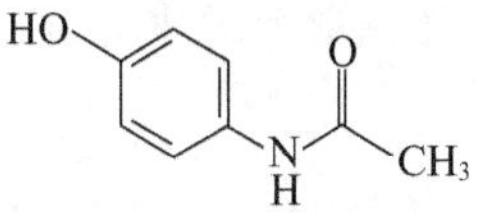

($C_8H_9NO_2$　151.16)

对乙酰氨基酚

【性状】 本品为白色片。

【鉴别】 (1) 取本品的细粉适量(约相当于对乙酰氨基酚0.5g)，用乙醇20mL，分次研磨使对乙酰氨基酚溶解，滤过，合并滤液，蒸干，残渣照对乙酰氨基酚项下的鉴别(2)项试验，显相同的反应。

(2) 在含量测定项下记录的色谱图中，供试品溶液主峰的保留时间应与对照品溶液主峰的保留时间一致。

【检查】 **酸度**　取本品1片，加15～25℃的水100mL使崩解，依法测定，pH值应为4.5～6.0。

对氨基酚　临用新制。精密称取本品细粉适量(约相当于对乙酰氨基酚25mg)，置50mL量瓶中，加流动相适量，振摇使对乙酰氨基酚溶解，加流动相稀释至刻度，摇匀，滤过，取续滤液作为供试品溶液；另取对氨基酚对照品适量，精密称定，加流动相制成每 1mL 中约含 0.5μg 的溶液，作为对照品溶液。照含量测定项下色谱条件。精密量取对照品溶液 10μL，注入液相色谱仪，调节检测灵敏度，使对氨基酚色谱峰的峰高约为满量程的 10%，再精密量取供试品溶液与对照品溶液各 10μL，分别注入液相色谱仪，记录色谱图。按外标法以峰面积计算，含对氨基酚不得过标示量的 0.1%。

其他　除脆碎度外，应符合片剂项下有关的各项规定。

【含量测定】　照高效液相色谱法测定。

色谱条件与系统适用性试验　以十八烷基硅烷键合硅胶为填充剂；以磷酸盐缓冲液(pH 4.5)(取磷酸二氢钠二水合物 15.04g、磷酸氢二钠 0.0627g，加水溶解并稀释至 1000mL，调节 pH 值至 4.5)-甲醇(80∶20)为流动相；检测波长为 254nm。取对氨基酚对照品和对乙酰氨基酚对照品适量；加流动相溶解并稀释成每 1mL 中含对氨基酚 10μg 和对乙酰氨基酚 0.1mg的溶液，取 10μL 注入液相色谱仪，记录色谱图。理论板数按对乙酰氨基酚峰计不低于 5000，对乙酰氨基酚峰与对氨基酚峰的分离度应符合要求。

测定法　取本品 10 片，精密称定，研细，精密称取适量(约相当于对乙酰氨基酚 25mg)，置 50mL 量瓶中，加流动相稀释至刻度，摇匀，滤过，精密量取续滤液 10mL，置 50mL 量瓶中，用流动相稀释至刻度，摇匀，作为供试品溶液，精密量取供试品溶液 10μL，注入液相色谱仪，记录色谱图；另取对乙酰氨基酚对照品适量，精密称定，加流动相溶解并定量稀释制成每 1mL 中含 0.1mg的溶液，同法测定。按外标法以峰面积计算，即得。

【类别】　同对乙酰氨基酚(解热镇痛药)。

【规格】　(1) 0.1g；(2) 0.5g。

【贮藏】　密封保存。

4. 注意事项

(1) 鉴别(1)方法：取残渣约 0.1g，加稀盐酸 5mL，置水浴中加热 40min，放冷。取0.5mL，滴加亚硝酸钠试液 5 滴，摇匀，用水 3mL 稀释后，加碱性 β-萘酚试液 2mL，振摇，即显红色。

(2) pH 值测定注意事项见实验 52 项下。

5. 思考题

(1) 在鉴别(1)操作项下，将供试品“置水浴中加热 40min”的目的是什么？根据对乙酰氨基酚的结构，还可以采用哪些方法进行鉴别？

(2) 查阅《中国药典》，比较对乙酰氨基酚及其各种制剂的质量标准内容与测定方法，试解释特殊杂质的来源、限量控制方法与含量测定方法的选择。

实验 55　冰片(合成龙脑)的分析

1. 目的要求

掌握挥发性中药成分的 GC 检测方法；熟悉中药分析特点与检测方法。

2. 仪器与试药

(1) 主要仪器：熔点测定装置、熔点测定用毛细管、架盘药物天平、量筒、蒸发皿、恒温水浴、恒温干燥箱、比色管与比色管架、古蔡氏法检砷装置、移液管、分析天平、量瓶、气相色谱仪、聚乙二醇 20000(PEG-20M)色谱柱、微量注射器。

(2) 试药：乙醇、三氯甲烷或乙醚、1%香草醛硫酸溶液(新制)、硝酸、甲基红指示液、酚酞指示液、石油醚、稀醋酸、标准铅溶液、硫代乙酰胺、醋酸盐缓冲液(pH 3.5)、氢氧化钙、盐酸、无砷锌粒、醋酸铅棉花、溴化汞试纸、砷标准溶液、碘化钾、酸性氯化亚锡、乙酸乙酯、樟脑对照品、冰片(borneolum syntheticum)、龙脑对照品。

3. 实验方法

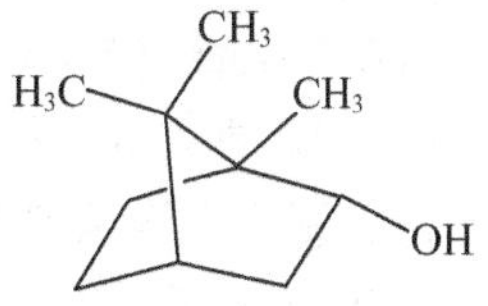

($C_{10}H_{18}O$　154.25)

冰片

【性状】 本品为无色透明或白色半透明的片状松脆结晶；气清香，味辛、凉；具挥发性，点燃发生浓烟，并有带光的火焰。

本品在乙醇、三氯甲烷或乙醚中易溶，在水中几乎不溶。

熔点　应为 205～210℃。

【鉴别】 (1) 取本品 10mg，加乙醇数滴使溶解，加新制的 1%香草醛硫酸溶液 1～2 滴，即显紫色。

(2) 取本品 3g，加硝酸 10mL，即产生红棕色的气体，待气体产生停止后，加水 20mL，振摇，滤过，滤渣用水洗净后，有樟脑臭。

【检查】 **pH 值**　取本品 2.5g，研细，加水 25mL，振摇，滤过，分取滤液两份，每份 10mL，一份加甲基红指示液 2 滴，另一份加酚酞指示液 2 滴，均不得显红色。

不挥发物　取本品 10g，置称定重量的蒸发皿中，置水浴上加热挥发后，在 105℃干燥至恒重，遗留残渣不得过 3.5mg (0.035%)。

水分　取本品 1g，加石油醚 10mL，振摇使溶解，溶液应澄清。

重金属　取本品 2g，加乙醇 23mL 溶解后，加稀醋酸 2mL，依法检查(第一法)，含重金属不得过百万分之五。

砷盐　取本品 1g，加氢氧化钙 0.5g 与水 2mL，混匀，置水浴上加热使本品挥发后，放冷，加盐酸中和，再加盐酸 5mL 与水适量使成 28mL，依法检查，含砷量不得过百万分之二。

樟脑　取本品细粉约 0.15g，精密称定，置 10mL 量瓶中，加乙酸乙酯溶解并稀释至刻度，摇匀，滤过，取续滤液作为供试品溶液。另取樟脑对照品适量，精密称定，加乙酸乙酯制成每 1mL 含 0.3mg 的溶液，作为对照品溶液。照含量测定项下的方法测定，计算，即得。

本品含樟脑($C_{10}H_{16}O$)不得过 0.50%。

【含量测定】 照气相色谱法测定。

色谱条件与系统适用性试验：以聚乙二醇 20000(PEG-20M)为固定相，涂布浓度为 10%；柱温为 140℃。理论板数按龙脑峰计算应不低于 2000。

对照品溶液的制备：取龙脑对照品适量，精密称定，加乙酸乙酯制成每 1mL 含 5mg 的溶液，即得。

供试品溶液的制备：取本品细粉约 50mg，精密称定，置 10mL 量瓶中，加乙酸乙酯溶解并稀释至刻度，摇匀，即得。

测定法：分别精密吸取对照品溶液与供试品溶液各 1μL，注入气相色谱仪，测定，即得。

本品含龙脑($C_{10}H_{18}O$)不得少于 55.0%。

【性味与归经】 辛、苦，微寒。归心、脾、肺经。

【功能与主治】 开窍醒神，清热止痛。用于热病神昏、惊厥、中风痰厥、气郁暴厥、中恶昏迷、胸痹心痛、目赤、口疮、咽喉肿痛、耳道流脓。

【用法与用量】 0.15～0.3g，入丸散用；外用研粉点敷患处。

【注意】 孕妇慎用。

【贮藏】 密封，置凉处。

4. 注意事项

(1) 熔点测定法：取供试品，研成细粉，置干燥器中干燥过夜，分取供试品适量，置熔点测定用毛细管中，借助长短适宜的洁净玻璃管，垂直放在表面皿上，将毛细管自上口放入使自由落下，反复数次，使粉末紧密集结在毛细管的熔封端。装入供试品的高度为 3mm。另将温度计(分浸型，具有 0.5℃刻度，经熔点测定用对照品校正)放入盛装传温液(硅油或液体石蜡)的容器中，使温度计汞球部的底端与容器的底部(或内加热器表面)距离 2.5cm 以上；加入传温液以使传温液受热后的液面适在温度计的分浸线处。将传温液加热，待温度上升至较规定的熔点下限约低 10℃时，将装有供试品的毛细管浸入传温液，贴附在温度计上(用橡皮圈或毛细管夹固定)，位置须使毛细管的内容物适在温度计汞球中部；继续加热，调节升温速率为每分钟上升 1.0～1.5℃，加热时须不断搅拌使传温液温度保持均匀，记录供试品在初熔至全熔时的温度，重复测定 3 次，取其平均值，即得。

(2) 重金属和砷盐的检查方法见实验 17 项下。

5. 思考题

(1) 根据 pH 值检查中甲基红指示液和酚酞指示液的变色范围，说明本品 pH 值限度范围。

(2) 解释熔点测定中的“初熔”和“全熔”的定义。

(3) 比较化学药的质量标准，试述中药质量标准的内容与检测项目有何不同？

实验 56 双黄连口服液的分析

1. 目的要求

掌握 HPLC 法在中药复方制剂含量测定中的应用；熟悉中药制剂质量标准的特点。

2. 仪器与试药

(1) 主要仪器：聚酰胺薄膜、分析天平、紫外光灯、回流冷凝管、硅胶 G 板、层析缸、恒温干燥箱、比重瓶、pH 计、玻璃电极和甘汞电极、高效液相色谱仪、C_{18}柱、液相进样针、超声仪、棕色量瓶、中性氧化铝柱(100～120 目，6g，内径 1cm)。

(2) 试药：乙醇、醋酸、甲醇、三氯甲烷、10%硫酸乙醇溶液、冰醋酸、乙腈、双黄连口服液(10mL 或 20mL)、黄芩苷对照品、连翘对照药材、连翘苷对照品、绿原酸对照品。

3. 处方与方法

【处方】

银花	375g
黄芩	375g
连翘	750g

【制法】 以上三味，黄芩加水煎煮3次，第一次2h，第二、三次各1h，合并煎液，滤过，滤液浓缩并在80℃时加入2mol/L盐酸溶液适量调节pH值至1.0～2.0，保温1h，静置12h，滤过，沉淀加6～8倍量水，用40%氢氧化钠溶液调节pH值至7.0，再加等量乙醇，搅拌使溶解，滤过，滤液用2mol/L盐酸溶液调节pH值至2.0，60℃保温30min，静置12h，滤过，沉淀用乙醇洗至pH值为7.0，回收乙醇备用；金银花、连翘加水温浸30min后，煎煮2次，每次1.5h，合并煎液，滤过，滤液浓缩至相对密度为1.20～1.25(70～80℃)的清膏，冷至40℃时缓缓加入乙醇，使含醇量达75%，充分搅拌，静置12h，滤取上清液，残渣加75%乙醇适量，搅匀，静置12h，滤过，合并乙醇液，回收乙醇至无醇味，加入上述黄芩提取物，并加水适量，以40%氢氧化钠溶液调节pH值至7.0，搅匀，冷藏(4～8℃)72h，滤过，滤液加入蔗糖300g，搅拌使溶解，再加入香精适量，调节pH值至7.0，加水制成1000mL，搅匀，静置12h，滤过，灌装，灭菌，即得。

【性状】 本品为棕红色的澄清液体；味甜，微苦。

【鉴别】 (1)取本品1mL，加75%乙醇5mL，摇匀，作为供试品溶液。另取黄芩苷对照品、绿原酸对照品，分别加75%乙醇制成每1mL含0.1mg的溶液，作为对照品溶液。照薄层色谱法试验，吸取上述3种溶液各1～2μL，分别点于同一聚酰胺薄膜上，以醋酸为展开剂，展开，取出，晾干，置紫外光灯(365nm)下检视。供试品色谱中，在与黄芩苷对照品色谱相应的位置上，显相同颜色的斑点；在与绿原酸对照品色谱相应的位置上，显相同颜色的荧光斑点。

(2)取本品1mL，加甲醇5mL，振摇使溶解，静置，取上清液，作为供试品溶液。另取连翘对照药材0.5g，加甲醇10mL，加热回流20min，滤过，滤液作为对照药材溶液。照薄层色谱法试验，吸取上述两种溶液各5μL，分别点于同一硅胶G薄层板上，以三氯甲烷-甲醇(5∶1)为展开剂，展开，取出，晾干，喷以10%硫酸乙醇溶液，在105℃加热至斑点显色清晰。供试品色谱中，在与对照药材色谱相应的位置上，显相同颜色的斑点。

【检查】 **相对密度** 应不低于1.12。

pH值 应为5.0～7.0。

其他 应符合合剂项下有关的各项规定。

【含量测定】 **黄芩** 照高效液相色谱法测定。

色谱条件与系统适用性试验：以十八烷基硅烷键合硅胶为填充剂；以甲醇-水-冰醋酸(50∶50∶1)为流动相；检测波长为274nm。理论板数按黄芩苷峰计算应不低于1500。

对照品溶液的制备：取黄芩苷对照品适量，精密称定，加50%甲醇制成每1mL含0.1mg的溶液，即得。

供试品溶液的制备：精密量取本品1mL，置50mL量瓶中，加50%甲醇适量，超声处理20min，放置至室温，加50%甲醇稀释至刻度，摇匀，即得。

测定法：分别精密吸取对照品溶液与供试品溶液各5μL，注入液相色谱仪，测定，即得。

本品每1mL含黄芩以黄芩苷($C_{21}H_{18}O_{11}$)计，不得少于10.0mg。

金银花 照高效液相色谱法测定。

色谱条件与系统适用性试验：以十八烷基硅烷键合硅胶为填充剂；以甲醇-水-冰醋酸(20∶80∶1)为流动相；检测波长为324nm。理论板数按绿原酸峰计算应不低于6000。

对照品溶液的制备：取绿原酸对照品适量，精密称定，置棕色量瓶中，加水制成每1mL含40μg的溶液，即得。

供试品溶液的制备：精密量取本品2mL，置50mL棕色量瓶中，加水稀释至刻度，摇匀，即得。

测定法：分别精密吸取对照品溶液 10μL 与供试品溶液 10～20μL，注入液相色谱仪，测定，即得。

本品每 1mL 含金银花以绿原酸($C_{16}H_{18}O_9$)计，不得少于 0.60mg。

连翘 照高效液相色谱法测定。

色谱条件与系统适用性试验：以十八烷基硅烷键合硅胶为填充剂；以乙腈-水(25∶75)为流动相；检测波长为 278nm。理论板数按连翘苷峰计算应不低于 6000。

对照品溶液的制备：取连翘苷对照品适量，精密称定，加 50%甲醇制成每 1mL 含 60μg 的溶液，即得。

供试品溶液的制备：精密量取本品 1mL，置中性氧化铝柱(100～120 目，6g，内径 1cm)上，用 70%乙醇 40mL 洗脱，收集洗脱液，浓缩至干，残渣加 50%甲醇适量，温热使溶解，转移至 5mL 量瓶中，并稀释至刻度，摇匀，即得。

测定法：分别精密吸取对照品溶液与供试品溶液各 10μL，注入液相色谱仪，测定，即得。

本品每 1mL 含连翘以连翘苷($C_{27}H_{34}O_{11}$)计、不得少于 0.30mg。

【功能与主治】 疏风解表，清热解毒。用于外感风热所致的感冒，症见发热、咳嗽、咽痛。

【用法用量】 口服。一次 20mL，一日 3 次；小儿酌减或遵医嘱。

【规格】 每支装(1) 10mL；(2) 20mL。

【贮藏】 密封，避光，置阴凉处。

4. 注意事项

(1) 液体的相对密度采用比重瓶法测定：取洁净、干燥并精密称定重量的比重瓶，装满供试品(温度应低于 20℃)后，插入中心有毛细孔的瓶塞，用滤纸将从塞孔溢出的液体擦干，置 20℃(或各品种项下规定的温度)恒温水浴中，放置若干分钟，随着供试液温度的上升，过多的液体将不断从塞孔溢出，随时用滤纸将瓶塞顶端擦干，待液体不再由塞孔溢出，迅即将比重瓶自水浴中取出，再用滤纸将比重瓶的外壁擦净，精密称定，减去比重瓶的重量，求得供试品的重量后，将供试品倾去，洗净比重瓶，装满新沸过的冷水，再照上法测得同一温度时水的重量，按下式计算：

$$\text{供试品的相对密度}=\frac{\text{供试品重量}}{\text{水重量}}$$

(2) pH 值测定注意事项见实验 52 项下。

5. 思考题

(1) 比较黄芩苷、绿原酸和连翘苷的结构式，试分析三者含量测定色谱条件的选择与结构的相关性。

(2) 聚酰胺薄膜色谱适合于怎样结构的药物的分析？其使用前的处理与硅胶板有何不同？

实验 57 六味地黄丸的分析

1. 目的要求

掌握中药丸剂分析的前处理方法；熟悉中药丸剂的常规检查项目和分析方法。

2. 仪器与试药

(1) 主要仪器：显微镜、分析天平、回流冷凝管、剪刀、硅胶G薄层板、恒温干燥箱、高效液相色谱仪、C_{18}柱、液相进样针、具塞锥形瓶、超声仪、中性氧化铝柱(100～200目,4g,内径为1cm)、量瓶。

(2) 试药：硅藻土、乙醚、丙酮、环己烷、乙酸乙酯、5%三氯化铁乙醇溶液、三氯甲烷、甲酸、10%硫酸乙醇溶液、四氢呋喃、甲醇、乙腈、0.05%磷酸溶液、六味地黄丸、泽泻对照药材、马钱苷对照品、丹皮酚对照品。

3. 处方与方法

【处方】

熟地黄	160g
酒萸肉	80g
牡丹皮	60g
山药	80g
茯苓	60g
泽泻	60g

【制法】 以上六味,粉碎成细粉,过筛,混匀。每100g粉末加炼蜜35～50g与适量的水,制丸,干燥,制成水蜜丸;或加炼蜜80～110g制成小蜜丸或大蜜丸,即得。

【性状】 本品为棕黑色的水蜜丸、棕褐色至黑褐色的小蜜丸或大蜜丸;味甜而酸。

【鉴别】 (1) 取本品,置显微镜下观察：淀粉粒三角状卵形或矩圆形,直径24～40μm,脐点短缝状或人字状(山药)。不规则分枝状团块无色,遇水合氯醛试液溶化;菌丝无色,直径4～6μm(茯苓)。薄壁组织灰棕色至黑棕色,细胞多皱缩,内含棕色核状物(熟地黄)。草酸钙簇晶存在于无色薄壁细胞中,有时数个排列成行(牡丹皮)。果皮表皮细胞橙黄色,表面观类多角形,垂周壁连珠状增厚(酒萸肉)。薄壁细胞类圆形,有椭圆形纹孔,集成纹孔群;内皮层细胞垂周壁波状弯曲,较厚,木化,有稀疏细孔沟(泽泻)。

(2) 取本品水蜜丸6g,研细;或取小蜜丸或大蜜丸9g,剪碎,加硅藻土4g,研匀。加乙醚40mL,回流1h,滤过,滤液挥去乙醚,残渣加丙酮1mL使溶解,作为供试品溶液。另取丹皮酚对照品,加丙酮制成每1mL含1mg的溶液,作为对照品溶液。照薄层色谱法试验,吸取上述两种溶液各10μL,分别点于同一硅胶G薄层板上,以环己烷-乙酸乙酯(3∶1)为展开剂,展开,取出,晾干,喷以盐酸酸性5%三氯化铁乙醇溶液,加热至斑点显色清晰。供试品色谱中,在与对照品色谱相应的位置上,显相同颜色的斑点。

(3) 取本品水蜜丸6g,研细;或取小蜜丸或大蜜丸9g,剪碎,加硅藻土4g,研匀。加乙酸乙酯40mL,加热回流20min,放冷,滤过,滤液浓缩至约0.5mL,作为供试品溶液。另取泽泻对照药材0.5g,加乙酸乙酯40mL,同法制成对照药材溶液。照薄层色谱法试验,吸取上述两种溶液各5～10μL,分别点于同一硅胶G薄层板上,以三氯甲烷-乙酸乙酯-甲酸(12∶7∶1)为展开剂,展开,取出,晾干,喷以10%硫酸乙醇溶液,在105℃加热至斑点显色清晰。供试品色谱中,在与对照药材色谱相应的位置上,显相同颜色的斑点。

【检查】 应符合丸剂项下有关的各项规定。

【含量测定】 **酒萸肉**　照高效液相色谱法测定。

色谱条件与系统适用性试验：以十八烷基硅烷键合硅胶为填充剂；以四氢呋喃-甲醇-乙腈-0.05%磷酸溶液（1∶4∶8∶87）为流动相；检测波长为236nm；柱温为40℃。理论板数按马钱苷峰计算应不低于4000。

对照品溶液的制备：取马钱苷对照品适量，精密称定，加50%甲醇制成每1mL含20μg的溶液，即得。

供试品溶液的制备：取本品水蜜丸或小蜜丸，切碎，取约0.7g，精密称定；或取重量差异项下的大蜜丸，剪碎，取约1g，精密称定，置具塞锥形瓶中，精密加入50%甲醇25mL，密塞，称定重量，超声处理（功率250W，频率33kHz）15min使溶散，加热回流1h，放冷，再称定重量，用50%甲醇补足减失的重量，摇匀，滤过。精密量取续滤液10mL，加到中性氧化铝柱（100～200目，4g，内径为1cm）上，用40%甲醇50mL洗脱，收集流出液及洗脱液，蒸干，残渣加50%甲醇适量使溶解，并转移至10mL量瓶中，加50%甲醇稀释至刻度，摇匀，即得。

测定法：分别精密吸取对照品溶液与供试品溶液各10μL，注入液相色谱仪，测定，即得。

本品含酒萸肉以马钱苷（$C_{17}H_{26}O_{10}$）计，水蜜丸每1g不得少于0.70mg；小蜜丸每1g不得少于0.50mg；大蜜丸每丸不得少于4.5mg。

牡丹皮　照高效液相色谱法测定。

色谱条件与系统适用性试验：以十八烷基硅烷键合硅胶为填充剂；以甲醇-水（70∶30）为流动相；检测波长为274nm。理论板数按丹皮酚峰计算应不低于3500。

对照品溶液的制备：取丹皮酚对照品适量，精密称定，加甲醇制成每1mL含20μg的溶液，即得。

供试品溶液的制备：取本品水蜜丸或小蜜丸，切碎，取约0.3g，精密称定；或取重量差异项下的大蜜丸，剪碎，取约0.4g，精密称定，置具塞锥形瓶中，精密加入50%甲醇50mL，密塞，称定重量，超声处理（功率250W，频率33kHz）45min，放冷，再称定重量，用50%甲醇补足减失的重量，摇匀，滤过。取续滤液，即得。

测定法：分别精密吸取对照品溶液10μL与供试品溶液20μL，注入液相色谱仪，测定，即得。

本品含牡丹皮以丹皮酚（$C_9H_{10}O_3$）计，水蜜丸每1g不得少于0.9mg；小蜜丸每1g不得少于0.70mg；大蜜丸每丸不得少于6.3mg。

【功能与主治】　滋阴补肾。用于肾阴亏损，头晕耳鸣，腰膝酸软，骨蒸潮热，盗汗遗精，消渴。

【用法与用量】　口服，水蜜丸一次6g，小蜜丸一次9g，大蜜丸一次1丸，一日2次。

【规格】　大蜜丸，每丸重9g。

【贮藏】　密封。

4. 注意事项

（1）丸剂称量前应尽可能切（剪）碎、研匀，使所取的检品质量均匀一致，同时有利于被测成分的提取。

（2）在定量分析中要将供试品置具塞锥形瓶中进行超声或加热回流处理，为消除前处理中溶剂挥发引起的供试液的体积变化，在提取处理前后均要求精密称定重量，注意称量时必须擦干净锥形瓶外壁。

5. 思考题

(1) 根据一般中药材需经过加工炮制后才能入药的特点，试解释本品为什么没有对熟地黄进行色谱鉴别或含量测定？

(2)《中国药典》(2010 年版)规定中药丸剂应进行哪些检查？

实验 58　复方十一烯酸锌软膏的分析

1. 目的要求

掌握复方制剂含量测定方法选择的一般原则；熟悉软膏剂分析前处理方法。

2. 仪器与试药

(1) 主要仪器：分析天平、锥形瓶、量筒、恒温水浴、酸式滴定管与滴定管架、气相色谱仪、色谱柱(二甲基聚硅氧烷)、量瓶、分液漏斗与漏斗架、1μL 微量注射器。

(2) 试药：乙醇、高锰酸钾试液、三氯甲烷、稀硫酸、1mol/L 盐酸溶液、0.025%甲基红的乙醇溶液、氨试液、氨-氯化铵缓冲液(pH 10.0)、铬黑 T 指示剂、乙二胺四醋酸二钠滴定液(0.05mol/L)、十一烷、盐酸溶液(1→50)、十一烯酸对照品、复方十一烯酸锌软膏(compound zinc undecylenate ointment)。

3. 处方与方法

本品含十一烯酸锌($C_{22}H_{38}O_4Zn$)应为 18.5%～21.5%，含十一烯酸总量应为 19.8%～23.8%。

【处方】

十一烯酸锌	200g
十一烯酸	50g
基质	适量
制成	1000g

【性状】 本品为白色至淡黄色软膏。

【鉴别】 (1) 取本品约 5g，加乙醇 25mL，加热，振摇，放冷，滤过，滤液加高锰酸钾试液数滴，振摇后，高锰酸钾的颜色即消失。

(2) 取上述遗留的滤渣，加三氯甲烷 10mL，微温使溶解，放冷，加稀硫酸 20mL，振摇，静置待分层，上层的酸溶液显锌盐的鉴别反应。

(3) 在十一烯酸总量含量测定项下记录的色谱图中，供试品溶液主峰的保留时间应与对照品溶液主峰的保留时间一致。

【检查】 应符合软膏剂项下有关的各项规定。

【含量测定】 **十一烯酸锌**　取本品约 2.5g，精密称定，置锥形瓶中，加 1mol/L 盐酸溶液 10mL 与水 20mL，置水浴中加热约 15min，振摇，至油层澄清，加热水 20mL，搅拌，静置，放冷，加 0.025%甲基红的乙醇溶液 1 滴，加氨试液适量至溶液显微黄色，再加氨-氯化铵缓冲液(pH 10.0) 10mL 与铬黑 T 指示剂少许，用乙二胺四醋酸二钠滴定液(0.05mol/L)滴定至溶液自紫红色转为纯蓝色。每 1mL 乙二胺四醋酸二钠滴定液(0.05mol/L)相当于 21.60mg 的$C_{22}H_{38}O_4Zn$。

十一烯酸总量　照气相色谱法测定。

色谱条件与系统适用性试验：以二甲基聚硅氧烷（或极性相近）为固定液，柱温为210℃；进样口温度与检测器温度均为250℃。内标峰与十一烯酸峰的分离度应大于5.0。理论板数按十一烯酸峰计算不低于10000。

内标溶液的制备：取十一烷适量，加三氯甲烷制成每1mL中约含3mg的溶液，即得。

测定法：取本品约0.4g，精密称定，置锥形瓶中，加盐酸溶液（1→50）25mL，水浴加热，振摇，至油层澄清，放冷，移至分液漏斗中，用三氯甲烷提取3次（30mL、20mL、20mL）。合并提取液，置100mL量瓶中，精密加内标溶液5mL，用三氯甲烷稀释至刻度，摇匀，精密量取1μL，注入气相色谱仪，记录色谱图；另取十一烯酸对照品约80mg，置100mL量瓶中，同法测定，按内标法以峰面积计算，即得。

【类别】　同十一烯酸锌（消毒防腐药）。

【贮藏】　密闭保存。

4. 注意事项

锌盐的鉴别试验：① 取供试品溶液，加亚铁氰化钾试液，即生成白色沉淀；分离，沉淀在稀盐酸中不溶解；② 取供试品制成中性或碱性溶液，加硫化钠试液，即生成白色沉淀。

5. 思考题

（1）解释鉴别（1）、（2）的反应原理。

（2）说明十一烯酸锌含量测定中铬黑T指示终点的原理，以及滴定度的计算。

实验59　复方炔诺孕酮滴丸的分析

1. 目的要求

掌握比色法测定复方炔诺孕酮滴丸含量的原理与方法；熟悉糖衣丸分析测定前处理方法。

2. 仪器与试药

（1）主要仪器：分液漏斗、蒸发皿、硅胶G薄层板、恒温干燥箱、层析缸、定量毛细点样管、显色剂喷瓶、量瓶、量筒、移液管、具塞锥形瓶、紫外分光光度计、冰浴。

（2）试药：乙醇、碱性三硝基苯酚溶液、乙醚、脱脂棉、无水硫酸钠、三氯甲烷、甲醇、硫酸-无水乙醇（1∶1）、硫酸-乙醇（4∶1）、复方炔诺孕酮滴丸（compound norgestrel pills）、炔诺孕酮对照品、炔雌醇对照品。

3. 处方与方法

本品每丸中含炔诺孕酮（$C_{21}H_{28}O_2$）应为0.270～0.345mg，含炔雌醇（$C_{20}H_{24}O_2$）应为27.0～34.5μg。

【处方】

炔诺孕酮	300mg
炔雌醇	30mg
制成	1000丸

【性状】 本品为糖衣丸。

【鉴别】 (1) 取本品 1 丸，除去包衣后，加乙醇约 2mL，微温使溶散后，放冷，加碱性三硝基苯酚溶液(取 0.6%三硝基苯酚的乙醇溶液、7%氢氧化钠溶液与稀乙醇各 10mL，在临用前混合)2mL，放置约 30min 后，溶液呈棕黄色。

(2) 取本品 1 丸，除去包衣后，置小烧杯中，加水约 4mL，微温使溶散后，放冷，移置分液漏斗中，加乙醚 20mL，振摇提取，弃去水层，醚层用水振摇洗涤后，经铺有脱脂棉与无水硫酸钠的滤器滤过，置蒸发皿内，在水浴上低温使乙醚挥散，加三氯甲烷 0.3mL 使溶解，作为供试品溶液；另取炔诺孕酮对照品与炔雌醇对照品，加三氯甲烷溶解并稀释制成每 1mL 中约含炔诺孕酮 1.0mg 与炔雌醇 0.1mg 的溶液，作为对照品溶液。照薄层色谱法试验，吸取上述两种溶液各 30μL，分别点于同一硅胶 G 薄层板上，以三氯甲烷-甲醇(9∶1)为展开剂，展开，晾干，喷以硫酸-无水乙醇(1∶1)，在 105℃加热使显色。供试品溶液所显两个成分的主斑点的位置和颜色应与对照品溶液相应的主斑点相同。

【检查】 应符合丸剂项下有关的各项规定。

【含量测定】 取本品 10 丸，除去包衣后，置 20mL 量瓶中，加乙醇约 12mL，微温使炔诺孕酮与炔雌醇溶解，放冷，用乙醇稀释至刻度，摇匀，滤过，取续滤液作为供试品溶液；另取炔诺孕酮与炔雌醇对照品，精密称定，加乙醇溶解并定量稀释制成每 1mL 中约含炔诺孕酮 0.15mg 与炔雌醇 15μg 的溶液，作为对照品溶液。

炔诺孕酮 精密量取供试品溶液与对照品溶液各 1mL，分置具塞锥形瓶中，各精密加乙醇 3mL 与碱性三硝基苯酚溶液 4mL，密塞，在暗处放置 80min，照紫外-可见分光光度法，在 490nm 波长处分别测定吸光度，计算，即得。

炔雌醇 精密量取供试品溶液与对照品溶液各 2mL，分置具塞锥形瓶中，置冰浴中冷却 30s 后，各精密加硫酸-乙醇(4∶1) 8mL(速度必须一致)，随加随振摇，加完后继续冷却 30s，取出，在室温放置 20min，照紫外-可见分光光度法，在 530nm 波长处分别测定吸光度，计算，即得。

【类别】 避孕药。

【贮藏】 遮光，密封保存。

4. 注意事项

比色法影响因素较多，测定时，供试品与对照品的处理方法必须一致，并严格各步操作规程。

5. 思考题

(1) 说明炔诺孕酮和炔雌醇的含量测定分别利用了药物分子中哪部分结构特征?

(2) 炔诺孕酮和炔雌醇的含量限度分别相当于标示量的百分之几?

实验 60　辅料果糖的分析

1. 目的要求

掌握旋光法测定糖类物质含量的方法；熟悉辅料的质量标准要求与检测方法。

2. 仪器与试药

（1）主要仪器：红外光谱仪、纳氏比色管及比色管架、澄明度检测仪、检砷装置、真空恒温干燥箱、扁形称量瓶、高温炉、坩埚与坩埚钳、架盘药物天平、移液管、刻度吸管、紫外分光光度计、擦镜纸、分析天平、量瓶、恒温水浴、自动旋光仪、1dm 旋光测定管。

（2）试药：碱性酒石酸铜试液、盐酸、间苯二酚、酚酞指示液、氢氧化钠滴定液（0.02mol/L）、标准比浊液、标准比色液、标准氯化钠溶液、标准硫酸钾溶液、标准铅溶液、标准砷溶液、硝酸银、氯化钡、硫代乙酰胺、碘化钾、酸性氯化亚锡、溴试液、无砷锌粒、醋酸铅棉花、溴化汞试纸、乙二胺四醋酸二钠滴定液（0.005mol/L）、氨-氯化铵缓冲液（pH 10.0）、铬黑 T 指示剂、氨试液、果糖（fructose）。

3. 实验方法

本品为β-D-吡喃果糖，按干燥品计算，含 $C_6H_{12}O_6$ 应为 98.0%～102.0%。

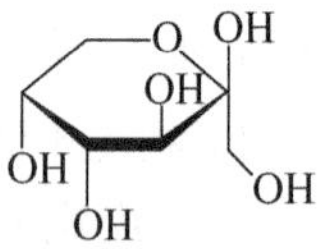

（$C_6H_{12}O_6$　180.16）

果糖

【性状】 本品为无色或白色结晶或结晶性粉末；味甜。

本品在水中易溶，在乙醇中溶解，在乙醚中几乎不溶。

【鉴别】（1）取本品 0.1g，加水 10mL 溶解后，加碱性酒石酸铜试液 3mL，加热，即产生氧化亚铜的红色沉淀。

（2）取本品 0.1g，加水 10mL 溶解后，加盐酸 5mL，加热，溶液显棕色。

（3）取本品 0.5g，加水 1mL 溶解后，取该溶液 0.5mL，加间苯二酚 0.2g 和稀盐酸 9mL，置水浴中加热 2min，溶液显红色。

（4）本品的红外光吸收图谱应与果糖对照品的图谱一致。

【检查】 **酸度**　取本品 2.0g，加水 20mL 溶解后，加酚酞指示液 3 滴与氢氧化钠滴定液（0.02mol/L）0.20mL，应显粉红色。

溶液的澄清度与颜色　取本品 5.0g，加水 10mL 溶解后，溶液应澄清无色；如显混浊，与 1 号浊度标准液比较，不得更浓；如显色，与橙黄色 1 号标准比色液比较，不得更深。

氯化物　取本品 0.33g，依法检查，与标准氯化钠溶液 6.0mL 制成的对照液比较，不得更浓（0.018%）。

硫酸盐　取本品 2.0g，依法检查，与标准硫酸钾溶液 5.0mL 制成的对照液比较，不得更浓（0.025%）。

5-羟甲基糠醛　取本品 0.5g，加水 10mL 溶解后，照紫外-可见分光光度法，在 284nm 波长处测定，吸光度不得过 0.32。

干燥失重　取本品，在 70℃减压干燥 4h，减失重量不得过 0.5%。

炽灼残渣　不得过 0.5%。

钙和镁（以钙计）　取本品 2g，精密称定，加水 20mL 使溶解，加盐酸 2 滴，加氨-氯化铵缓冲液（pH 10.0）5mL 和铬黑 T 指示剂适量，用乙二胺四醋酸二钠滴定液（0.005mol/L）滴定至蓝色。消耗乙二胺四醋酸二钠滴定液（0.005mol/L）不得过 0.5mL。

重金属　取本品 4.0g，加水 23mL 溶解后，加醋酸盐缓冲液（pH 3.5）2mL，依法检查，含重金属不得过百万分之五。

砷盐　取本品 2.0g，加水 5mL 溶解后，加稀硫酸 5mL 和溴试液 1mL，置水浴上加热并浓缩至约 5mL，放冷，加盐酸 5mL 与水适量使成 28mL，依法检查，应符合规定（0.0001%）。

【含量测定】 取本品 10g，精密称定，置 100mL 量瓶中，加水适量与氨试液 0.2mL，溶解后，用水稀释至刻度，摇匀，放置 30min 后，在 25℃时，依法测定旋光度，与 1.124 相乘，即得供试品中 $C_6H_{12}O_6$ 的重量(g)。

【类别】 药用辅料、矫味剂和填充剂等。

【贮藏】 密封，阴凉干燥处保存。

4. 注意事项

(1) 酸度测定中用的氢氧化钠滴定液(0.02mol/L)应标定浓度和准确量取体积，并根据标定结果，将浓度校正因子 F 值调整至 1.00。

(2) 澄清度检查法：在室温条件下，将用水稀释至一定浓度的供试品溶液与等量的浊度标准液分别置于配对的比浊用玻璃管(内径 15～16mm，平底，具塞，用无色、透明、中性硬质玻璃制成)中，在浊度标准液制备 5min 后，在暗室内垂直同置于伞棚灯下，照度为 1000lx，从水平方向观察、比较；检查溶液的澄清度或浑浊程度，供试品溶解后应立即检视。

(3) 如溶液显色，与规定色号标准比色液比较。

(4) 氯化物、硫酸盐、重金属(第一法)、砷盐(第一法)、炽灼残渣的检查方法及注意事项见实验 17 有关内容。

(5) 干燥失重采用恒温减压干燥法，一般压力应控制在 2.67kPa(20mmHg)以下，常用干燥剂为五氧化二磷(及时更换，保持有效性)。

(6) 旋光法测定含量的注意事项见实验 48 项下。

5. 思考题

(1) 说明含量测定计算原理。

(2) 计算钙和镁(以钙计)检查的限量。

(马丽，姚彤炜)

第 4 章　设计性实验

设计性实验主要是通过对药品质量评价中的某一检测指标进行实验设计、实验研究和撰写研究报告，来模拟科学研究过程。内容涉及药物的性状、鉴别、检查和含量测定等分析方法的研究，以及合成药物的纯度分析、中药提取物的质量评价、制剂处方工艺与质量考察等跨学科的综合设计性实验。学生根据题意和要求，通过文献资料的查阅和对文献内容的归纳分析，自行设计实验方案，通过开题报告，进一步修改实验方案后，独立完成实验所需的各项准备工作和实样测定，写出分析研究报告，并通过论文答辩。

4.1　物理常数测定设计

实验 61　药物的吸收系数确定

1. 实验内容与要求

(1) 提出问题：在新药研究中，如何确定被研究药物的百分吸收系数？以甲氧苄啶或醋酸可的松为例，设计 $E_{1cm}^{1\%}$ 值的测定方法。

(2) 设计要求：首先选择溶解样品的合适溶剂，确定测定波长和供试液的浓度范围，然后按照新药注册要求，建立药物的 $E_{1cm}^{1\%}$ 值测定方法。

2. 开题报告

根据题意，查阅相关文献，设计实验方案，写出开题报告。报告内容应包括研究意义、实验方法、实验所需条件(试药与配制方法、仪器与器材等)、分析计算、参考文献以及可行性分析(可能出现的问题与解决办法)等。用 PPT 在课堂上进行汇报，接受老师和同学的提问，然后对实验方案作进一步修改。

3. 实验方案的实施

向实验室提交实验所需仪器、试药，预约实验时间。自行配制实验所需各种试剂，按设计方案进行实验，并根据实际分析结果，及时修正实验方案，在一定的时间范围内完成实验任务。

4. 研究报告

按研究论文书写格式写出实验报告。内容包括题目、姓名、单位、摘要(结构式)、关键词、正文(前言、实验材料、方法与结果、讨论)、参考文献等，附必要的图谱。

实验 62　药物的比旋度确定

1. 实验内容与要求

(1) 提出问题：在新药研究中，如何确定被研究药物的比旋度($[\alpha]_D^t$)？以盐酸四环素、普鲁卡因青霉素、硫酸奎宁或醋酸可的松为例。

(2) 设计要求：首先选择溶解样品的合适溶剂(注意溶剂对旋光性的影响)，确定供试液的浓度范围(旋光法线性范围窄)，然后按照新药注册要求，建立药物的$[\alpha]_D^t$值测定方法。

2. 开题报告

从上述 4 个药物中选取 1～2 个药物作为研究对象，开题要求同"药物的吸收系数确定"。

3. 实验方案的实施、研究报告

同"药物的吸收系数确定"。

4.2　鉴别试验方法设计

实验 63　未知药物的确证

1. 实验内容与要求

(1) 提出问题：有一瓶药物标签脱落，根据药品柜内放置位置，可能为下列其中一组药物中的 A 或 B 或 C，请用适当方法将其确证，并说明确证的理由。

第一组：A——对氨基水杨酸钠；B——对乙酰氨基酚；C——苯佐卡因。

第二组：A——苯巴比妥；B——异烟肼；C——维生素 C。

第三组：A——磺胺嘧啶；B——盐酸丁卡因；C——盐酸普鲁卡因。

第四组：A——氯氮䓬；B——奎宁；C——四环素。

(2) 设计要求：化学法和仪器法并用，外观性状可作为辅助参考。首先用适当方法区分出三种不同药物，然后进一步用专属方法对某一药物进行确证，要求设计多条实验路线以备用。

2. 开题报告

从上述四组药物中选取一组药物作为研究对象，通过教材和相关文献的查阅，根据各组药物中 A、B、C 三种药物的结构特征与理化性质差异，设计确证未知物的实验方案，写出开题报告。开题要求同"药物的吸收系数确定"。

3. 实验方案的实施

根据实验室仪器条件，首先实施第一设计方案。向实验室提交实验所需仪器、试药，预约实验时间，自行配制实验所需各种试剂，按设计方案进行实验，并根据实际分析结果，及时修正实验方案或更换实验路线，在一定的时间范围内完成实验任务。

4. 研究报告

同“药物的吸收系数确定”。

实验 64　复方制剂的鉴别试验

1. 实验内容与要求

(1) 提出问题：复方吡啦西坦脑蛋白水解物片是由吡啦西坦、脑蛋白水解物、谷氨酸、硫酸软骨素、维生素 B_1、维生素 B_2、维生素 B_6、维生素 E 等 8 种药物加适量辅料制成的复方制剂。如何鉴别片剂中的各个药物？如何排除干扰？怎样考察鉴别方法的专属性？

(2) 设计要求：处方中既有结构明确的化学药，又有成分复杂的生物制品。各种成分的鉴别试验必须考虑共存成分的干扰，在方法建立时必须同时做空白试验和对照试验，并有备选方案。

2. 开题报告

根据复方吡啦西坦脑蛋白水解物片的处方，从 8 个有效成分中选择 3～4 个成分作为实验研究内容。查阅相关文献获得各组分的处方量，根据各组分的理化特性和剂量高低，设计适宜的分离方法和专属、灵敏的鉴别方法，写出开题报告。开题要求同“药物的吸收系数确定”。

3. 实验方案的实施

见“未知药物的确证”项下。

4. 研究报告

同“药物的吸收系数确定”。

实验 65　中药材与中药制剂的鉴别试验

1. 实验内容与要求

(1) 菊花的鉴别(绿原酸对照品)。

(2) 大蒜中大蒜素的鉴别。

(3) 槐花中芦丁的鉴别。

(4) 板蓝根颗粒的鉴别(药材、亮氨酸、精氨酸)。

设计要求：采用 TLC 法进行鉴别，设计内容应包括色谱条件的选择和方法学评价。

2. 开题报告

从上述 4 个药物中选取 1～2 个药物作为研究内容，查阅相关文献，设计 TLC 鉴别方法，写出开题报告。开题要求同“药物的吸收系数确定”。

3. 实验方案的实施

按设计的色谱方法进行预试，根据层析结果调整色谱条件，使符合系统适用性试验要求，并进行方法学评价。其他见“未知药物的确证”项下。

4. 研究报告

同“药物的吸收系数确定”。

实验 66　头孢类抗生素的薄层色谱鉴别试验

1. 实验内容与要求

(1) 头孢拉定片的鉴别试验。

(2) 头孢丙烯片的鉴别试验。

(3) 头孢克洛片的鉴别试验。

(4) 注射用头孢孟多酯钠的鉴别试验。

设计要求：同“中药材与中药制剂的鉴别试验”。

2. 开题报告、实验方案的实施、研究报告

同“中药材与中药制剂的鉴别试验”。比较正、反相薄层色谱的差异。

4.3　杂质检查方法设计

实验 67　有关物质的色谱检查

1. 实验内容与要求

(1) 盐酸苯海拉明片中有关物质的检查。

(2) 盐酸普鲁卡因注射液中对氨基苯甲酸的检查。

(3) 灰黄霉素片中有关物质的检查。

设计要求：采用 TLC 法或 HPLC 法，设计内容包括最佳色谱条件的选择、杂质限量计算和方法学评价。

2. 开题报告

从上述 3 个药物中选取 1 个药物作为研究内容，查阅相关文献，设计杂质检查方法，写出开题报告。开题要求同“药物的吸收系数确定”。

3. 实验方案的实施、研究报告

同“中药材与中药制剂的鉴别试验”。

实验 68　合成药物的色谱纯度分析

1. 实验内容与要求

(1) 提出问题：从化学合成实验获得“扁桃酸、依帕司他、利胆酸、二苯乙二酮、非那雄胺、依普黄酮、盐酸苯海拉明、苯妥英钠”等化合物，如何证明合成产物的纯度已达到原料药或中间体的要求？

(2) 设计要求：采用 HPLC 法，色谱条件的选择和杂质的限量检查方法是设计的重点。用峰面积归一化法计算合成产物的含量，主成分自身对照法或外标法计算杂质限量。

2. 开题报告

从上述 8 个药物中选取 1 个药物作为研究内容，根据合成化合物的化学结构和合成路线，分析可能存在的杂质或干扰，查阅相关文献，设计纯度检查方法，写出开题报告。开题要求同“药物的吸收系数确定”。

3. 实验方案的实施、研究报告

同“中药材与中药制剂的鉴别试验”。

实验 69　药物中残留溶剂的测定

1. 实验内容与要求

(1) 提出问题：一些药物中可能残留有乙酸乙酯、二氯甲烷、异丙醚、甲醇、四氢呋喃等，请用适当方法证明药物中有机溶剂残留量符合规定。

(2) 设计要求：采用气相色谱法，以毛细管柱顶空进样法测定，比较外标法和标准溶液加入法的差异，考察顶空进样中基质效应影响；或以溶液直接进样法测定，比较外标法和内标法(自己选择内标物质)的差异。方法设计中首先应选择溶解样品的溶剂，采用相同的溶剂配制对照液，根据样品浓度和有机溶剂限量，配制对照液浓度，注意有机溶剂的比重。

2. 开题报告

从上述 5 种残留溶剂中选择 2～3 种，参考《中国药典》方法和要求，设计残留溶剂测定方法，包括色谱条件的选择、残留溶剂的定性、干扰峰的排除、方法学研究、限量计算等，写出开题报告。开题要求同“药物的吸收系数确定”。

3. 实验方案的实施、研究报告

同“中药材与中药制剂的鉴别试验”。

实验 70　药物中砷盐检查方法比较

1. 实验内容与要求

(1) 提出问题：《中国药典》收载了哪几种测定砷盐的方法？对某一药物中的砷盐含量进行检查，比较不同测定方法的优缺点。

(2) 设计要求：采用 Ag-DDC 法、古蔡氏法或其他适当方法，设计定量或半定量方法，建立砷盐限度控制方法。

2. 开题报告

参考《中国药典》方法，根据药物结构，考虑采用破坏后测定或直接测定法，写出开题报告。开题要求同“药物的吸收系数确定”。

3. 实验方案的实施、研究报告

同“药物的吸收系数确定”。

4.4　含量测定方法设计

实验 71　双波长法测定药物含量

1. 实验内容与要求

(1) 复方磺胺甲噁唑片中磺胺甲噁唑的含量测定。

(2) 复方磺胺甲噁唑片中甲氧苄啶的含量测定。

(3) 复方氨基比林注射液中安替比林的含量测定。

设计要求：从上述内容中选择 1 个题目作为研究对象。设计内容包括测定原理、两个波长的选择、样品测定方法与计算、部分方法学评价(专属性、线性、精密度、回收率等)。

2. 开题报告、实验方案的实施、研究报告

同“药物的吸收系数确定”。

实验 72　差示光谱法测定药物含量

1. 实验内容与要求

一些药物在不同介质中具有不同的紫外吸收光谱，如何利用这些吸收光谱的差异设计测定下述药物制剂中某一有效成分的含量，以消除制剂中辅料和其他有效成分的干扰。

(1) 苯巴比妥制剂的含量测定。

(2) 抗感冒片中对乙酰氨基酚的含量测定。

(3) 六味地黄丸中丹皮酚的含量测定。

设计要求：从上述内容中选择 1 个题目作为研究对象。设计内容包括测定原理、不同介质的选择、吸收光谱绘制与测定波长选择、样品测定方法与计算、部分方法学评价(专属性、线性、精密度、回收率等)。

2. 开题报告、实验方案的实施、研究报告

同“药物的吸收系数确定”。

实验 73　导数光谱法测定药物含量

1. 实验内容与要求

(1) 复方苯甲酸醇溶液中苯甲酸和水杨酸的含量测定。

(2) 阿司匹林制剂中阿司匹林和水杨酸的含量测定。

(3) 氯霉素滴眼液中氯霉素的含量测定。

设计要求：从上述内容中选择1个题目作为研究对象。设计内容包括测定原理、导数阶数选择与测定波长确定、样品测定方法与计算、部分方法学评价(专属性、线性、精密度、回收率等)。

2. 开题报告、实验方案的实施、研究报告

同"药物的吸收系数确定"。

实验74 同步荧光法测定药物含量

1. 实验内容与要求

(1) 血清中维生素E的含量测定。

(2) 复方维生素B片中维生素B_1、维生素B_2、维生素B_6的含量测定。

设计要求：从上述内容中选择1个题目作为研究对象。设计内容包括测定原理、最佳$\Delta\lambda$值的选择、样品测定方法与计算、部分方法学评价(专属性、线性、精密度、回收率等)。

2. 开题报告、实验方案的实施、研究报告

同"药物的吸收系数确定"。

实验75 HPLC法测定维生素A的含量

1. 实验内容与要求

(1) 反相HPLC法。

(2) 正相HPLC法。

设计要求：内容包括色谱条件的选择、样品溶液的制备与测定、含量计算、与紫外三点校正法的比较、部分方法学评价(专属性、线性、精密度、回收率等)。

2. 开题报告、实验方案的实施、研究报告

同"药物的吸收系数确定"。

实验76 维生素B_1的含量测定方法比较

1. 实验内容与要求

维生素B_1及其制剂的含量测定可以采用非水溶液滴定法、硫色素荧光法、紫外光谱法、HPLC法、硅钨酸重量法等。自行设计1种含量测定方法，并与《中国药典》(2010年版)方法进行比较。

2. 开题报告、实验方案的实施、研究报告

同"药物的吸收系数确定"。

实验 77　维生素 C 制剂处方及工艺比较

1. 实验内容与要求

取药剂学实验制备的维生素 C 注射液或片剂，采用碘量法、紫外法、HPLC 法等方法对不同工艺、不同处方以及稳定性(影响因素)考察的制剂进行质量分析，比较结果差异，同时比较不同分析方法的优缺点。

2. 开题报告

以处方、工艺、稳定性考察分组，每组设计 3～4 个水平或因素，分别采用不同的分析方法测定含量，检查外观性状与有关杂质，考察处方因素或工艺因素或贮存条件对维生素 C 质量的影响，写出开题报告(要求对拟采用的不同分析方法进行论述)。开题要求同“药物的吸收系数确定”。

3. 实验方案的实施、研究报告

同“药物的吸收系数确定”。

实验 78　中药提取物中有效成分的含量测定

1. 实验内容与要求

(1) 皂苷类成分的含量测定。

(2) 槐花提取物中芦丁的含量测定。

设计要求：采用 HPLC 法和比色法，比较两种方法所得结果的差异；或采用 HPLC 法，比较不同检测器测得结果，如 HPLC-蒸发光散射检测器检测与 HPLC-紫外检测器检测。

2. 开题报告

从上述 2 个内容中选择 1 个题目作为研究对象，设计实验方法，写出开题报告。开题要求同“药物的吸收系数确定”。

3. 实验方案的实施、研究报告

同“药物的吸收系数确定”。

4.5　体内药物分析方法设计

实验 79　尿中氧氟沙星浓度测定

1. 实验内容与要求

(1) 实验内容：氧氟沙星为喹诺酮类抗生素，在体内主要以原形药经肾排泄。尿中含有大量内源性干扰物，如何排除这些干扰物？根据氧氟沙星结构特征与理化性质，设计尿药浓度测定方法。

（2）设计要求：采用HPLC法或二阶导数光谱法或荧光法测定尿中氧氟沙星的含量。设计尿样采集与前处理方法、标准尿样的制备方法、尿药浓度测定和计算方法，以及部分方法学评价内容（专属性、定量限、检测限、线性、回收率、精密度等）。

2. 开题报告、实验方案的实施、研究报告

同"药物的吸收系数确定"。

实验80　体液中头孢拉定浓度测定

1. 实验内容与要求

（1）实验内容：头孢拉定为β-内酰胺类抗生素，口服后吸收迅速，1h后到达血药峰浓度。头孢拉定与血清蛋白结合率为6%～10%，其在体内很少代谢，主要经肾排泄。给家兔服用一定量头孢拉定制剂，收集服药后血样和尿样，测定血浆和尿液样品中头孢拉定浓度。

（2）设计要求：采用HPLC法测定体液中头孢拉定的浓度。设计血浆的制取与前处理方法、标准血样的制备方法、尿样的收集和前处理方法、标准尿样的制备方法、体液中头孢拉定浓度测定和计算方法以及方法学评价内容（专属性、定量限、检测限、线性、回收率、精密度等）。

2. 开题报告

选择血样或尿样作为实验研究内容，选择合适的家兔，设计给药剂量与给药途径、空白体液和服药后体液的收集时间点。参考文献资料，设计色谱分析条件、体液样品前处理方法、药物浓度测定和结果处理方法以及方法评价指标，写出开题报告。开题要求同"药物的吸收系数确定"。

3. 实验方案的实施、研究报告

同"药物的吸收系数确定"。

（姚彤炜）

第 5 章　药学综合设计性实验

5.1　总体要求与实验研究内容

药学综合设计性实验集合了《药物化学》、《药理学》、《药剂学》和《药物分析学》的基本理论和实验技术，引入药学科学研究思路，以创新药物研究为主线，通过典型药物的研制，包括化学合成、药效试验、不同剂型制剂的制备、原料药物及其制剂的质量研究，模拟新药的研制过程。由学生自行设计、独立操作、撰写新药注册报告，并通过论文答辩。采取研究生培养方式进行教学，旨在培养学生综合运用所学知识去解决实际问题的能力、创新能力和独立工作的能力。通过本实验的教学，使学生熟悉创新药物研究的基本程序、主要研究内容与方法、结果的处理和新药注册报告的书写等，以具备初步的创新药物研究能力。

典型药物分别是：① 解热镇痛药——阿司匹林、贝诺酯；② 降糖药——甲苯磺丁脲、盐酸苯乙双胍；③ 心血管系统用药——盐酸普萘洛尔、盐酸利多卡因；④ 抗肿瘤化合物——化合物 1、化合物 2。

5.1.1　实验设计要求

1. 药物合成总体要求

通过文献查阅，对化合物的多种合成路线进行综合分析，选取路线设计合理、原料价廉易得、操作简便、实验后处理简单、反应收率高的方法进行合成，并在此基础上加以相应的工艺改进，比较不同合成路线或不同工艺所得结果，确定最终合成路线和生产工艺。经重复实验，积累获得一定数量的目标化合物，以满足后续的药物分析、药理学和药剂学研究的需要。

在上述实验过程中，采用 TLC 法判断反应终点或产物纯度，并用 HPLC 法作进一步的纯度分析，进行质量跟踪。最终对目标化合物结构进行鉴定，常规的结构确证方法包括元素分析、紫外、红外、核磁共振、质谱、差热分析、热重分析、X 射线粉末衍射法等(手性化合物还需要提供比旋度等)。在本实验中，确证化合物结构的数据至少包括熔点、IR，有条件的可提供^{1}H-NMR和 MS 数据。

2. 制剂研制总体要求

取经质量检验合格的自行合成药物为原料，查阅该药物的理化性质和药理作用，确定药物的给药途径，选择药物的剂型，初步拟定制剂的处方组成，明确辅料选择和制备工艺中的注意要点，必要时可进行预试验，以进一步了解药物的特性。在预试验基础上拟定药物制剂的处方组成，并确定制备工艺。要求指出处方中各辅料成分的作用和选择依据，写出制备工艺的详细过程和制备参数，并绘制流程图。

建议阿司匹林、贝诺酯、甲苯磺丁脲、盐酸苯乙双胍设计口服固体制剂；盐酸普萘洛尔、盐酸利多卡因设计小容量注射液；2个抗肿瘤候选药可根据其理化性质和药理作用设计口服固体制剂或注射液。其中口服固体制剂可以设计一种普通口服制剂和一种以上的缓控释口服制剂，并进行评价，缓控释制剂的设计可参考《中国药典》中相应的指导原则，本实验要求至少完成1种制剂的设计与制备。

完成制剂的制备后，需对制剂的质量进行考察，除药物分析部分需要检测药物含量、有关物质等以外，还需要按照药典制剂通则要求，进行制剂的一般检查项目和特殊项目的检查。如固体制剂需要检查外观、片重差异、含量均匀度、崩解度、溶出度等；注射剂需要检查外观、可见异物、不溶性微粒、pH等。需要详细写明各质量检查项目如何进行，并在实验结束后对质量进行评价。

3. 药品质量控制总体要求

药品质量控制的主要方面包括药物的鉴别试验、杂质检查和含量测定。

(1) 原料药分析要求：① 药物的鉴别：采用仪器法与化学法相结合，每个药物至少2个鉴别方法。② 杂质检查：包括有机杂质(合成副产物、中间体、起始原料、降解物等)、无机杂质、残留溶剂，其中有机杂质是质量分析的重点，采用色谱法(HPLC或TLC)建立杂质控制方法，包括色谱条件选择、方法学研究、测定方法建立和实际样品测定。无机杂质参考药典收载的方法进行质量考察及控制。残留溶剂采用GC法检测，其研究方法和限度要求参考药典。在本实验中，至少完成有机杂质的分析，酌情完成无机杂质或残留溶剂的分析。③ 含量测定：采用容量法和仪器法，并进行方法比较，选择最适宜方法作为质量控制方法，一般原料药首选容量法。在本实验中至少完成1个定量分析方法，包括方法学研究内容和实样测定。④ 在完成上述药品质量研究的基础上，参考《中国药典》格式制订出原料药质量标准和起草说明，并提供至少3批实际样品的检验报告，在本实验中至少提供一批样品的检验报告。

(2) 制剂分析要求：制剂的鉴别试验至少一种方法；杂质检查主要考察制剂过程中产生的杂质，可参考原料药中有机杂质的分析要求；含量测定可参考原料药的分析要求进行，一般制剂含量测定首选色谱法和紫外法。制剂分析中必须考察辅料对制剂的鉴别、检查和含量测定方法的影响。此外，尚有制剂通则要求项目(见制剂研制总体要求)。

4. 药理实验总体要求

设计评价阿司匹林和贝诺酯的镇痛作用实验、甲苯磺丁脲和盐酸苯乙双胍的降血糖作用实验、盐酸普萘洛尔和盐酸利多卡因的抗心律失常作用实验、新化合物对肿瘤细胞的抑制作用及其可能机制研究实验。无论是体内实验还是体外实验，在实验设计时，均要求设立阴性对照组，阳性对照组，受试品低、中、高等比剂量(或浓度)组。动物数(或体外实验重复次数)必须符合生物统计学要求，实验完成后对实验数据进行统计学分析，按新药申报的格式撰写药效学试验报告。

5.1.2 实验报告要求

根据化学药品注册分类及申报资料要求，新药申报需要提供的资料包括以下几个方面。

1. 综述资料

综述资料内容包括：药品名称；证明性文件；立题目的与依据；对主要研究结果的总结及评价；药品说明书、起草说明及相关参考文献；包装及标签设计样稿。共6份资料(编号1～6)。

2. 药学研究资料

药学研究资料内容包括：药学研究资料综述；原料药生产工艺的研究资料及文献资料、制剂处方及工艺的研究资料和文献资料；确证化学结构或者组分的试验资料及文献资料；质量研究工作的试验资料及文献资料；药品标准及起草说明；样品的检验报告书；原料药和辅料的来源及质量标准与检验报告书；药物稳定性研究的试验资料及文献资料；接触药品的包装材料和容器选择依据及质量标准。共 9 份资料(编号 7～15)。

3. 药理毒理研究资料

药理毒理研究资料内容包括：药理毒理研究资料综述；主要药效学试验资料及文献资料；一般药理学的试验资料及文献资料；急性毒性试验资料及文献资料；长期毒性试验资料及文献资料等共 12 份资料(编号 16～27)。

4. 临床试验资料

临床试验资料内容包括：国内外相关的临床试验资料综述；临床试验计划及研究方案；临床研究者手册；知情同意书样稿、伦理委员会批准件；临床试验报告。共 5 份资料(编号 28～32)。

本实验内容主要涉及药学研究部分的资料 7、资料 8、资料 10、资料 11、资料 12 和药理毒理研究部分的资料 17。

5.1.3 教学方式与考核

1. 选题与实验方案设计

首先由教师进行课前动员，介绍课程特点、要求、教学方式、实验内容、教学进度及考核方式等，学生自由组成研究小组(一般 4 人 1 组)，选择研制药物(每个药物限报 2 组)。根据设计要求，各小组自行查阅文献，设计药物合成、制剂工艺、药效试验和质量研究实验方案，并与教师进行沟通，得到教师的指导，进一步修改方案，征得教师同意后向实验室预约实验时间。

2. 实验方案的实施

按照设计方案进行试验，并随时与教师、助教和实验室技术员进行沟通，得到必要的专业指导和仪器操作培训。通过实践—失败—总结经验—再实践—成功/失败(经验)，完成规定的实验内容。

3. 实验报告与考核方式

按照新药注册要求，撰写实验研究报告，并准备 PPT，通过论文答辩，获得相应学分。根据各小组实验方案设计的合理性、实验操作中的动手能力、实验结果、对结果的分析评论、PPT 制作与表达能力等进行综合评分。

5.2 实验方法

5.2.1 阿司匹林及其制剂的研制

1. 方法设计

(1) 合成设计与方法提示

以水杨酸为原料，通过选择酯化反应的酯化试剂和催化剂，合成目标产物。

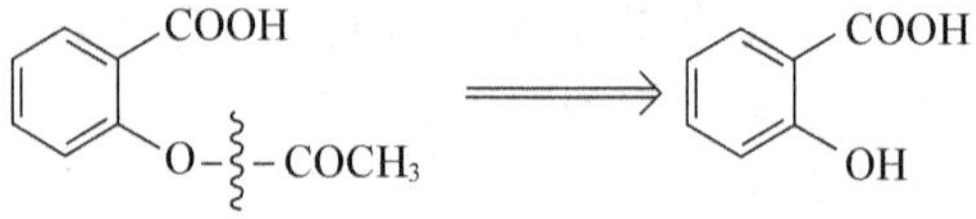

方法提示：

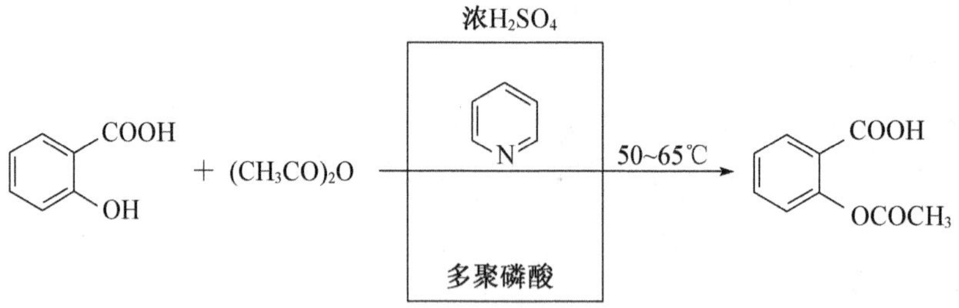

(2) 制剂设计与方法提示

① 普通制剂

处方：

阿司匹林	30g
淀粉	3g
酒石酸	0.15g
滑石粉	1.5g
10%淀粉浆	适量
制成	100片

制法：取阿司匹林、淀粉、酒石酸过100目筛，混合均匀，加10%淀粉浆[(50±0.5)℃]适量，制成软材，用16目尼龙筛制粒，于60℃干燥1h，整粒，加滑石粉混匀后，检测颗粒药物含量，计算片重，压片。

② 缓释制剂

处方：

阿司匹林	30g
丙烯酸树脂Ⅱ	1.0g
酒石酸	0.15g
滑石粉	1.5g
乙醇	适量
制成	100片

制法：取丙烯酸树脂和酒石酸的细粉混合，用适量浓度的乙醇溶解后，加入阿司匹林细粉，制成软材，过筛，制湿颗粒，干燥，过筛整粒。加滑石粉混匀后，检测颗粒药物含量，计算片重，压片。

(3) 质量分析设计与方法提示

① 鉴别试验：分析阿司匹林结构特征、理化性质，参考《中国药典》方法，可选择三氯化铁比色法、水解反应、红外光谱法或HPLC法等，至少采用2种或2种以上方法鉴别。注意制剂辅料

对药物鉴别试验的影响，可将空白辅料、阿司匹林原料和制剂同法操作，考察方法的专属性。

② 杂质检查：根据合成工艺和制剂工艺，原料药和制剂中主要特殊杂质为水杨酸，利用阿司匹林与水杨酸的结构差异，设计杂质检查方法，可采用比色法、HPLC 法。此外，还要考虑可能存在的有关物质。可采用 HPLC 法测定水杨酸和有关物质，色谱条件参考文献或药典方法。需描述色谱条件选择的实验过程和相应图谱、系统适用性试验数据、杂质检查方法学研究内容，如灵敏度（检测限或定量限）、专属性（如果是制剂，应参考鉴别项下专属性考察方法进行试验）、耐用性、线性或精密度等，要求至少完成专属性、灵敏度等 2 项以上方法学考察内容。水杨酸含量宜采用外标法计算，有关物质限量可采用不加校正因子的主成分自身对照法，设计该两法并用同时控制已知杂质和未知杂质的方法，并根据实际样品测定结果和一般要求确定杂质限度。水杨酸检查也可采用比色法，同样需提供方法学研究内容及相应图谱或数据。其他杂质检查如重金属、炽灼残渣、干燥失重、易炭化物、溶液的澄清度等可参考《中国药典》方法，视实验要求而定。

③ 含量测定：直接酸碱滴定法或 HPLC 法，可参考《中国药典》方法。容量法需提供精密度试验结果（平行测定 6 份样品）；HPLC 法需提供色谱图，自制对照品（用样品重结晶），外标法计算含量，考察方法专属性、精密度、线性范围、准确性和耐用性等，可借鉴有关杂质色谱条件和方法学研究内容。原料药首选容量法，制剂首选色谱法。注意制剂辅料对药物含量测定的影响，可将空白辅料、阿司匹林原料和制剂同法操作，考察方法的专属性。要求完成专属性、回收率、精密度等 3 项以上方法学考察内容。

（4）药效研究设计与方法提示

采用小鼠热板法、扭体法或其他模型进行镇痛药效学实验设计，评价受试品的镇痛效果。阴性对照组为溶剂 0.5% CMC-Na，阳性对照组为市售的阿司匹林片。受试品分低、中、高 3 个剂量。方法提示如下：

① 小鼠热板法：雌性小鼠随机分组，每组 10 只。将热板温度恒定于(55±0.1)℃，置小鼠于热板上，测定小鼠出现疼痛反应（舔后足或抬后足并回头）的时间，每次间隔 5min，以平均不超过 30s 为合格（痛阈正常）。合格小鼠分别灌胃给予溶剂，市售阿司匹林制剂阳性对照品（600mg/kg），阿司匹林原料药低、中、高剂量（150mg/kg、300mg/kg、600mg/kg），给药容积均为 20mL/kg。给药后 15min、30min、45min、60min 分别测定小鼠出现疼痛反应的时间，超过 60s 无痛反应则按 60s 计算。计算各鼠的痛阈提高百分率。痛阈或痛阈提高百分率用均数±标准差（$\overline{X}\pm S$）表示，差异显著性分析采用组间 t 检验。

② 扭体法：小鼠随机分组，每组 10 只，分别为阴性对照组、阳性对照组、受试品梯度剂量组。灌胃给药 30min 后各鼠分别腹腔注射醋酸溶液（0.6%醋酸溶液 0.1mL/10g），观察 15min 内各小鼠有无扭体反应出现，记录扭体反应出现的潜伏期和出现的次数。计量资料如潜伏期和扭体次数用均数±标准差（$\overline{X}\pm S$）表示，差异显著性分析采用组间 t 检验，计数资料如扭体发生率的差异显著性分析采用 χ^2 检验。

2. 实验报告要求

（1）药学研究资料综述

依据申报资料 7 要求，根据资料 8、资料 10 内容，简要叙述药物合成、制剂、分析情况与结果。

（2）化学合成报告要求

依据申报资料 8“原料药生产工艺的研究资料及文献资料”要求，包括如下内容：

① 品种基本情况：包括通用名称、英文名称、汉语拼音、化学名称、化学结构式、分子式、分子量、基本的理化性质等。

② 合成工艺路线及选择的依据：简要介绍文献报道的合成路线，并对各合成路线进行优缺点及可行性的综合分析。

③ 反应路线：用反应式表示。

④ 工艺操作过程(合成工艺分步阐述)：

××反应：以反应式表示。

工艺配比：以表格形式表示，包括名称、规格、配比、投料量、备注等。

操作过程：详细描述具体步骤。

如果是多步反应，则以此类推，每一步均要求提供具体的反应式、工艺配比和详细的操作过程。

精制过程的要求同分步工艺操作要求。

⑤ 实验结果与讨论：需要提供各步反应的进程跟踪情况和反应终点的监测，即在实验报告中必须附上 TLC 的结果，提供各步反应的收率及总收率、结构确认所需的资料(熔点、红外、氢谱、质谱等)以及 HPLC 纯度等数据；另外，还需对反应现象及结果进行深入讨论。

⑥ 参考文献。

(3) 制剂工艺报告要求

依据申报资料 8"制剂处方及工艺的研究资料及文献资料"要求，包括如下内容：

① 处方组成与制备工艺：要求列出处方与各成分用量，写明制备方法。

② 工艺流程：用流程图的形式描述制剂的制备方法。

③ 处方依据与处方工艺筛选：根据药物理化性质、药理作用，先明确药物制剂的规格，根据药物的剂量和性质确定处方组成和制备工艺。以列表的形式写出筛选的所有处方、制备工艺和筛选结果，说明筛选的依据。

④ 制剂影响因素考察试验与结果：根据所制备制剂的特性，进行高温、高湿、强光照射、冷藏等影响因素试验，并对试验结果进行评价。

⑤ 原辅料在处方中的作用：对处方中所有的组分(含药物与辅料)的作用进行分析。

⑥ 制剂通则要求与质量考察：如片剂需考察硬度、崩解度(溶出度)、脆碎度、片重差异(含量均匀度)等。

⑦ 原辅料来源及质量标准：列出处方中所用药物与辅料的来源以及相应的质量标准。

⑧ 参考文献。

(4) 质量分析报告要求

依据申报资料 10、资料 11 和资料 12 要求，包括如下内容：

① 质量研究工作的试验资料及文献资料：按照申报资料 10，分别撰写原料药和制剂的质量研究工作。内容包括：样品(批号)、对照品来源与纯度；如实描写药物的性状、物理常数测定方法与结果；药物的鉴别试验方法及结果；药物中各种杂质的检查方法与结果；药物的含量测定方法与结果；制剂的常规检查方法与结果，以及药物鉴别、检查、含量测定方法的筛选、方法学研究内容等。

② 药品标准及起草说明：根据申报资料 11，按照现行版药典格式分别起草原料药和制剂的药品标准草案，并对标准制订的理由加以说明，即编写"质量标准起草说明"。起草说明内容包括：

概况：说明药品的临床用途、有关工艺改革及科研成就、国外药典收载情况、国内生产水平与质量水平等。

生产工艺：原料药用化学反应式表明合成路线，或用简明的工艺流程表示；药物制剂应列出处方、简要的制备方法。

标准制订的意见或理由：这是药品质量标准起草说明的主要内容，应按顺序逐项解释各项目设置及限度确定的依据(列出有关的研究数据、实测数据和文献数据)。

其他：与药典或有关标准的比较，可采用表格对照；主要参考文献等。

③ 检验报告：根据申报资料 12，提交原料药样品的检验报告书和制剂样品的检验报告书。

(5) 药理试验报告要求

依据申报资料 17"主要药效学试验资料及文献资料"要求，内容包括摘要、目的、材料、方法、结果、结论等，如有必要可适当进行讨论。不同实验分别撰写报告。文字叙述要求专业、规范、有逻辑，并注意用统计数据说明问题，避繁趋简而有说服力。

5.2.2　贝诺酯及其制剂的研制

1. 方法设计

(1) 合成设计与方法提示

分别以阿司匹林和对乙酰氨基酚为原料，通过选择合适的酯化条件，合成目标产物。

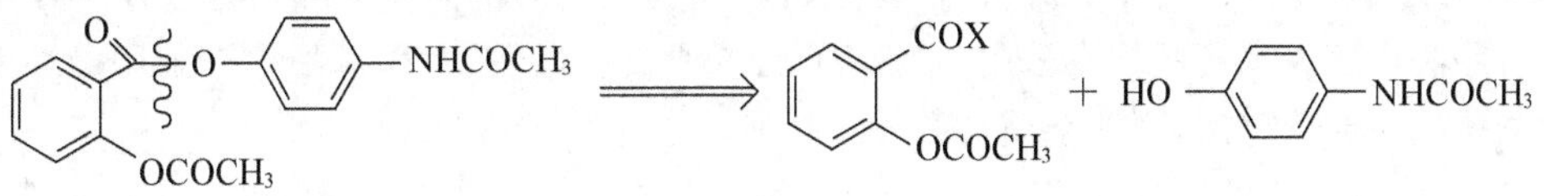

方法提示：

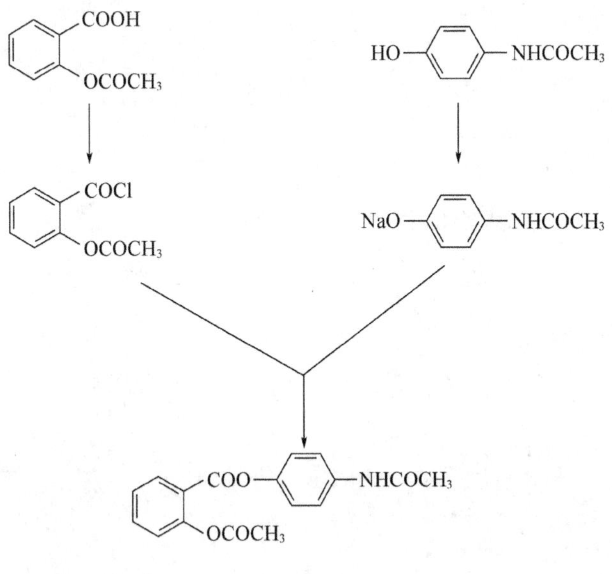

(2) 制剂设计与方法提示

① 普通制剂

处方：

贝诺酯	20.0g
羧甲基淀粉钠(CMS-Na)	2.5g
微晶纤维素	7.5g
硬脂酸镁	0.2g
5%PVP 乙醇溶液	适量
制成	100 片

制法：将贝诺酯、微晶纤维素、一半量的 CMS-Na 过 100 目筛，混合均匀，加入适量的 5% PVP 乙醇溶液，制成软材，过 16 目筛，制湿颗粒，于 60℃干燥 1h，整粒，加入剩余的 CMS-Na、硬脂酸镁混匀，检查含量，计算压制片重，压片。

② 缓释制剂：参考阿司匹林制剂方法。

(3) 质量分析设计与方法提示

① 鉴别试验：分析贝诺酯结构特征、理化性质。参考《中国药典》，可采用三氯化铁比色法、重氮化偶合法、紫外吸收系数法、红外光谱法或 HPLC 法等，至少采用 2 种或 2 种以上方法进行鉴别。按阿司匹林方法，考察鉴别试验的专属性。

② 杂质检查：根据合成工艺和制剂工艺，原料药中特殊杂质有游离水杨酸、对氨基酚和有关物质(对乙酰氨基酚等)；制剂中特殊杂质主要为有关物质。有关物质的检查可采用 HPLC 法测定，色谱条件的选择、方法学研究内容及实验要求，同阿司匹林。有关物质对乙酰氨基酚的限量采用外标法或加校正因子的主成分自身对照法；其他有关物质的限量采用不加校正因子的主成分自身对照法。游离水杨酸检查采用高铁离子比色法或色谱法，对氨基酚检查采用碱性亚硝基铁氰化钠比色法或色谱法，其他杂质检查要求同阿司匹林。

③ 含量测定：紫外法或 HPLC 法，可参考《中国药典》方法。自制对照品，采用对照品比较法或外标法计算含量，方法学考察内容与要求同阿司匹林。

(4) 药效研究设计与方法提示

参照阿司匹林。

2. 实验报告要求

同阿司匹林。

5.2.3　甲苯磺丁脲及其制剂的研制

1. 方法设计

(1) 合成设计与方法提示

以对甲苯磺酰胺为原料，选择合适的 N-胺甲酰化方法，合成目标产物。

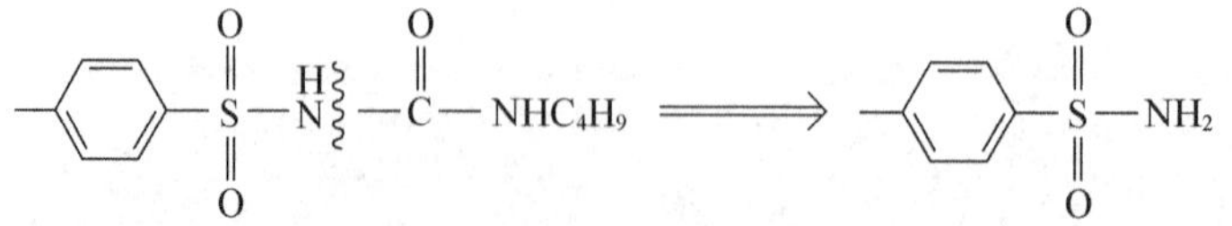

方法提示：

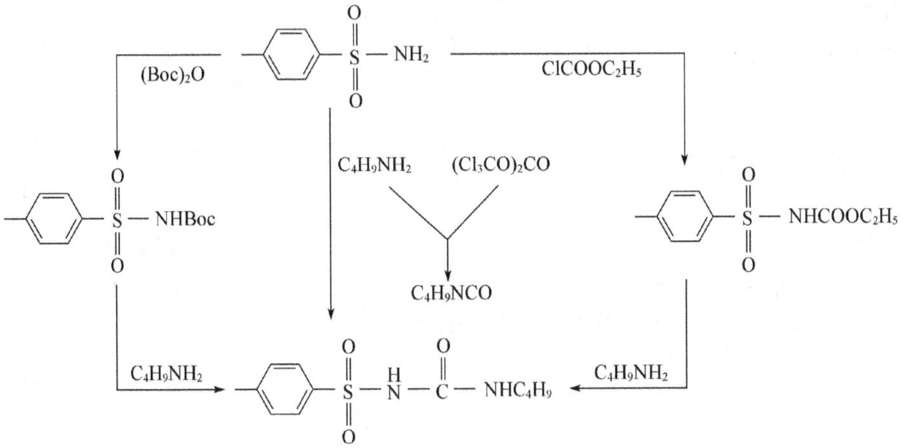

（2）制剂设计与方法提示

处方：

甲苯磺丁脲	12.5g
微晶纤维素	6.25g
硬脂酸镁	0.125g
5%PVP	适量
羧甲基淀粉钠(CMS-Na)	0.75g
制成	100 片

制法：取处方量甲苯磺丁脲、微晶纤维素、一半量的 CMS-Na 混合均匀，加适量 5%PVP 乙醇溶液，制成软材，过 16 目筛，制湿颗粒，于 60℃ 干燥 1h，整粒，加入硬脂酸镁和剩余的 CMS-Na混合均匀，检测颗粒药物含量，计算压制片重，压片。

（3）质量分析设计与方法提示

① 鉴别试验：分析甲苯磺丁脲结构特征、理化性质，参考《中国药典》，采用化学法或熔点法、紫外法、红外光谱法、HPLC 法等，至少采用 2 种或 2 种以上方法鉴别。按阿司匹林方法，考察鉴别试验的专属性。

② 杂质检查：根据合成工艺和制剂工艺，主要检查项目为有关物质(主要为合成原料和反应中间体)、碱中不溶物等。有关物质的检查可采用 HPLC 法测定，色谱条件的选择、方法学研究内容及实验要求参照阿司匹林。其他杂质检查要求同阿司匹林。

③ 含量测定：容量法或 HPLC 法，方法学考察内容与要求同阿司匹林。

（4）药效研究设计与方法提示

以正常小鼠为模型进行降血糖药效学实验设计，评价胰岛素促分泌剂的降血糖作用。阴性对照组为溶剂 0.5% CMC-Na，阳性对照组为市售的格列本脲。受试品分低、中、高 3 个剂量。方法提示如下：

雄性小鼠随机分组，每组 10 只，分别为阴性对照组(等容量 0.5% CMC-Na 溶液)、阳性对照品格列本脲组(10mg/kg)和甲苯磺丁脲 150mg/kg、300mg/kg、600mg/kg 梯度剂量组。各组小鼠禁食不禁水 3～8h 后断尾取血测给药前血糖值，灌胃给药 2h 后尾静脉取血，离心分离血清，用葡萄糖氧化酶法测定血糖值，各组小鼠血糖值及与给药前比较的降糖百分率均用均数±标准差($\overline{X}\pm S$)表示，差异显著性分析采用组间 t 检验。

2. 实验报告要求

同阿司匹林。

5.2.4　盐酸苯乙双胍及其制剂的研制

1. 方法设计

(1) 合成设计与方法提示

以氰基胍和苯乙胺盐酸盐为原料，合成目标产物。

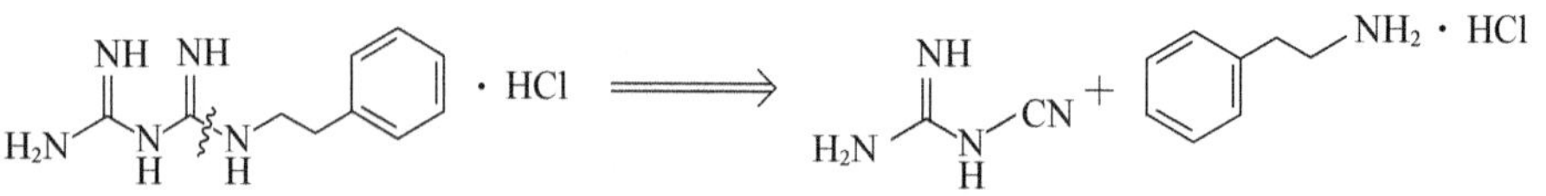

方法提示：

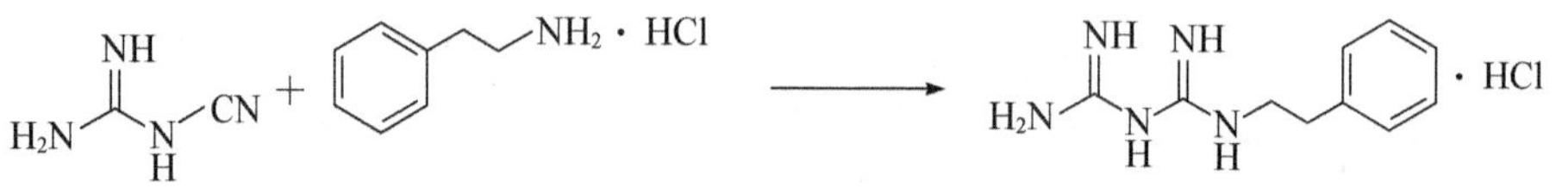

(2) 制剂设计与方法提示

处方：

盐酸苯乙双胍	2.5g
淀粉	5g
微晶纤维素	6g
CMS-Na	0.7g
淀粉浆(10%)	适量
硬脂酸镁	0.126g
制成	100 片

制法：取处方量的盐酸苯乙双胍、淀粉、微晶纤维素以及一半量的 CMS-Na 混合均匀，加入淀粉浆适量，制成软材，过 16 目筛，制湿颗粒，于 70℃干燥 1h。加入剩余的 CMS-Na 和硬脂酸镁混合均匀，整粒，检测颗粒药物含量，计算压制片重，压片。

(3) 质量分析设计与方法提示

① 鉴别试验：分析盐酸苯乙双胍结构特征、理化性质，参考《中国药典》，采用硫酸铜铵显色法、氯化物鉴别法、紫外吸收法、红外光谱法或 HPLC 法等，至少采用 2 种或 2 种以上方法鉴别。按阿司匹林方法，考察鉴别试验的专属性。

② 杂质检查：根据合成工艺和制剂工艺，原料药中特殊杂质主要为双氰胺(氰基胍)和有关物质，可参考《中国药典》中盐酸苯乙双胍和盐酸二甲双胍的有关物质检查方法，采用纸层析法或离子色谱法或 HPLC 法。色谱条件的选择、方法学研究内容及实验要求参照阿司匹林。杂质双氰胺的含量采用外标法；有关物质的限量采用不加校正因子的主成分自身对照法。注意，如果采用 HPLC 法，双氰胺在一般反相色谱上无保留，可考虑采用正相色谱法或反相离子对色谱法进行测定。其他杂质检查要求同阿司匹林。

③ 含量测定：非水滴定法和 HPLC 法，可参考《中国药典》。自制对照品，方法学考察内容与测定要求同阿司匹林。

(4) 药效研究设计与方法提示

以正常动物葡萄糖耐量实验模型，或者体外培养肝细胞的葡萄糖消耗模型进行药效学实验设计，评价双胍类的体内外抗糖尿病活性。体内实验阴性对照组为溶剂 0.5% CMC-Na，阳性对照组为市售的二甲双胍或格列本脲。受试品分低、中、高 3 个剂量。体外实验阴性对照品为溶剂无菌双蒸水，阳性对照品为二甲双胍，受试品设置 5 个等比浓度。方法提示如下：

① 体内实验：雄性小鼠随机分组，每组 10 只，分别为阴性对照组（等容量 0.5% CMC-Na 溶液）、阳性对照品格列本脲组（10mg/kg）和盐酸苯乙双胍 25mg/kg、50mg/kg、100mg/kg 梯度剂量组。各组小鼠禁食不禁水 3～8h 后断尾取血，测定给药前血糖，灌胃给药 30min 后取血，待测血糖，然后各鼠灌胃给予葡萄糖 5g/kg，于给葡萄糖后 50min 取血，离心分离血清，用葡萄糖氧化酶法测定血糖值，各组小鼠的血糖值用均数±标准差（$\overline{X}\pm S$）表示，差异显著性分析采用组间 t 检验。

② 体外实验：贴壁生长的 HepG2 细胞换以含不同组别受试品的细胞培养液，分别于 37℃、5% CO_2 孵箱内孵育 0h、6h、11h、24h、48h 后，用葡萄糖氧化酶法检测培养液中的葡萄糖含量。葡萄糖消耗量等于无细胞的平行对照孔葡萄糖含量减去各实验孔的葡萄糖含量。实验结束后，用 MTT 法检测细胞的数目与活力，对结果进行校正。葡萄糖消耗量用均数±标准差（$\overline{X}\pm S$）表示，差异显著性分析采用组间 t 检验。

2. 实验报告要求

同阿司匹林。

5.2.5　盐酸普萘洛尔及其制剂的研制

1. 方法设计

(1) 合成设计与方法提示

以 α-萘酚为原料，经醚化、胺化，合成目标产物。

方法提示：

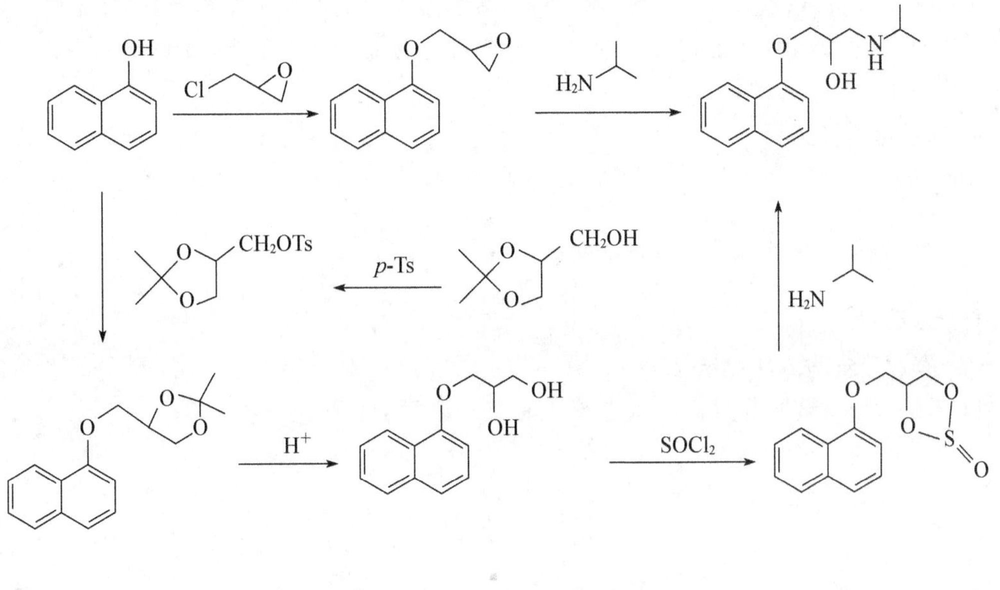

(2) 制剂设计与方法提示

处方：

盐酸普萘洛尔	400mg
枸橼酸	适量
NaCl	0.9g
注射用水	适量
制成	100mL

制法：取处方量原辅料，加入配制量80%的注射用水，溶解，加入针用活性炭0.05g，室温搅拌30min，粗滤除去活性炭，用0.22μm微孔滤膜精滤，检测含量和pH，加入注射用水调节浓度，灌装，2mL/支；灭菌。

(3) 质量分析设计与方法提示

① 鉴别试验：分析盐酸普萘洛尔结构特征、理化性质，参考《中国药典》，采用氯化物鉴别法、紫外吸收法、红外光谱法或HPLC法等，至少采用2种或2种以上方法鉴别。按阿司匹林方法，考察鉴别试验的专属性。

② 杂质检查：根据合成工艺和制剂工艺，原料药中特殊杂质为游离萘酚和有关物质；制剂中主要杂质为有关物质。有关物质的检查可采用HPLC法，以不加校正因子的主成分自身对照法计算限量。色谱条件的选择、方法学研究内容及实验要求参照阿司匹林。杂质游离萘酚的检查可采用重氮苯磺酸显色法或色谱法，其他杂质检查要求同阿司匹林。

③ 含量测定：非水滴定法和紫外法，可参考《中国药典》方法。若用紫外法测定，采用吸收系数法或对照品比较法计算含量，方法学考察内容与要求参考阿司匹林。

(4) 药效研究设计与方法提示

按照抗心律失常药物的药效学研究进行实验设计。阴性对照组为溶剂生理盐水，阳性对照组为市售的普萘洛尔针剂。受试品分低、中、高3个剂量。方法提示如下：

体重25～30g的小鼠随机分组，每组10只，分别腹腔注射不同受试品，20min后逐一将小鼠放入含氯仿棉球的倒置500mL烧杯内，至出现呼吸停止时立即取出，记录心电图。观察室颤发生率。差异显著性分析采用χ^2检验。

如果采用乌头碱、水合氯醛、肾上腺素等制造麻醉动物的心律失常模型，则在给药一定时间后，给予麻醉动物相应的造模药物，监测心律失常的发生情况。麻醉动物的给药方法参考盐酸利多卡因。

2. 实验报告要求

同阿司匹林。

5.2.6　盐酸利多卡因及其制剂的研制

1. 方法设计

(1) 合成设计与方法提示

以2,6-二甲基苯胺为原料，经酰胺化和取代反应得到目标化合物。

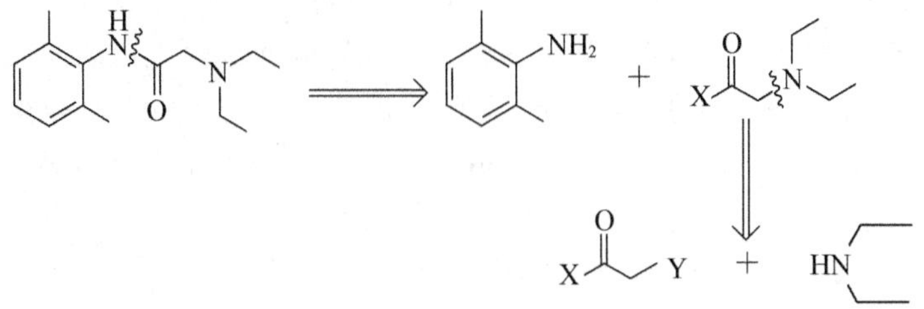

方法提示：

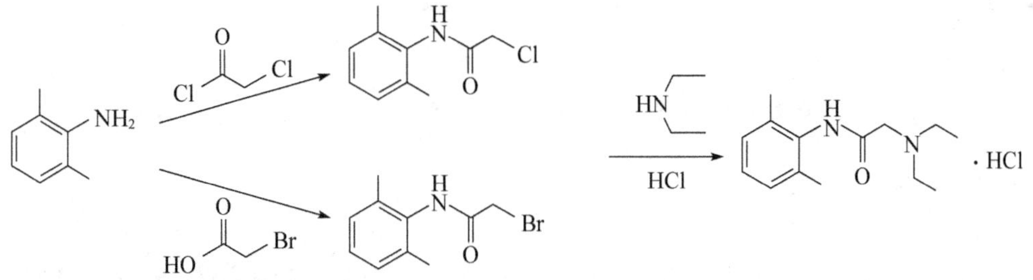

（2）制剂设计与方法提示

处方：

盐酸利多卡因	5g
盐酸或 NaOH 溶液	适量
注射用水	适量
制成	100mL

制法：取处方量原料，加入配制量 80％的注射用水，溶解，加入针用活性炭 0.05g，室温搅拌 30min，粗滤除去活性炭，用 0.22μm 微孔滤膜精滤，加入盐酸或 NaOH 溶液调节 pH，检测含量和 pH，加入注射用水调节浓度，灌装，2mL/支；灭菌。

（3）质量分析设计与方法提示

① 鉴别试验：分析盐酸利多卡因结构特征、理化性质，参考《中国药典》，可采用铜盐比色法、氯化物鉴别法、红外光谱法或 HPLC 法等，至少采用 2 种或 2 种以上方法鉴别。按阿司匹林方法，考察鉴别试验的专属性。

② 杂质检查：根据合成工艺和制剂工艺，主要杂质为 2,6-二甲基苯胺和有关物质，可采用 HPLC 法检查，以外标法或加校正因子的主成分自身对照法计算 2,6-二甲基苯胺的限量，以不加校正因子的主成分自身对照法计算有关物质的限量。色谱条件的选择、方法学研究内容及实验要求参照阿司匹林。其他杂质检查要求同阿司匹林。

③ 含量测定：非水滴定法或 HPLC 法，可参考《中国药典》。若采用 HPLC 法，自制对照品，外标法计算含量，方法学考察内容与要求同阿司匹林。

（4）药效研究设计与方法提示

以氯化钡诱发的室性心律失常为模型进行药效学实验设计，评价制剂的抗心律失常效果。阴性对照组为溶剂生理盐水，阳性对照组为市售的利多卡因针剂。受试品分低、中、高 3 个剂量。方法提示如下：

阴性对照组大鼠用水合氯醛 0.3g/kg 腹腔麻醉，暴露股静脉，插入与注射器相连的头皮针以备给药。生物信号采集系统描记正常心电图，静脉给予氯化钡 4mg/kg(0.4%溶液，1mL/kg)，立即监测心电图，出现心律失常心电图后注射生理盐水 1mL/kg，然后连续监测，直至恢复窦性频率或死亡。阳性对照组和受试品组在出现心律失常后由股静脉分别注入利多卡因 5mg/kg(0.5%溶液，1mL/kg)或 2.5mg/kg 和 10mg/kg，连续监测心电图，直至恢复窦性频率或死亡。以能否立即制止心律失常或心律失常的持续时间有无缩短为指标，评价利多卡因对氯化钡诱发心律失常的对抗作用。计量资料用均数±标准差($\overline{X}\pm S$)表示，差异显著性分析采用组间 t 检验，计数资料的差异显著性分析采用 χ^2 检验。

2. 实验报告要求

同阿司匹林。

5.2.7　抗肿瘤化合物 1(查尔酮)及其制剂的研制

1. 方法设计

(1) 合成设计与方法提示

以 2,4,6-三羟基苯乙酮为原料，经醚化、Claisen-Schmidt 反应缩合得到目标化合物。

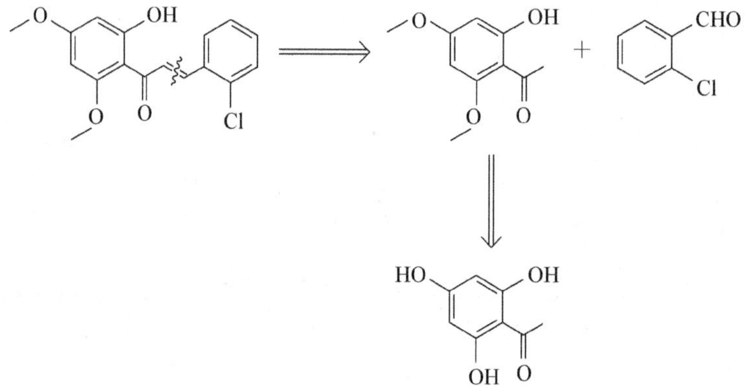

方法提示：

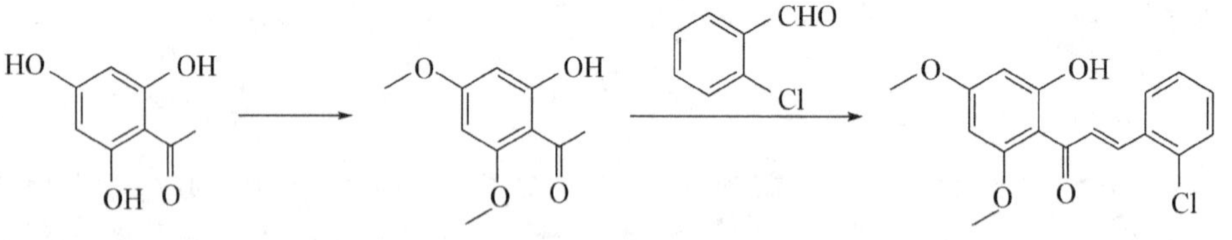

(2) 制剂设计与方法提示

① 普通制剂

处方：	查尔酮	0.5g
	乳糖	6g
	微晶纤维素	4g
	CMS-Na	0.32g
	硬脂酸镁	0.075g
	5%PVP	适量
	制成	100 粒

制法：取处方量原辅料，过 100 目筛，混合均匀，加 5% PVP 溶液适量，制湿颗粒，过 16 目筛，于 45℃干燥 1h，整粒，加入硬脂酸镁混匀，检测中间体含量，计算装量，灌装胶囊。

② 速释制剂

处方：

查尔酮	0.5g
PEG4000	4g
乳糖	6g
微晶纤维素	4g
CMS-Na	0.32g
硬脂酸镁	0.075g
10% PVP	适量
制成	100 粒

制法：原辅料过 100 目筛备用，将 PEG2000 置于坩埚中加热至熔融(55～60℃)，缓慢加入查尔酮全量，边加边搅拌，至查尔酮与 PEG2000 混合均匀，再加入乳糖、微晶纤维素，不断搅拌至冷却，混合物呈粉末状，过 50 目筛，与 CMS-Na 混匀后，加 5% PVP 溶液适量，制湿颗粒，过 16 目筛，于 45℃干燥 1h，整粒，加入硬脂酸镁混匀，检测颗粒药物含量，计算装量，灌装胶囊。

(3) 质量分析设计与方法提示

① 鉴别试验：分析查尔酮结构特征、理化性质，参考文献，采用 TLC 法、比色法、紫外光谱法、红外光谱法或 HPLC 法等，至少采用 2 种或 2 种以上方法鉴别。按阿司匹林方法，考察鉴别试验的专属性。

② 杂质检查：根据合成工艺和制剂工艺，主要杂质为合成原料与有关物质，可采用 HPLC 法检查，以加校正因子或不加校正因子的主成分自身对照法计算杂质的限量。色谱条件的选择、方法学研究内容及实验要求参照阿司匹林。其他杂质检查要求同阿司匹林。

③ 含量测定：紫外法或 HPLC 法。自制对照品，外标法计算含量，方法学考察内容与要求同阿司匹林。

(4) 药效研究设计与方法提示

采用 MTT 法评价化合物对体外培养肿瘤细胞的抑制活性。方法提示如下：

① MTT 法测定化合物查尔酮对细胞生长的抑制作用：肿瘤细胞株 HL60 和 SW620 均用 RPMI-1640 培养液常规培养，收集对数期细胞，以 2×10^4/mL 浓度接种于 96 孔板，每孔 200μL，培养于 37℃，常氧。24h 后，以 0.1%的体积比加入终浓度为 1～90μmol/L 的查尔酮(分为 5 个浓度)，以 DMSO 为溶剂对照，30μmol/L 顺铂为阳性对照，各设 3 个复孔。分别在常氧和 3%O_2 条件下培养 48h 后，每孔加入 10μL MTT 溶液(5mg/mL)，继续培养 4h 后，弃去培养液(HL60 细胞为悬浮细胞，需 1100r/min 离心 4min 后，再小心弃去上清液)，加 100μL DMSO，置摇床震荡均匀，用酶标仪在 570nm 处测定吸光度(OD 值)，计算肿瘤抑制率与 IC_{50} 值(Bliss 或 Logit 法，给出 95%可信限)。

② 化合物查尔酮对 HL60 和 SW620 细胞 DNA 的影响：称取 0.6g 琼脂糖溶于 60mL 1× TAE 缓冲液，使琼脂糖终浓度为 0.01g/mL。微波中加热 1min 使其溶解，倒入模具中使其冷

却凝固。收集上述实验处理过未经 MTT 检测的细胞，PBS 洗 2 遍（1100r/min 离心 4min，弃去上清液）。150μL Tris-EDTA 重悬。用等体积 1.2%SDS 裂解液裂解细胞，混匀，冰上静置 5min。加入 700μL 沉淀液，颠倒混匀，冰上静置 15min。室温 14000r/min 离心 15min，将上清液转移至抽提小管中，可 4℃保存或继续下一步。14000r/min 离心 1min，加 700μL 洗液洗一遍（空转片刻），14000r/min 离心 1min，用 60μL 洗脱液洗脱。20μL 洗出液用 2.5μL 6×加样缓冲液混合，上样。TAE 液，30V 进行琼脂糖凝胶电泳。取下整块凝胶，置于 EB 中染色 10～20min，紫外 312nm 观察条带。若出现梯状条带则提示凋亡现象。

2. 实验报告要求

同阿司匹林。

5.2.8 抗肿瘤化合物 2 及其制剂的研制

由教师结合科研工作选择适当化合物，按照上述药物研究思路进行方法设计与实验。

5.2.9 实验设计参考文献

1. 曹观坤. 药物化学实验技术. 北京：化学工业出版社. 2008
2. 尤启冬. 药物化学实验与指导. 中国医药科技出版社. 2007
3. 陈新谦，金有豫，汤光. 新编药物学. 北京：人民卫生出版社. 2003
4. 顾学裘. 药物制剂注解. 北京：人民卫生出版社. 1983
5. 陆彬. 药物新剂型与新技术. 北京：人民卫生出版社. 2005
6. 《中国药典》(2010 年版)二部. 2010
7. 化学药物质量标准建立的规范化过程技术指导原则.【H】GPH1－1. 2005
8. 化学药物杂质研究的技术指导原则.【H】GPH3－1. 2005
9. 魏伟，等. 药理实验方法学. 第四版. 北京：人民卫生出版社. 2010
10. 楼宜嘉. 新药临床前评价教程. 杭州：浙江大学出版社. 2007

5.3 实验报告样例

5.3.1 报告封面与目录

1. 实验报告封面样例

综合药学实验报告

研究药物：________________________________

研究成员：________________________________

研究单位：________________________________

试验起止日期：____________________________

2. 目录

一、××药学研究资料综述(药学资料 7)
二、××生产工艺的研究资料及文献资料(药学资料 8)
三、××处方及工艺的研究资料及文献资料(药学资料 8)
四、××质量研究工作的试验资料及文献资料(药学资料 10)
五、××质量标准及起草说明(药学资料 11)
六、××检验报告书(药学资料 12)
七、××主要药效学试验资料及文献资料(药理毒理研究资料 17)

5.3.2　药学部分　资料 7

1. 封面

申请分类：新药申报临床试验
注册分类：
第二部分　药学研究资料　　编号：07
药品名称：××××
资料项目名称：药学研究资料综述
研究机构名称(加盖公章)：
研究机构地址：
研究机构邮编：
研究机构电话：
研究机构主要研究者姓名(签字)：
试验者姓名：
试验起止日期：
原始资料保存地点：
申请人机构联系人姓名：
申请人机构联系人电话：
申请人机构联系人 E-mail：
申请人机构名称(公章)：

2. 主要内容

1. 品种概况：
药品名称：
注册分类：
产品功效：
在此，对本品研究有关工作和结果作综述如下：
1.1　产品研发状况简介：
1.2　社会经济效益分析：
2. 主要研究结果总结
2.1　质量标准研究及起草说明

2.1.1　×××质量研究与标准制订

对×××的质量研究包括性状、鉴别、检查、含量测定和稳定性试验，并根据研究结果制订了×××的质量标准草案。

(1) 含量限度：

(2) 性状：

(3) 鉴别：

(4) 检查：

(5) 含量测定：

(6) 贮藏：

2.1.2　××× 制剂的质量研究与标准制订

(1) 片剂处方组成：

(2) 性状：

(3) 鉴别：

(4) 检查：

(5) 含量测定：

(6) 贮藏：

2.2　剂型选择依据

该药物为口服用药，根据用量制成片剂和胶囊剂均适用。本产品选用片剂，是基于片剂更适宜生产规模化，制剂的均一性也较好。

2.3　制备工艺及研究内容

2.3.1　制备工艺(包括工艺路线及关键参数)

(1) 处方组成：

(2) 工艺流程：

2.3.2　制备工艺研究及工艺筛选和验证情况

2.3.3　中试研究结果和质量检测结果

为验证制备工艺的可行性，依制备工艺方法，制得三批中试产品，结果见表××。

表××　×××片三批中试生产数据

批　次	主药(g)	理论制成片数(片)	实际制成片数(片)	成品率(%)
××××01	1000、250	10000	9168	91.68
××××02	1000、250	10000	9238	92.38
××××03	1000、250	10000	9210	92.10

综上所述，选择片剂剂型有依据，处方和制备工艺具有很好的合理性。

直接接触药品的包装材料为铝塑，12 片/板，2 板/盒。

3. 参考文献

1. 国家食品药品监督管理局. 药品注册管理办法. 2005

2. 国家食品药品监督管理局. 药物临床试验质量管理规范. 2003

5.3.3 药学部分 资料 8

1. 封面

原料药和制剂的 8 号资料封面参照资料 7。

2. 主要内容

(1) 原料药

×××生产工艺的研究资料及文献资料

1. 品种基本情况

80 年代以来,高血压病及由其引起的一系列心血管疾病已引起人们的高度重视,开发、研制各种新型降压药已成为国内外许多机构的主要课题。研究发现血浆中醛固酮与高血压后期的器官损伤有着密切的关系。因此,抑制醛固酮在体内的生物学活性对于提高高血压病人的生活质量和生存期都有着重要意义。

×××为选择性醛固酮受体拮抗剂,由法玛西亚公司研发并在美国获准用于治疗高血压。其疗效比非选择性醛固酮受体阻断剂螺内酯高,而副作用则较螺内酯低。临床研究证明其对于改善急性心肌梗死后左心室收缩功能异常和有充血性心力衰竭病人的生存率有着很好作用。因此,开发研制×××,为广大高血压患者提供更理想的治疗手段,是一项十分有意义的工作,具有重大的社会效益和经济效益。

通用名称:×××

英文名称:×××

汉语拼音:×××

化学名称:(用系统命名)

化学结构式:

分子式:

分子量:

基本的理化性质:

本品为白色或类白色结晶粉末,无臭。本品氯仿溶液在×××nm 处的比旋度为×××°,在甲醇中的紫外最大吸收波长为 254nm。本品溶于二氯甲烷,微溶于乙醇,略溶于丙酮,在水中几乎不溶。

2. 合成工艺路线及选择依据

根据文献报道,目前×××的合成路线主要有以下三条:

2.1 合成路线一[1]

具体合成路线。

此路线是以×××作为起始原料,先消除 11-羟基得到 9,11 双键衍生物,随后依次对 17 位和 7 位进行改造,最后再将 9,11-双键环氧得目标化合物×××。

2.2 合成路线二[2]

参照合成路线一。

2.3 合成路线三[3]

参照合成路线一。

综合分析：路线一，反应路线较长，且操作复杂，中间体纯化困难须经柱层析分离，不适用于工业大生产，故此路线不理想。路线三存在第一步反应条件苛刻，辅料储存、使用危险性大等问题，此路线中7位羧酸成酯反应难以完全，因此也不是理想的合成路线。路线二也存在路线较长且用到剧毒品丙酮氰醇的问题，但是若以中间体羟酯物作为起始原料，则可以避免使用剧毒品丙酮氰醇，且合成路线短，原辅料易得、安全，反应较温和，操作方便，后处理较简单，三废处理也简单得多，适合工业化大生产。

故选择以羟酯物作为起始原料，经过上磺、脱磺、选择性环氧化得到目标产物×××。

3. 反应路线及工艺流程图

3.1　工艺反应路线

以羟酯物（Ⅰ）为起始原料，经上磺得中间体上磺物（Ⅱ），上磺物再经脱磺、环氧化反应后得到目标产物×××（Ⅳ）。再通过精制得到×××，产品工艺合理可行，质量稳定。

3.2　工艺流程图

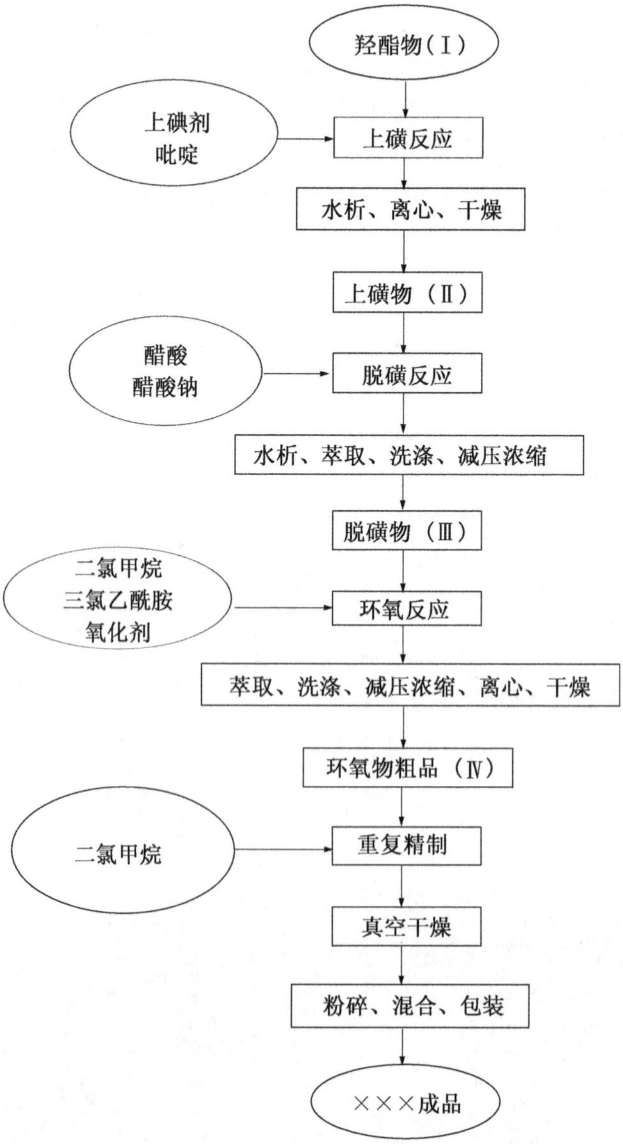

4. 工艺操作过程(合成工艺分步阐述)

4.1　上磺反应

4.1.1　工艺配比

名　称	规　格	配　比	投料量	备　注

4.1.2　详细操作过程：

4.2　脱磺反应

同上。

4.3　环氧反应

同上。

4.4　精制方法

同上。

5. 工艺优化

工　序	影响因素	实验结果	说　明
上磺	投料配比	增加吡啶倍量,收率降低	水析倍量要大
		减少水析倍量,收率降低	
脱磺	温度		
	水分		
	后处理		
环氧	中间体(Ⅲ)质量		

6. 其他

此外尚需提供原辅料来源、规格与质量标准,中间体质量标准,中试试验结果,三废处理,影响因素试验结果等。

7. 实验结果与讨论

需要提供各步反应的进程跟踪和反应终点的监测,即在实验报告中必须附上 TLC 的结果,提供各步反应的收率及总收率、结构确认所需的资料(熔点、红外、氢谱、质谱等)以及 HPLC 纯度等数据。

另外,还需对反应现象及结果进行深入讨论。

8. 参考文献

作者、题目、杂志名、发表时间(年)、卷、期、页码。

（2）制剂

×××片生产工艺的研究资料及文献资料、辅料来源及质量标准

1. 处方组成与制备工艺

1.1 处方组成见表××。

1.2 制备工艺

表×× 处方组成

原辅料	用量
原料	××g
辅料1	××g
辅料2	××g
……	……
共制成	××××片

2. 工艺流程

用框图表示。

3. 处方依据与处方工艺筛选

3.1 处方依据

根据药物理化性质、药理作用，先明确药物制剂的规格，根据药物的剂量和性质确定处方组成和制备工艺。

3.2 片剂的处方与工艺筛选

表×× ×××片剂处方筛选（湿法制粒压片）

处方组成	处方序号		
	R1	R2	R3
×××(g)			
微晶纤维素(g)	10.0	10.0	10.0
L-HPC(g)	2.5	2.5	2.5
无水乙醇	适量	—	—
40%乙醇	—	适量	—
蒸馏水	—	—	适量
硬脂酸镁(g)	0.25	0.25	0.25
硬度(kg)	5.1	4.7	5.4
外观	光洁、美观	光洁、美观	表面毛糙
崩解时间(s)			

表×× ×××片剂处方筛选（直接压片）

处方组成	处方序号		
	R4	R5	R6
×××(g)			
微晶纤维素(g)	10.0	10.0	10.0
L-HPC(g)	2.5	2.5	—
PVPP(g)	—	—	2.5
滑石粉(g)	—	1.25	1.25
微粉硅胶(g)	1.25	1.25	—
硬脂酸镁(g)	0.25	—	0.25
硬度(kg)	5.2	5.0	5.1
外观	光洁、美观	表面毛糙	光洁、美观
崩解时间(s)	132	151	127

3.3　为验证制备工艺的可行性，依制备工艺方法，制得三批中试产品，结果见表××。

表××　×××三批中试生产数据

批　次	药物(g)	理论制成片数(片)	实际制成片数(片)	成品率(%)
××××01	1000、250	10000	9168	91.68
××××02	1000、250	10000	9238	92.38
××××03	1000、250	10000	9210	92.10

由以上结果可知，该制备工艺得率较高，符合中试的要求。

4. 制剂的影响因素试验

按上述选定的处方与工艺制备×××片，并分别在强光、高温、高湿条件下进行制剂的影响因素考察。

4.1　光照

取批号为××××01 的片剂，除去包装，置于光强度 4500lx 下照射，分别放置 5 天、10 天后，取样观察及分析，并与 0 天比较。试验结果表明，本品在光照条件下，经 5 天、10 天放置后，各项指标均无明显变化，说明本品在光照条件下较稳定。

4.2　高温

取批号为××××01 的片剂，除去包装，放置在 60℃电热恒温箱中，分别放置 5 天、10 天后，取样观察及分析，并与 0 天比较。结果表明，本品在 60℃高温条件下，经 5 天、10 天放置后，各项指标无明显变化，说明本品在高温条件下稳定。

4.3　高湿

取批号为××××01 的片剂，精密称定，分别置于称量瓶中，敞口置于温度 25℃，相对湿度 90%的容器中，分别在 5 天、10 天后，取样观察及分析，并精密称定重量，与 0 天比较。结果表明，本品在高湿度(90% RH)条件下，经 5 天、10 天放置后，各项指标无明显变化，说明本品在高湿条件下稳定。

上述影响因素测得结果见表××。

表××　×××片影响因素试验结果(外观与溶出度)

时间(天)	外观色泽	溶出量(%)		
		光照	60℃高温	90% RH
0	色	%	%	%
5	色	%	%	%
10	色	%	%	%

表××　×××片影响因素试验结果(含量测定)

时间(天)	含量(%)		
	光照	60℃高温	90% RH
0	%	%	%
5	%	%	%
10	%	%	%

5. 原辅料在处方中的作用

表×× 原辅料作用

原辅料	作　用
×××	主药
微晶纤维素	稀释剂、干黏合剂
交联聚乙烯吡咯烷酮	崩解剂
滑石粉	润滑剂
硬脂酸镁	润滑剂

6. 原辅料来源及质量标准

×××药物：

微晶纤维素：德国 JRS 公司。

交联聚乙烯吡咯烷酮：美国国际特品公司。

滑石粉：

硬脂酸镁：湖州展望药业有限公司。

7. 主要参考文献

作者、题目、杂志名、发表时间(年)、卷、期、页码。

5.3.4　药学部分 资料10

1. 封面

原料药和制剂的10号资料封面分别参照资料7。

2. 内容

本节以原料药为例，制剂与之相似。在考察制剂的回收率试验时，可选用已知含量的原料药为对照。

××质量研究工作的试验资料

1. 样品来源

××(药物)样品来源：由××制药股份有限公司提供，批号为××××××。

××对照品来源：由××制药股份有限公司提供或购自××公司(用××方法测得含量为 %)。

2. 含量限度

本品含××(以"分子式"计)应为98.0%～102.0%。

3. 性状

3.1　外观色泽

本品为白色或类白色粉末，无臭、无味。对三批样品检查结果见表××。

表××　外观色泽

批　号	×××501	×××502	×××503
外观色泽	白色	白色	白色
臭	无臭	无臭	无臭
味	无味	无味	无味

3.2　溶解度

按《中国药典》二部凡例方法对本品三批样品的溶解度测定结果见表××。

表××　溶解度测定结果

溶　剂	溶解情况	结　论		
		×××501批	×××502批	×××503批
水	1∶0.9，溶解	极易溶解	极易溶解	极易溶解
0.01mol/L NaOH	1∶0.9，溶解	极易溶解	极易溶解	极易溶解
0.01mol/L HCl	1∶0.9，溶解	极易溶解	极易溶解	极易溶解
乙醇	0.01∶100，不溶	几乎不溶	几乎不溶	几乎不溶
乙醚	0.01∶100，不溶	几乎不溶	几乎不溶	几乎不溶
丙酮	0.01∶100，不溶	几乎不溶	几乎不溶	几乎不溶

结论：本品在水中极易溶解；在乙醇、乙醚或丙酮中几乎不溶；在0.1mol/L HCl溶液或0.1mol/L NaOH溶液中极易溶解。

3.3　熔点

根据差示扫描量热法(DSC)图谱(略)，本品无确定熔点，故不进行此项检查。

3.4　引湿性

取样品，按《中国药典》二部附录"药物引湿性试验指导原则"操作。结果表明本品几乎无引湿性(引湿增重小于0.2%)。

4. 鉴别

4.1　碱性酒石酸铜(斐林试剂)反应

碱性酒石酸铜试液按《中国药典》方法配制。取1mL，加本品溶液(5%)5滴，水浴加热，观测有无红色沉淀出现。结果见表××。

表××　斐林试剂法鉴别结果

批　号	结果现象	结　论
×××501	红色沉淀	阳性
×××502	红色沉淀	阳性
×××503	红色沉淀	阳性

4.2　紫外光谱法

取本品的对照品水溶液、0.01mol/L NaOH溶液和0.01mol/L HCl溶液(各约20μg/mL)，于190～400nm范围内扫描测定，结果见图(略)。本品在水和0.01mol/L HCl溶液中吸收光谱相似，在286nm附近(A1)有最大吸收；在0.01mol/L NaOH溶液中无吸收。但本品在0.01mol/L HCl溶液中不稳定，放置后，最大吸收波长处吸光度逐渐变小，直至消失，而在245～250nm处(A2)吸光度逐渐增大，呈现出吸收峰，这种变化60min后趋于平稳。结果见表××。

表××　紫外吸收光谱测定结果

放置时间(min)	本品水溶液		本品0.01mol/L盐酸溶液	
	A1	A2	A1	A2
0	0.1777	—	0.1763	—
10	0.1771	—	0.1683	0.1251
20	0.1776	—	0.1577	0.1386
30	0.1752	—	0.1473	0.1530
45	0.1755	—	0.1334	0.1653
60	0.1790	—	0.1288	0.1828
75	0.1783	—	0.1198	0.1859
105	0.1773	—	0.1130	0.2078

4.3　红外光谱法

取本品和对照品，用溴化钾压片法分别测定 IR 图谱，三批样品测得的图谱与对照品一致（图略）。

4.4　HPLC 法

照含量测定项下方法测定，记录××与对照品峰的保留时间及两者与内标峰保留时间的比值。测定结果（图略）表明：三批样品主峰保留时间及与内标峰保留时间的比值均与××对照品一致。

表××　HPLC 法鉴别结果

批　号	对照品	×××501	×××502	×××503
t_R(min)	10.63	10.66	10.65	10.66
$t_{R对(样)}/t_{R内标}$	1.522	1.502	1.507	1.502

5. 检查

5.1　有关物质

本品的有关物质检查选用高效液相色谱法测定。

5.1.1　仪器和色谱条件

仪器：Agilent 1100 高效液相色谱仪，HP ChemStations 色谱软件。

色谱条件：固定相：ODS 柱（150mm×4.6mmID，5μm）；流动相：甲醇-水（7∶3）；流速 1.0mL/min；紫外检测波长 235nm；进样量 10μL。

5.1.2　流动相的选择

根据××和有关物质（合成原料、中间体、副产物）的结构和性质，选择三种流动相[甲醇-水；甲醇-0.1%醋酸水溶液；甲醇-1.5%二乙胺水溶液（用磷酸调 pH 至 7.5），均为 7∶3 比例]进行比较，结果在三种流动相中各色谱峰均能得到基线分离。虽然以甲醇-1.5%二乙胺溶液（pH 7.5）为流动相时柱效略高些，但考虑到日常生产中操作的简便性和通用性，选择甲醇-水为有关物质检查和含量测定的流动相较为适宜。

5.1.3　方法的灵敏度

取本品约 25mg，精密称定，加甲醇 2.0mL 使溶解，加流动相稀释至 50mL，摇匀，作为供试品溶液，然后用流动相分别将供试品溶液稀释 100 倍、200 倍、1000 倍（分别相当于供试品溶液中主成分量的 1.0%、0.5%和 0.1%），分别取上述溶液 10μL，注入高效液相色谱仪，记录色谱图。所得结果见图（略）。由色谱图可知，相当于样品中主成分量 0.1%溶液的主成分峰在色谱图上清晰可见，进一步稀释，测定，根据信噪比 3∶1，测得检测限浓度为 0.05μg/mL。

5.1.4　方法专属性

取空白溶剂（即流动相）、合成原料、中间体、副产物、本品溶液以及样品与有关物质的混合溶液各 10μL，分别注入高效液相色谱仪，记录色谱图，结果见图（略）。比较各色谱图，××样品峰与各有关物峰、溶剂峰均能有效分离。

5.1.5　剧烈条件下加速破坏性试验

取本品，分别在以下条件下进行剧烈破坏试验。

酸破坏：取本品适量，精密称定，加 2mol/L 盐酸溶液 1mL，水浴中加热 15min，放冷，用碱中和后依法制成供试品溶液，取 10μL 进样测定。

碱破坏：取本品适量，精密称定，加 2mol/L 氢氧化钠溶液 1mL，水浴中加热 15min，放冷，用酸中和后依法制成供试品溶液，取 10μL 进样测定。

氧化破坏：取本品适量，精密称定，加 3%过氧化氢溶液 1mL，放置 30min，依法制成供试品溶液，取 10μL 进样测定。

高温破坏：取本品适量，精密称定，置 110℃烘箱内烘烤 3h，依法制成供试品溶液，取 10μL 进样测定。

日光照射：取本品适量，精密称定，置日光下晒数小时，依法制成供试品溶液，取 10μL 进样测定。

同法制备酸、碱、氧化剂空白溶液（不含样品），记录色谱图，比较结果（图略）。由图可知，××在上述破坏条件下均有不同程度的分解反应发生，这些降解产物峰与主峰均能得到基线分离，表明选择的色谱条件能有效地分离有关物质。从图谱看，大部分杂质峰保留时间在主峰前，故有关物质检查色谱记录时间定为主成分峰保留时间的 2 倍较适宜。

5.1.6　测定溶液的稳定性试验

按有关物质的检查方法制备测定溶液，于不同时间（0h、6h、24h、36h）进样测定，比较色谱图、杂质个数及含量。结果表明测定液在 36h 内保持稳定（图略）。

5.1.7　有关物质的检查方法

取本品约 25mg，精密称定，加甲醇 2mL 使溶解，加流动相稀释至 50mL，摇匀，作为供试品溶液。然后精密量取供试品溶液 1mL，用流动相稀释至 100mL，作为对照溶液。取对照溶液 10μL 注入高效液相色谱仪，调节仪器检测灵敏度，使主成分峰高为记录仪满量程的 20%左右，再取对照溶液和供试品溶液各 10μL，注入高效液相色谱仪，记录色谱图至主成分峰保留时间的 2 倍。供试品溶液如显示杂质峰，单个杂质峰面积不得超过对照液主峰面积的 1/5（0.2%）；各杂质峰面积之和不得大于对照液色谱图中主峰面积（1.0%），三批样品测定结果见表××。

表××　三批样品中有关物质的 HPLC 法检查结果

样品批号	总杂质（%）	最大杂质（%）
×××501	0.36	0.08
×××502	0.53	0.11
×××503	0.42	0.11

5.1.8　结论

在上述色谱条件下本品中有关物质可达到良好的分离，且灵敏度、专属性符合要求，本法可用于××中有关物质的检查。

5.2　无机阴离子

5.2.1　氯化物

分别取本品 0.5g 和 1.0g，加水溶解使成 25mL，照《中国药典》二部附录Ⅷ A 氯化物检查法检查，与标准氯化钠溶液 3.0mL、5.0mL、7.0mL 制成的对照液①、②、③比较。低浓度的供试液浅于对照液①，高浓度供试液产生的浊度浅于对照液②。

5.2.2　硫酸盐

取本品 1.0g，加水溶解使成 40mL，照《中国药典》二部附录Ⅷ B 硫酸盐检查法检查，与标准硫酸钾溶液 1.0mL、3.0mL、5.0mL 制成的对照液①、②、③比较。三批样品产生的浊度均浅于对照液①。

5.2.3　铁盐

取本品 1.0g，加水 25mL 溶解，照《中国药典》二部附录Ⅷ G 铁盐检查法检查，与标准铁溶液 1.0mL、2.0mL、3.0mL 制成的对照液①、②、③比较。三批样品产生的红色均浅于对照液①。

5.2.4　重金属

取本品 2.0g，加水适量使溶解，加 pH 3.5 的醋酸盐缓冲液 2mL，加水至 25mL，照《中国药典》二部附录Ⅷ H 重金属检查第一法检查，与标准铅溶液 1.0mL、2.0mL、3.0mL 制成的对照液①、②、③比较。三批样品产生的颜色均浅于对照液①。

以上无机阴离子检查结果见表××。

表××　无机阴离子检查结果

批　号	对照品	×××501	×××502	×××503
Cl (%)	<0.006	<0.006	<0.006	<0.006
SO_4 (%)	<0.01	<0.01	<0.01	<0.01
铁盐(%)	<0.001	<0.001	<0.001	<0.001
重金属(%)	<0.0005%	<0.0005%	<0.0005%	<0.0005%

5.3　残留溶剂测定

照残留溶剂测定法(《中国药典》二部附录ⅧP)测定。根据本品合成工艺路线，需检测的残留溶剂有乙醇、乙酸乙酯。

5.3.1　方法学研究

1) 仪器与色谱条件：Agilent 6890 气相色谱仪，HP ChemStations 色谱软件。HP-5 毛细管柱(5% phenyl methyl siloxane，30m×0.32mm×0.25μm)；柱温 55℃，气化室温 200℃，检测室温 250℃(FID)；以氮气为载气，流速 1mL/min；分流比 3∶1。Agilent 7694E 顶空自动进样仪，平衡温度 80℃，平衡时间 35min。

2) 溶液制备

定位溶液：取乙醇和乙酸乙酯适量，分别加水-DMF(1∶2)溶解，稀释，制成约 1.5mg/mL 的定位溶液，精密量取 3mL，置顶空瓶中。

对照溶液：精密称取分析纯乙醇和乙酸乙酯各约 100mg，置 50mL 量瓶中，加水-DMF(1∶2)稀释至刻度，作为储备液。精密量取储备溶液适量，用水-DMF(1∶2)稀释成含乙醇和乙酸乙酯约为 0.025mg/mL、0.05mg/mL、0.2mg/mL、0.5mg/mL 和 1.0mg/mL 的系列对照溶液，分别精密量取 3mL，置顶空瓶中。

供试品溶液：取本品约 0.5g，精密称定，加 N,N-二甲基甲酰胺(DMF)10.0mL 使溶解。精密量取该溶液 2mL 和水 1mL，置顶空瓶中，即得供试品溶液。

3) 分离度与系统适用性试验

取上述各溶液，照色谱条件项下方法测定，记录色谱图，计算分离度和理论板数，结果见表××(图略)。

表××　色谱参数测定结果

残留溶剂	保留时间 (min)	柱效 (*n*)	分离度 (*R*)
乙醇	2.89	180587	—
乙酸乙酯	3.46	203356	19.82

4）线性与检测限

精密量取系列对照溶液各 3ml，置顶空瓶中，依法测定，以对照液浓度为横坐标，相应的峰面积为纵坐标，计算回归方程和相关系数，并绘制标准曲线。

采用逐步稀释的方法，测得乙醇的最低检测限为 0.01mg，乙酸乙酯的最低检测限为 0.005mg（图略）。

表×× 标准曲线与回归方程

残留溶剂	浓度 mg/ml	0.025	0.05	0.2	0.5	1.0
乙醇	峰面积	0.88	1.80	3.65	9.75	18.25
	回归方程	$y=17.767x+0.5585, r=0.999$				
乙酸乙酯	峰面积	3.20	6.80	13.40	36.50	70.60
	回归方程	$y=68.812x+1.6717, r=0.999$				

5）精密度试验

按供试品溶液制备项下方法配制供试溶液 6 份，依法测定，计算精密度。结果测得乙醇的 RSD 为 2.0%，乙酸乙酯的 RSD 为 1.5%。

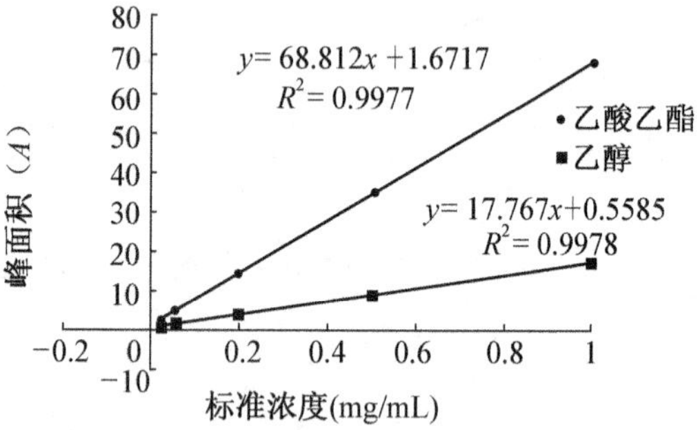

图×× 乙醇和乙酸乙酯的标准曲线

5.3.2 样品中残留溶剂测定

取本品约 0.5g，精密称定，加 N，N－二甲基甲酰胺（DMF）10.0ml 使溶解。精密量取该溶液 2ml，置顶空瓶中，加水 1.0ml，作为供试品溶液；另取乙醇、乙酸乙酯适量，加 DMF 溶解，制成各含 0.25mg/mL 的混合溶液，精密量取 2ml，置顶空瓶中，加水 1.0ml，作为对照溶液。分别取供试品溶液和对照溶液，依法测定。结果在三批样品中均未检测到乙醇，乙酸乙酯的含量采用外标法计算，均未超过 0.05%，远比中国药典规定的限度（0.5%）低，测得各样品的色谱图见图（略）。

6. 含量测定

6.1 方法的筛选

根据××的结构特点，参考文献和药典，采用 HPLC 法和非水溶液滴定法测定含量。

6.2 非水溶液滴定法

6.2.1 滴定曲线和精密度试验

取本品 0.3g，精密称定，加冰醋酸 30mL，使溶解，照电位滴定法（《中国药典》二部附录Ⅶ A），用高氯酸滴定液（0.1mol/L）滴定，并将滴定结果用空白试验校正。每 1mL 高氯酸滴定液（0.1mol/L）相当于 40.12mg 的××。按照以上方法，精密称取本品 6 份，测得平均含量 99.8%±0.06%。电位滴定数据及二阶导数曲线如下：

表×× 非水滴定精密度试验

测定次数	1	2	3	4	5	6	平均%	RSD(%)
含量(%)	99.8	99.9	99.7	99.8	99.8	99.7	99.8	0.06

表××　电位滴定数据

滴定剂体积 V(mL)	电位计读数 E(mV)	ΔE	ΔV	$\Delta E/\Delta V$	V	$\Delta(\Delta E/\Delta V)$	$\Delta^2 E/\Delta V^2$
0	291						
7.30	393						
		5	0.05	100	7.325		
7.35	398					40	800
		7	0.05	140	7.375		
7.40	405					160	3200
		15	0.05	300	7.425		
7.45	420					400	8000
		35	0.05	700	7.475		
7.50	455					1200	24000
		95	0.05	1900	7.525		
7.55	550					−1240	−24800
		33	0.05	660	7.575		
7.60	583					−400	−8000
		13	0.05	260	7.625		
7.65	596					−100	−2000
		8	0.05	160	7.675		
7.70	604					−40	−800
		6	0.05	120	7.725		
7.75	310						

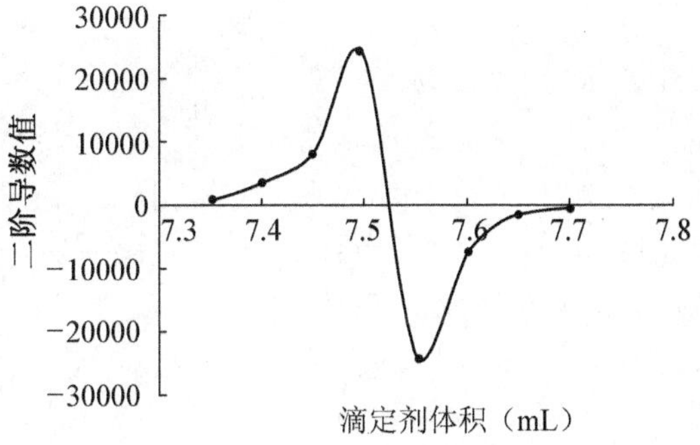

图××　电位滴定曲线图

6.2.2　中间精密度试验

取本品，分别于不同天数、不同操作人员，依法测定样品含量，计算中间精密度，结果见表××。

表××　中间精密度试验测得样品含量(%)

测定次数	不同天数			不同操作人员		
	1	2	3	1	2	3
1	99.85	99.71	99.82	99.66	99.63	99.71
2	99.76	99.97	99.99	99.67	99.67	99.97
3	99.82	99.97	100.1	99.85	99.79	99.97
日内均值	99.8	99.9	100.0	99.7	99.7	99.9
SD(%)	0.05	0.15	0.14	0.11	0.08	0.15
均值	99.9±0.10	99.8±0.10				

6.2.3 样品含量测定

依法测定三批样品的含量，结果见表××。

表×× 非水滴定法含量测定结果(n=3)

批 号	×××501	×××502	×××503
含量(%)	100.2±0.07	100.2±0.10	100.4±0.15

6.3 HPLC 法

6.3.1 色谱条件

分析柱为十八烷基硅烷键合硅胶(150mm×4.6mm ID,5μm)；流动相为甲醇-水(7∶3)；流速 1.0mL/min；紫外检测波长 235nm；地西泮为内标准；进样量 10μL。

6.3.2 内标准的选择

经比较地西泮与××有相近的色谱行为，同时地西泮的纯度也符合内标法定量要求，故选择地西泮作为本品含量测定的内标准。在上述色谱条件下进行系统适用性试验：以××色谱峰计算柱效(n)大于 4500；××与内标的分离度(R)>3；系统重复性试验 RSD=0.3%。

6.3.3 线性与范围

取本品对照品适量，精密称定，加流动相溶解并稀释成约 0.5mg/mL 的对照品溶液。另取地西泮适量，加流动相溶解并稀释成 1.0mg/mL 的内标溶液。精密吸取对照品溶液 1.0mL、2.0mL、3.0mL、4.0mL、5.0mL，分别加内标溶液 1.0mL，加流动相稀释至 10.0mL，摇匀，按上述色谱条件测定各溶液的色谱图，计算××峰面积与内标峰面积的比值，以此比值为纵坐标，××浓度为横坐标，进行线性回归，结果见表××，图××。

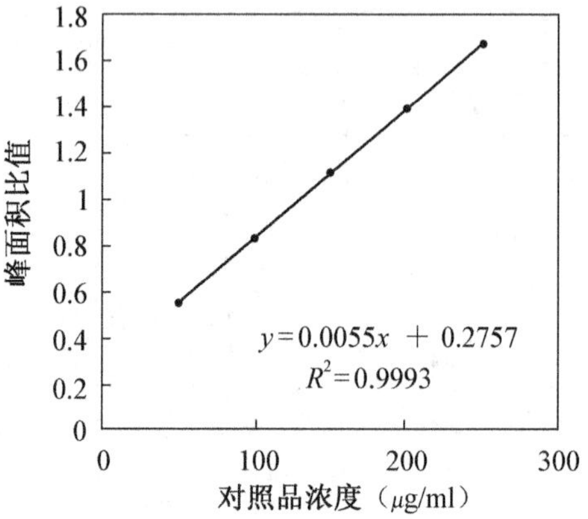

图×× HPLC 法线性关系图

表×× HPLC 法线性关系

C(μg/mL)	50.16	100.32	150.48	200.64	250.80
$A_{对}/A_{内}$	0.567	0.818	1.106	1.381	1.675
回归方程	$y=0.0055x+0.28(r=0.999)$				

6.3.4 校正因子值测定

精密吸取××对照品溶液 1.5mL、2.0mL、2.5mL，加内标溶液 1.0mL，加流动相稀释成 10.0mL，分别制成高(120%)、中(100%)、低(80%)浓度的校正因子测定液，照线性项下方法测定，计算校正因子(F)值。

表××　校正因子值测定结果

××浓度(μg/mL)	80.26	100.32	120.38
校正因子 F 值	1.214	1.224	1.225
	1.208	1.217	1.219
	1.229	1.234	1.221
平均 F 值	1.221±0.0079 (RSD=0.64%)		

6.3.5　精密度试验

精密称取××(批号×××501)适量,加流动相制成每1mL约含0.4mg、0.5mg、0.6mg的溶液(相当于测定浓度的80%、100%、120%),按含量测定项下方法测定,计算日内、日间精密度。

表××　日内日间精密度试验(n=3)

药物浓度 (mg/mL)	日内 RSD(%)	日间 .RSD(%)
0.0804	0.17	0.32
0.0984	0.26	0.82
0.1200	0.40	0.21

6.3.6　溶液稳定性试验

按含量测定项下方法配制供试品溶液,于不同时间进样,测定样品与内标物的峰面积比值,结果表明供试液72h内稳定。

表××　溶液稳定性试验

时间(h)	0	24	48	72	RSD(%)
$A_{样}/A_{内}$	0.888	0.882	0.881	0.891	0.45

6.3.7　含量测定方法

照高效液相色谱法(《中国药典》二部附录Ⅴ D)测定。

色谱条件与系统适用性试验:以十八烷基硅烷键合硅胶为填充剂;甲醇-水(7:3)为流动相;检测波长为235nm。理论板数按××峰计算不低于3000,××峰和内标物质峰的分离度应大于3。

校正因子测定:取××对照品适量,精密称定,用流动相溶解并定量稀释制成每1mL中约含0.5mg的溶液作为对照品溶液。另取地西泮适量,加流动相溶解并稀释成每1mL中约含1mg的溶液作为内标溶液。精密量取对照品溶液2mL,加内标溶液1.0mL,用流动相稀释至10.0mL,摇匀,取10μL注入高效液相色谱仪,按峰面积计算校正因子。

表××　HPLC法含量测定结果(n=3)

批　号	×××501	×××502	×××503
含　量(%)	99.0	99.6	100.3
RSD(%)	0.6	1.27	0.85

测定方法:取本品适量,照校正因子项下方法,自"精密称定"开始,同法操作、测定,计算样品含量。结果见表××(图略)。

5.3.5　药学部分　资料 11

1. 封面

原料药和制剂的 11 号资料封面分别参照资料 7。

2. 内容

以制剂为例,原料药可参考制剂格式进行编写。

××注射液质量标准草案

××注射液

拼音

英文名

本品为××的灭菌油溶液,含××(分子式)应为标示量的 93.0%～107.0%。

[性状]　本品为无色或淡黄色澄明油状液体。

[鉴别]　在含量测定项下记录的色谱图中,供试品溶液主峰的保留时间应与对照品溶液主峰的保留时间一致。

[检查]有关物质　用内容量移液管精密量取本品适量(相当于××2.5mg),置具塞试管中,加甲醇 5.0mL,旋涡提取 5min,离心(3500r/min)10min,取上清液 2.0mL,置 85℃水浴中挥干甲醇,加流动相 2.0mL 溶解残渣,旋涡提取 2min,离心(3500r/min)10min,取上清液作为供试品溶液。另取该上清液 0.10mL,加流动相稀释至 10.0mL,作为对照溶液。照含量测定项下色谱条件,取对照溶液 10μL 注入高效液相色谱仪,调节仪器检测灵敏度,使主成分峰高为记录仪满量程的 20%左右,再取对照溶液和供试品溶液各 10μL,注入高效液相色谱仪,记录色谱图至主成分峰保留时间的 2 倍,供试品溶液如显示杂质峰,单个杂质峰面积不得超过对照溶液主峰面积的 1/2(0.5%);各杂质峰面积之和不得大于对照溶液主峰面积(1.0%)。

其他　应符合注射剂项下有关的各项规定(《中国药典》二部附录Ⅰ B)

[含量测定]　照高效液相色谱法(《中国药典》二部附录Ⅴ D)测定。

色谱条件与系统适用性试验　用十八烷基硅烷键合硅胶为填充剂,以甲醇-水(7∶3)为流动相,检测波长为 235nm。理论板数按××峰计算不低于 3000,××峰和内标物质峰的分离度应大于 3。

校正因子测定　取××对照品适量,精密称定,用流动相溶解并定量稀释制成每 1mL 中约含 0.5mg 的溶液作为对照品溶液。另取地西泮适量,加流动相溶解并稀释成每 1mL 中约含 1.0mg 的溶液作为内标准溶液。精密量取对照品溶液 2mL,置 85℃水浴中挥干甲醇,加内标准溶液 1.0mL,加流动相稀释至 10.0mL,旋涡 2min,取 10μL 注入高效液相色谱仪,按峰面积计算校正因子。

测定法　用内容量移液管精密量取本品适量(相当于××2.5mg),置具塞试管中,加甲醇 5.0mL,旋涡提取 5min,离心(3500r/min)10min,精密量取上清液 2mL,置 85℃水浴中挥干甲醇,加内标准溶液 1.0mL,加流动相稀释至 10.0mL,旋涡提取 2min,离心(3500r/min)10min,取上清液 10μL 注入高效液相色谱仪,同法测定,按内标法以峰面积计算,即得。

[规格]　1mL∶2.5mg

[贮藏]　避光,密闭保存。

［有效期］ 暂定 2 年。

××注射液质量标准草案起草说明

1. 概述

2. 制备工艺

2.1　处方

××	2.5g
辅料	××g
注射用油	适量
制成	1000mL

2.2　制备工艺

取注射用油，150℃干热灭菌 1h，放冷至 50℃以下，按处方量加入××适量和辅料适量，搅拌使溶解，用干燥垂熔漏斗过滤，灌封于 1mL 干燥灭菌的安瓿中，100℃流通蒸汽灭菌 30min。每支安瓿 1mL，含××2.5mg。

3. 质量标准制订的理由

3.1　品名

中文名：××注射液

汉语拼音：×× Zhusheye

英文名：×× Injection

本品原料命名为××，参照《中国药典》对注射液的命名习惯，其注射液定名为××注射液。

3.2　含量限度

依据一般注射剂的含量限度范围和实样测定结果，三批样品的含量在 98.6%～100.3%之间，规定本品含(分子式)应为标示量的 93.0%～107.0%。

3.3　性状

根据实样描述：本品为无色或淡黄色澄明油状液体。

3.4　鉴别

采用 HPLC 法，在含量测定项下记录的色谱图中，供试品溶液主峰的保留时间应与对照品溶液主峰的保留时间一致，三批样品测定结果均符合规定。

3.5　检查

对三批样品检查结果，有关杂质含量均小于 1.0%，因此规定总杂质量不得大于 1.0%，单个杂质量不得大于 0.5%。

3.6　含量测定

采用高效液相色谱内标法测定本品含量。在设定的色谱条件下，注射液中有关物质及辅料均不干扰测定。按××峰计算理论板数，实测值 $n \geqslant 4500$，××峰和内标物峰的分离度实测值大于 4，考虑到不同色谱柱的差异，规定理论板数不低于 3000，分离度大于 3。

3.7　贮藏

根据本品稳定性考察结果，贮存条件订为：避光、密闭保存。

5.3.6 药学部分　资料12

1. 封面

原料药和制剂的12号资料封面分别参照资料7。

2. 内容

以制剂为例，一个批号一份检验报告单，原料药可参照制剂报告格式书写。

药品检验报告单

品　名	××注射液	批　号	×××502
包　装	10支/盒	数　量	5盒
规　格	1mL∶2.5mg	送样单位	
检验项目	全检	送样日期	
检验依据	××质量标准草案	报告日期	

检验项目与结果

检验项目		质量标准草案要求	实际测定结果
外观色泽		无色或淡黄色澄明油状液体	淡黄色澄明油状液体
鉴　别	HPLC法	主成分色谱峰的保留时间与对照品峰一致	主成分色谱峰的保留时间与对照品峰一致
检　查	有关物质： 单个杂质 总杂质	 <0.5% <1.0%	 0.23% 0.72%
	装量	不得少于标示量(1mL)	1.08mL
	可见异物	不得检出明显可见异物	未检出明显可见异物
含量测定	HPLC法	含××(分子式)应为标示量的93.0%～107.0%。	××含量相当于标示量的99.6%

检验结论：符合××质量标准草案	检验单位(盖章)：	
检验者(签名)：	复核者(签名)：	负责人(签名)：

5.3.7　药理毒理部分资料17

1. 封面

17号资料封面参照资料7。

2. 内容

××(受试品)对正常小鼠的降血糖作用

1. 目的

观察××对正常小鼠的降血糖作用。

2. 材料

(1) 受试品和试剂

受试品××由××提供,批号××××××,用0.5%羧甲基纤维素钠(CMC-Na)配成0.25mg/mL、0.5mg/mL和1mg/mL的混悬液。CMC-Na为××公司产品,批号××××××,临用前用蒸馏水配成0.5%溶液。葡萄糖测定试剂盒为××公司产品,批号××××××。

(2) 动物

正常ICR小鼠,雄性,购自浙江大学实验动物中心,合格证号××××××。

(3) 仪器

离心机(厂家、型号);酶标仪(厂家、型号)。

3. 方法

包括操作步骤,数据的表示法和统计学分析方法。如:

小鼠50只,随机分为5组,分别为阴性(溶剂)对照组、格列本脲(10mg/kg)阳性对照组和××低、中、高剂量组(5mg/kg、10mg/kg和20mg/kg)。小鼠禁食5h后腹腔灌胃给药,各组给药容量均为20mL/kg,于给药后2h摘眼球取血,2000r/min×10min,分离血清,用葡萄糖氧化酶法测定血糖值。数据用均数±标准差($\overline{X}\pm S$)表示,差异显著性分析采用组间t检验。

4. 结果

用专用术语对试验结果进行客观描述,并用图表的形式直观地反映主要统计数据(见表×或图×)。图表格式要规范,表用三线表,图用曲线图或柱状图,也可以是典型的生物信号采集系统得到的图谱。如:

小鼠灌胃给药2h后,与阴性对照组比较,××低剂量组与阴性对照组比较的降糖百分率为16.7%,但两组血糖值无显著性差异($P>0.05$)。其他各给药组降糖百分率均大于20%,××中、高剂量组小鼠的血糖值与阴性对照组比较有明显降低($P<0.05$和$P<0.01$),阳性药格列本脲10mg/kg组血糖值也比阴性对照组明显降低($P<0.001$)。见表××。

5. 讨论

对结果进行必要的分析讨论。如果采用的实验方法比较成熟,实验体系稳定,该部分可省略。

6. 结论

针对试验目的,从实验结果中归纳出的概括性判断。未获证据的理论推测不能写入结论。如本试验为:

××10mg/kg和20mg/kg对正常小鼠有明显的降血糖作用。

表××　××对正常小鼠血糖值的影响($n=10,\overline{X}\pm S$)

组　别	剂量	血糖值(mmol/L)	血糖降低百分率(%)
0.5% CMC-Na	20mL/kg	6.21±1.2	—
格列本脲	10mg/kg	3.68±0.52***	40.7
	5mg/kg	5.17±0.86	16.7
××	10mg/kg	4.63±0.72*	25.4
	20mg/kg	3.95±0.90**	36.4

注：t 检验，与 CMC-Na 溶剂对照组比较，* $P<0.05$；** $P<0.01$；*** $P<0.001$。

7. 参考文献

期刊书写格式为“作者. 题目. 期刊名. 发表年，卷(期)：页码.”，书籍为“作者. 书名. 卷次. 版次. 出版地：出版社. 年：起页—止页”。如：

吴昊姝，吴洪海，陈立钻，等. 养阴益气胶囊的降血糖作用研究. 中国现代应用药学. 2003，20(5)：349—351.

（刘滔，袁弘，吴昊姝，姚彤炜）

第 6 章　药物分析实验教学大纲与指导要点

6.1　教学大纲

6.1.1　课程简介

药物分析是一门应用性很强的方法学科，过硬的操作技能和善于分析思考解决实际问题的能力是进行药品质量控制和质量研究的必备条件，也是对药品检验工作质量的基本保证。因此，实验课的设计思想是加强现代药物分析的基本技能训练，以综合性、设计性、研究性实验为导向，着重培养学生发现问题、分析问题和解决问题的能力以及创新思维能力。药物分析实验内容由反映药物的鉴别、检查或含量测定的常规检验的基础训练性实验，全面评价药品质量的综合训练性实验，以建立分析方法为主的设计性实验以及模拟创新药物研究的药学综合设计性实验四部分组成。通过药物分析实验课程教学，使学生掌握药品质量分析方法的基本实验技能，具备独立开展药品质量研究工作的初步能力。

预修课程：无机化学、有机化学、分析化学(仪器分析)、药物化学。

面向对象：药学、药剂及相关专业的三、四年级学生。

6.1.2　教学目的和基本要求

药物分析实验课是药物分析课程教学的重要组成部分。通过药物分析实验课教学，旨在培养学生熟练的分析操作技能，理论联系实际的学风，严谨、科学的工作作风和对事业的高度责任心。通过基本操作训练，获得较强的从事药品质量检验工作的能力，正确掌握药物常用法定方法及规范化操作技术；通过设计性实验的训练，模拟科学研究过程，培养学生创新意识、创新精神和独立工作的能力，以及运用药物分析理论及有关基础与专业知识去解决实际问题的能力。为从事药品检验、新药研发和开展临床药学等研究工作打下基础。通过本课程的学习，使学生达到下列要求。

(1) 掌握药物的鉴别、检查、含量测定的常用方法；掌握常规容量分析和仪器分析(光谱、色谱)技术、杂质限量和药物含量的计算方法。

(2) 熟悉实验方案的设计与实施、实验条件的选择和方法学研究内容；熟悉现代分析仪器的性能与规范的使用操作。

(3) 了解药物分析与其他学科间的相互协作关系；了解药物分析实验技术在药学研究领域中的“眼睛”作用。

6.1.3 主要内容及学时分配

(1) 基础训练实验 22～30h
(2) 综合训练实验 10～18h
(3) 设计性实验 16～24h
(4) 药学综合设计性实验 96～120h

根据药品、试剂、材料、仪器等实验室客观条件,在上述(1)、(2)、(3)类实验中选择合适内容进行实验教学。包括药物的不同鉴别试验,一般杂质检查,特殊杂质检查,含量测定,药品质量的全分析以及药品的鉴别、检查、含量或物理常数的测定方法的建立与方法学评价。

上述第(4)类实验整合了《药物化学》、《药理学》、《药剂学》和《药物分析学》课程内容,可作为一门独立的药学综合设计性实验课程,模拟新药的研制过程,采取开放式教学。由学生自行设计、独立操作,完成药物的化学合成、药效试验、制剂的制备、原料药及其制剂的质量分析和药品质量标准草案制订等实验内容。

6.1.4 相关教学环节

1. 基础训练和综合训练实验

实验前布置预习内容,实验时进行课堂提问,检查学生预习情况,实验后要求实验报告提交及时,报告中应对实验结果进行分析讨论。

2. 设计性实验

学生以2～3人为1小组,采取协作学习的方式。通过实验方案的设计、课堂开题报告、实验方案的实施、撰写研究报告和论文答辩等步骤完成设计性实验学习任务。

3. 药学综合设计性实验

以4～5人为1小组,采取课内外相结合的方式,以研究生培养方式,实行全开放式教学。通过药物研制方案的设计、开题报告、实验准备与方案实施、论文撰写与答辩,完成学习任务。

6.1.5 教学方式

课堂讲解,班组讨论,集中教学与个别指导相结合,指定内容与自由选择相结合的实验教学方式。

6.1.6 考试方式及要求

采用考查方式,由平时实验成绩和实验考核成绩按一定比例综合评定。

6.1.7 主要参考书

《中国药典》(2010年版)。

6.2 实验指导

根据《高等学校药学本科专业规范》要求,药物分析实验最低学分为1.5学分,最低教学时数为 48h。从教材的基础训练实验、综合训练实验和设计性实验中，结合药品、试剂、材料等购置的难易程度和实验室仪器设备条件，选择合适的内容进行实验教学。

6.2.1　基础训练实验

总体安排：一般化学法 1 人 1 组，仪器法 2 人 1 组。这类实验主要为验证性实验，可根据实验操作的复杂性和难易程度，安排统一实验和组之间不同内容的并行实验相结合的方式进行教学，并穿插适当的实验示教或视频观摩教学，以在有限的实验教学时数内增加学生获得实验、实践的机会。

1. 药物的鉴别试验

药物的鉴别实验内容包括一般鉴别试验、专属鉴别试验、综合鉴别试验和复方制剂的鉴别试验。建议实验教学时数为 4～6h。讲解内容包括以下几个方面。

(1) 一般鉴别试验：强调某一类药物的结构特征与化学鉴别反应的关系，典型的有机药物官能团反应，如丙二酰脲类、芳香第一胺类、水杨酸盐类、有机氟化物、托烷生物碱类的鉴别；无机药物阴、阳离子的特殊反应，如钠盐、钾盐、钙盐、钡盐的焰色反应。特别应注意同一类药物中结构上的差异在具体操作和反应结果上的区别。

(2) 专属鉴别试验：强调特征鉴别试验的药物结构要求，操作条件与注意事项。

(3) 综合鉴别试验：药物的某一项鉴别试验，只能表示该药物具有某一特征，不能作为判断该药物的唯一依据，而且鉴别方法的专属性也是相对而言的，不一定是被检药物所唯有的。因此，药物的鉴别试验往往通过一组试验方法，从不同方面反映被检药物的性质，以提高鉴别的专属性和正确性。比较原料药与制剂鉴别方法的异同，不同制剂处理方法的差异，中药鉴别的特点。

(4) 复方制剂的鉴别试验：强调复方制剂和中药制剂的特点与鉴别试验的复杂性。TLC 法、HPLC 法和 GC 法的操作注意事项和系统适用性要求。

2. 药物的杂质检查

药物的杂质检查实验内容包括一般杂质的检查、残留溶剂的测定、特殊杂质的检查、制剂的特殊检查、药物的有效性试验。建议实验教学时数为 8～12h。讲解内容包括以下几个方面。

(1) 一般杂质检查实验的指导要点与注意事项

1) 比色管介绍：选择配对比色管，正确洗涤和正确使用比色管；比色管的旋摇操作（用手指握住比色管上端，利用手腕旋转的惯性使比色管向四周作圆锥形旋摇）示范；比色比浊观察方式（比浊时以黑色为背景，比色时以白色为背景，使两管受到的光线照射程度一致，让光线从正前方射入向上反射，由上而下垂直观察，比较样品管与标准管的浑浊或颜色深浅程度）。

2) 量器的正确选用：在杂质检查中允许的误差一般为±10%，量筒的绝对误差为 1mL 至数毫升，刻度吸管的绝对误差为 0.01～0.1mL，药物天平的绝对误差为 0.1g。在实验中，应根据样品、标准液的取用量，正确选用量器。例如，取标准液 2mL，允许的误差为：$x/2\times100\%=10\%$，$x=0.2$mL，故应选择刻度吸管吸取标准液；取样品 2g，允许的误差为 0.2g，可选用药物天平称取。

3) 比较氯化钠和葡萄糖中杂质限度检查的方法差异。

4）重金属检查原理与方法的选择；比较注射液中重金属限度计算方法的不同。

5）在重金属检查中若样品液有颜色，可用稀焦糖溶液调节标准液颜色。稀焦糖溶液的制备：取蔗糖置烧杯中，用小火加热使成焦状，然后加水溶解，取上清液备用。根据供试品溶液的颜色深浅，掌握加热程度和加水稀释程度，随加热温度与时间的不同，得到的水溶液呈黄、褐或棕黑色。标准管中加入的稀焦糖溶液量一般控制在1～2滴。

6）砷盐检查时导气管中醋酸铅棉花和溴化汞试纸的装填（示范）。

7）炽灼残渣和恒重操作的注意事项。

（2）残留溶剂测定实验的指导要点与注意事项

1）气相色谱仪的工作原理，填充柱、毛细管柱的性能（固定相极性，最高使用温度，色谱柱长、内径大小，固定液涂渍百分含量等）介绍；顶空进样装置的工作原理介绍。

2）仪器操作介绍：通载气，开、关机顺序；气路密封性检查（开机加热前用洗洁精水稀释液或中性肥皂水检漏。必要时进行此项检查）；气化室、柱温、检测室温度设定和载气、氢气、空气流速设定与一般原则；顶空进样参数设定；色谱软件使用介绍。

3）记录内容：色谱条件、色谱图文件号、测定液名称、保留时间、峰面积（或峰高）等参数。

4）如果没有顶空装置，可采用手动进样。对手动进样操作（进针、拔针速度要求快而果断）进行示范。

（3）特殊杂质检查实验的指导要点与注意事项

1）薄层板的制备、活化、保存与质量检查；薄层点样与展开要求；检视方法。TLC系统适用性试验内容与要求：检测灵敏度、比移值、分离效能。

自制薄层板方法如下：取光滑、平整、洗净的干燥玻板（规格10cm×20cm），备用。根据各品种项下的规定，取适量固定相，置研钵中，加约3倍量的0.5%羧甲基纤维素钠水溶液（配制后放置一周，待溶液澄清后取上清液）或水，按同一方向充分研磨混合，去除表面气泡后，用倾注法在玻板上涂布成厚度为0.2～0.3mm的薄层板，充分震荡，使成一均匀薄层，置水平位置室温下自然晾干，110℃活化30min后，立即置干燥器内备用，以免吸收湿气而降低活性，注意保存时勿使薄层表面损伤。使用前检查表面光洁、均匀程度（通过透射光和反射光检视），并在紫外灯分析仪中观察薄层荧光是否被掩盖（即由于研磨不均匀使板上出现部分暗斑），若有掩盖现象，将会影响斑点的观察，此板应弃用。

2）HPLC仪的主要部件及其作用原理和操作注意事项介绍，包括进样阀、定量环、微量注射器、定量环进样注意事项、流动相处理（过滤、脱气）、高压泵的维护（使用含酸、碱或缓冲液的流动相后的冲洗）、检测波长设置等。

3）为达到系统适用性试验要求，可适当改变色谱条件，如色谱柱内径、长度、固定相牌号、载体粒度、流动相流速、混合流动相各组分的比例（以组分比例较低者相对于自身的改变量不超过±30%，且相对于总量的改变量不超过±10%为限）、柱温、进样量、检测器的灵敏度等，但不得改变各品种项下规定的固定相种类、流动相组分、检测器类型。

4）HPLC法和GC法的系统适用性试验内容与要求。

理论板数：$n=16(t_R/W)^2$ 或 $n=5.54(t_R/W_{h/2})^2$

分离度：$R=\dfrac{2(t_{R_2}-t_{R_1})}{W_1+W_2}$ 或 $R=\dfrac{2(t_{R_2}-t_{R_1})}{1.70(W_{1,h/2}+W_{2,h/2})}$

拖尾因子：
$$T=\frac{W_{0.05h}}{2d_1}$$

重复性：连续进样 5 次，系统响应值的相对标准偏差应不大于 2.0%。

（4）制剂的特殊检查

1）含量均匀度测定方法与结果判断：取供试品 10 片，照各药品项下规定的方法，分别测定每片以标示量为100的相对含量 X，求其均值 $\overline{X}$ 和标准差 $S\left(S=\sqrt{\frac{\sum(X-\overline{X})^2}{n-1}}\right)$ 以及标示量与均值之差的绝对值 $A(A=|100-\overline{X}|)$。若 $A+1.80S\leqslant15.0$，即供试品的含量均匀度符合规定；若 $A+S>15.0$，则不符合规定；若 $A+1.80S>15.0$，且 $A+S\leqslant15.0$，则应另取 20 片（个）复试。根据初、复试结果，计算 30 片的均值 $\overline{X}$、标准差 S 和标示量与均值之差的绝对值 A，若 $A+1.45S\leqslant15.0$，即供试品的含量均匀度符合规定；若 $A+1.45S>15.0$，则不符合规定。

2）溶出度测定方法与结果判断：按各品种项下规定，采用篮法、桨法或小杯法测定。量取经脱气处理的溶出介质适量（按各药品项下规定），注入溶出杯内，实际量取体积与规定体积的偏差应不超过±1%。加温，使介质温度恒定在（37±0.5）℃后，取供试品 6 片，分别投入 6 个干燥的转篮内，将转篮降入溶出杯中，注意供试液表面不应有气泡，按各药品项下规定的转速启动仪器，计时。至规定的取样时间，吸取溶出液适量，立即经适当的微孔滤膜滤过，自取样至滤过应在 30s 内完成。取澄清滤液，照各药品项下规定的方法测定，计算出每片的溶出量。按标示含量计算，6 片中每片的溶出量均应不低于规定限度（Q）。除另有规定外，Q 为标示含量的 70%。若 6 片中有 1～2 片低于 Q，但不低于 Q−10%，且其平均溶出量不低于 Q 时，可判为符合规定。若 6 片中有 1～2 片低于 Q，其中仅有 1 片低于 Q−10%，但不低于 Q−20%，且其平均溶出量不低于 Q 时，应另取 6 片复试。初、复试的 12 片中有 1～3 片低于 Q，其中仅有 1 片低于 Q−10%，但不低于 Q−20%，且其平均溶出量不低于 Q，亦可判为符合规定。

（5）药物的有效性试验

1）氧瓶燃烧安全问题：点火的酒精灯应远离氧气钢瓶（最好有防爆措施或在通风柜内进行燃烧）。氧气从钢瓶出来应接一只缓冲瓶，瓶内装少量水，根据水泡的大小调节氧气钢瓶的减压阀。氧气出口接干燥、干净的约 25cm 长的玻璃管。使用的燃烧瓶必须绝对干净，不能有痕量的有机溶剂。通氧气时将氧气出口端的玻璃管伸入燃烧瓶，接近液面处，但不碰到液面，向四周旋转玻管，以除去瓶中空气而使充满氧气（示范。注意氧气流速，勿使瓶内液体溅到玻管上）。

2）操作方法：包裹样品的无灰滤纸可用直径 11cm 的圆形定量滤纸对折成 4 层，按药典规定大小剪取、折叠，然后摊平，称取滤纸重，加样称重后，按折痕折叠包裹样品，注意勿使样品损失。将包裹样品的滤纸包固定在铂丝的螺旋处，注意松紧度适宜，以免燃烧过程中样品掉落入吸收液内或由于固定得过紧而使燃烧不完全，并将滤纸尾部朝下（示范）。在燃烧瓶内按规定加入吸收液，小心急速通入氧气约 1～2min，点燃包有供试品的滤纸尾部，立即将瓶塞呈 45°塞入瓶内，按紧瓶塞，用少量水封住瓶口，使样品燃烧完全（吸收液中应无黑色碎片）。燃烧完毕后应充分振摇并放置一定时间，待烟雾消失，吸收完全后再进行下一步操作。

3）镍铬丝的处理：在分析要求不高的情况下可用镍铬丝替代铂金丝以降低实验消耗。取 1～2kW 镍铬丝一根，切割成约 30cm 长度，将一端绕成螺旋状，另一端熔封入燃烧瓶塞的下端(密封、不漏气),用6%过氧化氢淬火3～4次,然后用无灰滤纸包裹苯甲酸或蔗糖适量,置充满氧气的燃烧瓶中燃烧7～8次,如此处理后的镍铬丝降低了弹性,增加了韧性。

3. 药物的含量测定

药物的含量测定实验内容包括酸碱滴定法、非水溶液滴定法、氧化还原滴定法、紫外-可见分光光度法、GC法、HPLC法、旋光法和凯氏定氮法。建议实验教学时数为10～12h。讲解内容包括以下几个方面。

(1) 制剂取样量与含量计算:如要求取相当于主药x量的片粉,该怎么取?可根据平均片重和片剂规格量,计算相当于规定量主药的片粉重量(片粉重量/x=平均片重/标示量)。制剂的含量计算(相当于标示量的百分含量)。

(2) 容量分析:滴定操作与终点判断注意事项;滴定反应的计量关系与滴定度计算;制剂中辅料对含量测定的干扰和排除干扰的方法。

(3) 电位滴定法:滴定原理,电极处理方法、电位滴定装置搭建、滴定方法与终点的确定。

电位滴定操作:将盛有供试品溶液的烧杯置电磁搅拌器上,浸入电极(以玻璃电极为指示电极、饱和甘汞电极为参比电极),在不断搅拌下,自滴定管中分次滴加滴定液;开始时可每次加入较多的量,待读数稳定后记录电位;离终点较近时,则应每次加入少量滴定剂,搅拌,记录电位,至突跃点已过,仍应继续滴加几次滴定液,按下表记录滴定体积与相应电位。

滴定剂体积V(mL)	电位计读数E(mV)	ΔE	ΔV	$\Delta E/\Delta V$	V	$\Delta(\Delta E/\Delta V)$	$\Delta^2 E/\Delta V^2$
0	15						
7.00	236						
7.10	247						
7.20	263						
		15	0.05	300	7.225		
7.25	278						
		27	0.05	540	7.275		
7.30	305					960	19200
		75	0.05	1500	7.325		
7.35	380					−940	−18800
		28	0.05	560	7.375		
7.40	408						
		14	0.05				
7.45	422						
7.50	430						

并计算ΔE、ΔV、$\Delta E/\Delta V$、$\Delta(\Delta E/\Delta V)$、$\Delta^2 E/\Delta V^2$等值,用内插法求出等当点体积(Ve):

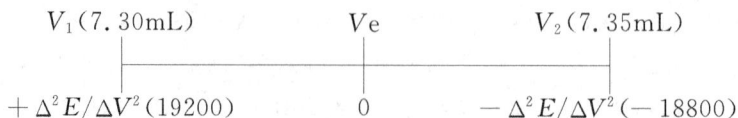

V_1(7.30mL)　　　　Ve　　　　V_2(7.35mL)

$+\Delta^2 E/\Delta V^2$(19200)　　　　0　　　　$-\Delta^2 E/\Delta V^2$(−18800)

$$\frac{7.35-7.30}{-18800-19200}=\frac{Ve-7.30}{0-19200},\ Ve=7.30+0.05\left(\frac{0-19200}{-18800-19200}\right)=7.325\text{mL}$$

(4) 紫外-可见分光光度法:紫外仪的使用,比色皿的配对、洗涤和使用,测定波长核对,吸光度读数范围和样品液浓度，空白试验，含量计算方法。计算光谱法消除干扰的原理及应用范围，如差示光谱法、三点校正法。

(5) 色谱法：色谱条件选择与系统适用性试验；反相离子对 HPLC 法原理与应用范围；HPLC 中不同检测器检测原理与应用范围；GC 法定量方法与适用范围。

(6) 旋光法：旋光仪介绍、比旋度定义、测定方法、注意事项与含量计算。

(7) 氮测定法：半微量凯氏定氮法测定原理与操作方法，包括消解、蒸馏、滴定三大步骤以及注意事项。

6.2.2　综合训练实验

对药品质量的评价应全面考察各项分析指标，药物的性状、鉴别、检查和含量测定在药品质量评价上缺一不可，任何一项分析项目不合要求，即被认定为药品质量不合格。本章的指导要点是：药品质量全分析内容、药品质量标准的规范性表述、原料药与各种制剂的质量标准内容差异、不同制剂的前处理方法。建议实验教学时数为 10～18h。

6.2.3　设计性实验

由教师命题，可根据实验室条件，教学时数和学生人数，同时提出多个设计性实验内容供学生选择。学生自行组合学习小组，自由选择实验题目，根据题目内容与要求，自行查阅有关文献，写出开题报告。报告内容应包括研究背景或意义、文献综述、实验方案设计依据、测定原理、具体操作方法、含量或限量计算、实验所需主要仪器与试药、可能出现的问题及解决方法。并在课堂内进行答辩或由指导老师进行个别指导，提出修改意见。学生进一步完善实验方案后，向实验室预约实验时间，准备试药配制，仪器调试，在一定时间范围内完成实验任务。指导教师对学生实验中出现的问题及时进行指导，大型仪器的使用由技术员、助教进行现场培训指导。根据实验内容难易、繁简程度，采取集中教学和开放式教学相结合的方式。建议实验教学时数为 16～24h。对于不同设计性实验，指导要点如下，可采取设问、讨论形式进行指导。

1. 鉴别试验设计

(1) 药物的结构、理化特性与区别、鉴别方法的选择，化学法与仪器法并用。

(2) 复杂体系中被测物的鉴别如何排除干扰？即如何验证方法的专属性，包括阴性对照和阳性对照试验。

(3) 预计实验中可能遇到的问题及解决的方案，设计备选方案，提高实验的成功率。

(4) 对结果的判断必须有充分的理论依据、详尽的实验数据和必要的图谱。

2. 杂质检查方法设计

(1) 有关物质检查：着重强调色谱条件的选择，杂质限量控制方法的设定与计算，以及对建立的限度试验方法的评价(检测限、专属性、耐用性)。

(2) 合成药物的色谱纯度检查：结合药物化学实验，根据合成路线，考察可能存在的有关杂质(如起始原料、合成中间体、副产物或降解物等)对测定的干扰，分析待测物与干扰物的结构、理化性质差别，选择适当的色谱条件，建立合成产物的色谱纯度分析方法。

(3) 残留溶剂的测定：根据残留溶剂的限量要求，设计对照液和供试液的浓度与配制方法。色谱条件的选择，方法评价(专属性、检测限或定量限、精密度、耐用性)，样品中残留溶剂的含量计算。

(4) 药物中砷盐检查方法比较：Ag-DDC 法测定装置介绍，方法特点，与古蔡氏法比较有何异同？如何对药物中砷盐进行定量？根据药物结构，选择有机破坏后测定法或直接测定法。若需有机破坏则进行破坏方法设计，同时设计标准砷斑制备方法。

3. 含量测定方法设计

(1) 光谱法：着重波长选择方法设计，排除干扰物原理和实验内容，药物含量测定方法的回收率试验和专属性评价，含量计算。

(2) 色谱法：正相、反相 HPLC 色谱系统的转换，注意事项，适用范围，方法比较，含量计算以及方法学研究内容，根据实际情况，考察方法的线性、精密度、专属性、回收率或耐用性。

(3) 制剂处方与工艺比较：结合药剂学实验，对不同处方、不同工艺或影响因素考察结果的产品进行质量分析，比较以上制剂因素对药品质量的影响，同时设计多个定量分析方法对不同处理的制剂样品分别进行分析，比较各种分析方法的差异和适用性。

4. 体内药物分析方法设计

药物在体内存在状态分析，尿样、血样收集与前处理方法设计，药物含量测定的 HPLC 色谱条件选择，标样配制，定量计算和统计处理，方法学考察(可根据实际情况，选择专属性、线性、准确度、精密度或稳定性进行评价)。

6.2.4 药学综合设计性实验

将药物分析、药物化学、药剂学、药理学实验内容进行有机整合，独立设置一门综合性实验课。模拟新药研制过程，由学生自行设计、独立操作，完成新药的实验研究和注册资料撰写。可结合大学生科研训练计划，实行开放式教学。

根据学生人数并行设立多个药物研制课题，一个课题安排 1～2 个课题组进行实验，学生 4～5 人为一课题组，选择其中一个研究内容。各组分别进行实验设计、实验操作与报告撰写，完成药物合成、药物制剂、质量分析和药效试验的研制任务，并通过论文答辩。

根据教学时数和实验室条件等因素，在合成、制剂、分析和药效试验四个方面内容中可有重点地进行教学。如对 A 药物的研制着重于药物合成，而对 B 药物着重于制剂，对 C 药物着重于质量分析，对 D 药物则着重于药效试验。对于重点研究的内容在实验设计上要求更高一些，实验所需时间也就更多一些，在成绩评定中比重就大一些。在公布课题时应说明不同药物的研究重点，由学生自行选择。本实验可安排 3 次集中上课时间：

第一次：公布课题内容，介绍教学方式方法、实验目的要求、分组安排、课程进度、考试考查形式以及实验设计要求。规定不同设计内容(如合成、分析、制剂、药效实验)的提交期限和老师分组点评时间。

第二次：在多数同学快完成实验研究任务时进行第二次集中教学，介绍新药注册资料内容与撰写格式、要求。通知论文答辩相关信息，即考核要求与时间安排。

第三次：集中进行论文答辩(每个课题组汇报 25～30min，答辩 20～25min)，规定提交电子版注册资料和 PPT 的期限。最后由教师对课程进行总结。

(姚彤炜)

附　录

附录1　新药质量研究中相关指导原则

1.1　化学药物质量标准建立的规范化过程技术指导原则(节选)

本指导原则针对药物研发的不同情况(原料药及各种制剂)和申报的不同阶段(申请临床研究、申报生产等),阐述质量研究和质量标准制订的一般原则和内容,重点强调药物研发的自身规律、质量研究和质量标准的阶段性,以及质量标准建立的规范化过程。

基本内容分四个部分:质量标准建立的基本过程、药物的质量研究、质量标准的制订和质量标准的修订。

1.1.1　质量标准建立的基本过程

药物质量标准的建立主要包括以下过程:确定质量研究的内容、进行方法学研究、确定质量标准的项目及限度、制订及修订质量标准。以上过程密切相关,相互支持。

1. 质量研究内容的确定

药物的质量研究是质量标准制订的基础,质量研究的内容应尽可能全面,既要考虑一般性要求,又要有针对性。确定质量研究的内容,应根据所研制产品的特性(原料药或制剂)、采用的制备工艺,并结合稳定性研究结果,以使质量研究的内容能充分地反映产品的特性及质量变化的情况。

(1) 研制药物的特性

原料药一般考虑其结构特征、理化性质等;制剂应考虑不同剂型的特点、临床用法,复方制剂不同成分之间的相互作用,以及辅料对制剂安全性和有效性的影响(如眼用制剂中的防腐剂、注射剂中的抗氧剂或稳定剂等)。

(2) 制备工艺对药物质量的影响

原料药通常考虑在制备过程中所用的起始原料及试剂、制备中间体及副反应产物,以及有机溶剂等对最终产品质量的影响。制剂通常考虑所用辅料、不同工艺的影响,以及可能产生的降解产物等。同时还应考虑生产规模的不同对产品质量的影响。

(3) 药物的稳定性

确定质量研究内容时还应参考药物稳定性的研究结果,应考虑在贮藏过程中质量可能发生的变化和直接接触药品的包装材料对产品质量的影响。

2. 方法学研究

方法学研究包括方法的选择和方法的验证。通常要根据选定的研究项目及试验目的选择试验方法。一般要有方法选择的依据,包括文献依据、理论依据及试验依据。常规项目通常可采用药典收载的方法。鉴别项应重点考察方法的专属性;检查项重点考察方法的专属性、灵敏度和准确性;有关物质检查和含量测定通常要采用两种或两种以上的方法进行对比研究,比较方法的优劣,择优选择。选择的试验方法应经过方法的验证。

3. 质量标准项目及限度的确定

质量标准的项目及限度应在充分的质量研究基础上,根据不同药物的特性确定,以达到控制产品质量的目的。质量标准中既要设置通用性项目,又要设置针对产品自身特点的项目,能灵敏地反映产品质量的变化情况。质量标准中限度的确定通常基于安全性、有效性的考虑,研发者还应注意工业化生产规模产品与进行安全性、有效性研究样品质量的一致性。对一般杂质,可参照现行版《中国药典》的常规要求确定其限度,也可参考其他国家的药典。对特殊杂质,则需有限度确定的试验或文献的依据。

4. 质量标准的制订

根据已确定的质量标准的项目和限度,参照现行版《中国药典》的规范用语及格式,制订出合理、可行的质量标准。质量标准一般应包括药品名称(通用名、汉语拼音名、英文名)、化学结构式、分子式、分子量、化学名(对原料药)、含量限度、性状、理化性质(原料药)、鉴别、检查(原料药的纯度检查项目、与剂型相关的质量检查项目等)、含量(效价)测定、类别、规格(制剂)、贮藏、制剂(原料药)、有效期等项内容。各项目应有相应的起草说明。

5. 质量标准的修订

(1) 质量标准的阶段性

按《药品注册管理办法》(试行),药品的质量标准分为临床研究用质量标准、生产用试行质量标准、生产用正式质量标准。药物研发阶段的不同,其质量标准制订的侧重点也应不同。临床研究用质量标准重点在于保证临床研究用样品的安全性,质量标准中的质量控制项目应全面,限度应符合临床研究安全性和有效性的要求。生产用试行质量标准可根据生产工艺中试研究或工业化生产规模产品质量的变化情况,并结合临床研究的结果对质量标准中的项目或限度做适当的调整和修订;在保证产品质量可控性、安全性和有效性的同时,还要注重质量标准的实用性;质量标准试行期间,需继续对质量标准中项目的设置、采用的方法及设定的限度进行研究,积累多批产品的实测数据,在试行标准转正时进行修订。

(2) 质量标准的修订

随着药物研发的进程、分析技术的发展、产品质量数据的积累以及生产工艺的放大和成熟,质量标准应进行相应的修订。研发者通常还应考虑处方工艺变更、改换原料药生产单位等对质量标准的影响。质量标准的完善过程通常要伴随着产品研发和生产的始终。一方面使质量标准能更客观、全面及灵敏地反映产品质量的变化情况,并随着生产工艺的成熟和稳定以及产品质量的提高,不断提高质量标准;另一方面是通过实践验证方法的可行性和稳定性,并随着新技术的发展,不断地改进或优化方法,使项目设置更科学、合理,方法更成熟、稳定,操作更简便、快捷,结果更准确、可靠。

1.1.2 药物的质量研究

1. 质量研究用样品和对照品

药物质量研究一般需采用试制的多批样品进行,其工艺和质量应稳定。临床前的质量研究工作可采用有一定规模制备的样品(至少三批)进行。临床研究期间,应对中试或工业化生产规模的多批样品进行质量研究工作，进一步考察所拟订质量标准的可行性。研发者需注意工业化生产规模产品与临床前研究样品和临床研究用样品质量的一致性，必要时在保证药品安全有效的前提下，亦可根据工艺中试研究或工业化生产规模产品质量的变化情况，对质量标准中的项目或限度做适当的调整。

新的对照品应当进行相应的结构确证和质量研究工作，并制定质量标准。

2. 原料药质量研究的一般内容

原料药的质量研究应在确证化学结构或组分的基础上进行。原料药的一般研究项目包括性状、鉴别、检查和含量测定等几个方面。

(1) 性状

1) 外观、色泽、臭、味、结晶性、引湿性等：此为药物的一般性状，应予以考察，并应注意在贮藏期内是否发生变化，若有变化，应如实描述，如遇光变色、易吸湿、风化、挥发等情况。

2) 溶解度：通常考察药物在水及常用溶剂(与该药物溶解特性密切相关的、配制制剂、制备溶液或精制操作所需用的溶剂等)中的溶解度。

3) 熔点或熔距：熔点或熔距是已知结构化学原料药的一个重要的物理常数，熔点或熔距数据是鉴别和检查该原料药的纯度指标之一。常温下呈固体状态的原料药应考察其熔点或受热后的熔融、分解、软化等情况。结晶性原料药一般应有明确的熔点，对熔点难以判断或熔融同时分解的品种应同时采用热分析方法进行比较研究。

4) 旋光度或比旋度：旋光度或比旋度是反映具光学活性化合物固有特性及其纯度的指标。对这类药物，应采用不同的溶剂考察其旋光性质，并测定旋光度或比旋度。

5) 吸收系数：化合物对紫外-可见光的选择性吸收及其在最大吸收波长处的吸收系数，是该化合物的物理常数之一，应进行研究。

6) 其他：如液体原料药应考察相对密度、凝点、馏程、折光率、黏度；脂肪与脂肪油类药物应研究碘值、酸值、皂化值、羟值等。

(2) 鉴别

原料药的鉴别试验要采用专属性强，灵敏度高、重复性好，操作简便的方法，常用的方法有化学反应法、色谱法和光谱法等。

1) 化学反应法：选择官能团专属的化学反应进行鉴别。包括显色反应、沉淀反应、盐类的离子反应等。

2) 色谱法：可采用 GC 法、HPLC 法的保留时间及 TLC 法的比移值(R_f)和显色等进行鉴别。

3) 光谱法：常用的光谱法有红外吸收光谱法和紫外-可见吸收光谱法。红外吸收光谱法是原料药鉴别试验的重要方法，应注意根据产品的性质选择适当的制样方法。紫外-可见吸收光谱法应规定在指定溶剂中的最大吸收波长，必要时，规定最小吸收波长；或规定几个最大吸收波长处的吸光度比值或特定波长处的吸光度，以提高鉴别的专属性。

(3) 检查

检查项目通常应考虑安全性、有效性和纯度三个方面的内容。药物按既定的工艺生产和正常贮藏过程中可能产生需要控制的杂质，包括工艺杂质、降解产物、异构体和残留溶剂等。因此要进行质量研究，并结合实际制订出能真实反映产品质量的杂质控制项目，以保证药品的安全有效。

1）一般杂质：包括氯化物、硫酸盐、重金属、砷盐、炽灼残渣等。对一般杂质，试制产品在检验时应根据各项试验的反应灵敏度配制不同浓度系列的对照液，考察多批数据，确定所含杂质的范围。

2）有关物质：主要是在生产过程中带入的起始原料、中间体、聚合体、副反应产物以及贮藏过程中的降解产物等。有关物质研究是药物质量研究中关键性的项目之一，其含量是反映药物纯度的直接指标。对药物的纯度要求，应基于安全性和生产实际情况两方面的考虑。因此，允许含一定量无害或低毒的共存物，但对有毒杂质则应严格控制。毒性杂质的确认主要依据安全性试验资料或文献资料。与已知毒性杂质结构相似的杂质，亦被认为是毒性杂质。具体内容可参阅《化学药物杂质研究的技术指导原则》。

3）残留溶剂：由于某些有机溶剂具有致癌、致突变、有害健康、危害环境等特性，且残留溶剂亦在一定程度上反映精制等后处理工艺的可行性，故应对生产工艺中使用的有机溶剂在药物中的残留量进行研究。具体内容可参阅《化学药物有机溶剂残留量研究的技术指导原则》。

4）晶型：许多药物具有多晶型现象。因物质的晶型不同，其物理性质会有不同，并可能对生物利用度和稳定性产生影响，故应对结晶性药物的晶型进行研究，确定是否存在多晶型现象；尤其对难溶性药物，如果其晶型有可能影响药物的有效性、安全性及稳定性时，则必须进行其晶型的研究。晶型检查通常采用熔点、红外吸收光谱、粉末X-射线衍射、热分析等方法。对于具有多晶型现象，且为晶型选型性的药物，应确定其有效晶型，并对无效晶型进行控制。

5）粒度：用于制备固体制剂或混悬剂的难溶性原料药，其粒度对生物利用度、溶出度和稳定性有较大影响时，应检查原料药的粒度和粒度分布，并规定其限度。

6）溶液的澄清度与颜色、溶液的酸碱度：溶液的澄清度与颜色、溶液的酸碱度是原料药质量控制的重要指标，通常应作此两项检查，特别是制备注射剂用的原料药。

7）干燥失重和水分：此两项为原料药常规的检查项目。含结晶水的药物通常应测定水分，再结合其他试验研究确定所含结晶水的数目。质量研究中一般应同时进行干燥失重检查和水分测定，并将两者的测定结果进行比较。

8）异构体：异构体包括顺反异构体和光学异构体等。由于不同的异构体可能具有不同的生物活性或药代动力学性质，因此，须进行异构体的检查。具有顺、反异构现象的原料药应检查其异构体。单一光学活性的药物应检查其光学异构体，如对映体杂质检查。

9）其他：根据研究品种的具体情况，以及工艺和贮藏过程中发生的变化，有针对性地设置检查研究项目。如聚合物药物应检查平均分子量等。抗生素类药物或供注射用的原料药（无菌粉末直接分装），必要时检查异常毒性、细菌内毒素或热原、降压物质、无菌等。

（4）含量（效价）测定

凡用理化方法测定药物含量的称为“含量测定”，凡以生物学方法或酶化学方法测定药物效价的称为“效价测定”。化学原料药的含量（效价）测定是评价产品质量的主要指标之一，应选择适当的方法对原料药的含量（效价）进行研究。

3. 制剂质量研究的一般内容

药物制剂的质量研究，通常应结合制剂的处方工艺研究进行。质量研究的内容应结合不同剂型的质量要求确定。与原料药相似，制剂的研究项目一般亦包括性状、鉴别、检查和含量测定等几个方面。

（1）性状

制剂的性状是考察样品的外形和颜色。如片剂应描述是什么颜色的压制片或包衣片（包薄膜衣或糖衣），除去包衣后片芯的颜色，以及片子的形状，如异形片（长条形、椭圆形、三角形等）；片面有无印字或刻痕或有商标记号等也应描述。硬胶囊剂应描述内容物的颜色、形状等。注射液一般为澄明液体（水溶液），但也有混悬液或粘稠性溶液，需注意对颜色的描述，还应考察贮藏过程中性状是否有变化。

（2）鉴别

通常采用灵敏度较高、专属性较强、操作较简便、不受辅料干扰的方法对制剂进行鉴别。鉴别试验一般至少采用两种以上不同类的方法，如化学法和 HPLC 法等。必要时对异构体药物应有专属性强的鉴别试验。

（3）检查

各种制剂需进行的检查项目，除应符合相应的制剂通则中的共性规定（具体内容请参照现行版《中国药典》附录中制剂通则）外，还应根据其特性、工艺及稳定性考察结果，制订其他的检查项目。如口服片剂、胶囊剂除按制剂通则检查外，一般还应进行溶出度、杂质（或已知杂质）等检查；缓控释制剂、肠溶制剂、透皮吸收制剂等应进行释放度检查；小剂量制剂（主药含量低）应进行含量均匀度检查；注射剂应进行 pH 值、颜色（或溶液的颜色）、杂质（或已知杂质）检查，注射用粉末或冻干品还应检查干燥失重或水分，大体积注射液检查重金属与不溶性微粒等。必要时注射剂要进行异常毒性、升压物质、降压物质的研究。

制剂应对工艺过程与贮藏过程中产生的杂质进行考察，考察重点是降解产物。

制剂工艺中若使用了有机溶剂，应根据所用有机溶剂的毒性和用量进行残留溶剂的检查。

静脉注射剂处方中加有抗氧剂、抑菌剂、稳定剂和增（助）溶剂等，眼用制剂处方中加有防腐剂等，口服溶液剂、埋植剂和黏膜给药制剂等处方中加入了影响产品安全性和有效性的辅料时，应视具体情况进行定量研究。

（4）含量（效价）测定

通常应采用专属、准确的方法对药物制剂的含量（效价）进行测定。

4. 方法学研究

（1）方法的选择及验证的一般原则

通常应针对研究项目的目的选择有效的质量研究用试验方法。方法的选择要有依据，包括文献的、理论的及试验的依据。常规项目可采用药典收载的方法，视不同情况进行相应的方法验证工作，以保证所用方法的可行性；针对所研究药品的试验方法，应经过详细的方法学验证，确认方法的可行性。

（2）常规项目试验的方法

常规试验可参照现行版《中国药典》凡例和附录收载的方法进行。如溶解度、熔点、旋光度或比旋度、吸收系数、凝点、馏程、相对密度、折光率、黏度、碘值、酸值、皂化值、羟值、pH 值、水分、干燥失重、粒度、重金属、炽灼残渣、砷盐、氯化物、硫酸盐、溶液的澄清度与颜色、崩解时限、热原（剂量要经过实验探索，或参考有关文献）、细菌内毒素、微生物限度、异常毒性、升压物质、降压物质、不溶性微粒、融变时限、重（装）量差异等。同时还应考虑所研究药品的特殊情况，注意药典方法是否适用，杂质、辅料等是否对试验结果有影响等问题。必要时可对方法的操作步骤等做适当的修订，以适应所研究药品的需要，但修订方法需要有相应的试验或文献依据。若采用与现行版药典不同的方法，则应进行详细的方法学研究，明确方法选择的依据，并通过相应的方法学验证以证实方法的可行性。

(3) 针对所研究药品的试验方法

针对所研究药品的试验方法，如鉴别、杂质检查、残留溶剂检查、制剂的溶出度或释放度检查以及含量测定等，均应在详细的方法学研究基础上确定适宜的试验方法。关于方法学验证的具体要求可参阅《化学药物质量控制分析方法验证的技术指导原则》、《化学药物杂质研究的技术指导原则》、《化学药物有机溶剂残留量研究的技术指导原则》等相关的技术指导原则，以及现行版《中国药典》附录中有关的指导原则。

1) 鉴别：原料药的鉴别试验常用的方法有化学反应法、色谱法和光谱法等。化学反应鉴别试验应明确反应原理，特别在研究结构相似的系列药物时，应注意与可能存在的结构相似的化合物的区别，并要进行实验验证。光学异构体药物的鉴别应具有专属性。对一些特殊品种，如果用以上三类方法尚不能鉴别时，可采用其他方法，如用粉末 X-射线衍射方法鉴别矿物药和不同晶型等。

制剂的鉴别试验，其方法要求同原料药。通常尽可能采用与原料药相同的方法，但需注意：由于多数制剂中均加有辅料，应排除制剂中辅料的干扰；有些制剂的主药含量甚微，必须采用灵敏度高、专属性强、操作较简便的方法，如色谱法等。

2) 杂质检查：杂质检查通常采用色谱法，研发者可根据杂质的性质选用专属性好、灵敏度高的薄层色谱法、高效液相色谱法和气相色谱法等，有时也可采用呈色反应等方法。

原料药通常采用粗产品、起始原料、中间体和破坏试验降解产物对杂质的检查方法进行优化，确定适宜的试验条件。

高效液相色谱法用于测定杂质含量时，应参照现行版《中国药典》附录要求，并根据杂质的实际情况，可以选择：杂质对照品法；加校正因子的自身对照法；不加校正因子的自身对照法。由于不同物质的响应因子会有不同，因此，应对杂质相对于主成分的响应因子进行详细的研究，并根据研究结果确定适宜的方法。

制剂中杂质的检查方法基本同原料药，但要研究制剂中辅料对杂质检查的干扰，并应设法排除辅料的干扰。

3) 溶出度：溶出度检查方法的选择：转篮法，以 100r/min 为主；桨法，以 50r/min 为主。溶出量一般为 45min 70%以上，小杯法用于规格小的品种。

溶出介质通常采用水、0.1mol/L 盐酸溶液、缓冲液(pH 值 3～8 为主)。对在上述溶出介质中均不能完全溶解的难溶性药物，可加入适量的表面活性剂，如十二烷基硫酸钠等。若介质中加入有机溶剂，如异丙醇、乙醇等应有试验或文献的依据，且尽量选用低浓度，必要时应与生物利用度比对。

溶出度测定首先应按规定对仪器进行校正，然后对研究制剂的溶出度测定方法进行研究，如选择转速、介质、取样时间、取样点等。待以上条件确定后，还应对该测定条件下的线性范围、溶液的稳定性、回收率等进行考察；胶囊剂还应考察空心胶囊的影响。在研究新药的口服固体制剂时，不论主药是否易溶于水，在处方和制备工艺研究中均应对溶出情况进行考察，以便改进处方和制备工艺。主药易溶于水的品种，如制剂过程不改变其溶解性能，溶出度项目不一定订入质量标准。如是仿制已有国家标准的药品，则应与被仿制的制剂进行溶出度比较。

溶出度测定时，取样数量和对测定结果的判断可按现行版《中华人民共和国药典》附录的规定进行。测定中除按规定的条件外，还应注意介质的脱气、温度控制以及取样位置等操作。使用桨法时，因样品的位置不如转篮法固定，使得检查结果可能产生较大的差异，故必要时需进行两种方法的比较。

4）释放度：缓释与控释制剂，按《中国药典》附录释放度第一法检查。肠溶制剂，按《中国药典》附录释放度第二法检查。透皮贴剂，按《中国药典》附录释放度第三法检查。释放度检查所用的溶出介质，原则上与溶出度相同，但缓控释制剂应考察其在不同 pH 介质中的释放情况。如是仿制已有国家标准的药品，还应与被仿制产品进行释放度的比较。

5）含量测定：原料药的纯度要求高，限度要求严格。如果杂质可严格控制，含量测定可注重方法的准确性，一般首选容量分析法。用生物效价法测定的原料药，若改用理化方法测定，需对两种测定方法进行对比。

由于紫外分光光度法的专属性低，准确性又不及容量法，一般不用于原料药的含量测定；若确需采用紫外分光光度法测定含量时，可用对照品同时测定进行比较计算，以减少不同仪器的测定误差。

气相色谱法一般用于具有一定挥发性的原料药的含量测定。高效液相色谱法与气相色谱法一样具有良好的分离效果，主要用于多组分抗生素、甾体激素类和用其他测定方法受杂质干扰的原料药的含量测定。定量方法有外标法和内标法(气相色谱一般采用内标法)。外标法所用的对照品应有确定的纯度，在适当的保存条件下稳定。内标物质应选易得的，不对测定产生干扰的，且保留时间和响应与被测物接近的化学物质。所用的填充剂一般首选十八烷基硅烷键合硅胶；如经试用上述填充剂不合适，可选用其他填充剂。流动相首选甲醇-水或乙腈-水系统。

制剂含量测定要求采用的方法具有专属性和准确性。由于制剂的含量限度一般较宽，故可选用的方法较多，主要有：① 色谱法。主要采用高效液相色谱法和气相色谱法。复方制剂或需经过复杂分离除去杂质与辅料干扰的品种，或在鉴别、检查项中未能专属控制质量的品种，可以采用高效液相色谱法或气相色谱法测定含量。② 紫外分光光度法。该法测定宜采用对照品法，以减少不同仪器间的误差。若用吸收系数($E_{1cm}^{1\%}$)计算，其值宜在 100 以上；同时还应充分考虑辅料、共存物质和降解产物等对测定结果的干扰。测定中应尽量避免使用有毒的及价格昂贵的有机溶剂，宜用水、各种缓冲液、稀酸、稀碱溶液作溶剂。③ 比色法或荧光分光光度法。当制剂中主药含量很低或无较强的发色团以及杂质影响紫外分光光度法测定时，可考虑选择显色较灵敏、专属性和稳定性较好的比色法或荧光分光光度法。

制剂的含量测定一般首选色谱法。

1.1.3　质量标准的制订

1. 质量标准制订的一般原则

质量标准主要由检测项目、分析方法和限度三方面内容组成。在全面、有针对性的质量研究基础上，充分考虑药物的安全性和有效性，以及生产、流通、使用各个环节的影响，确定控制产品质量的项目和限度，制订出合理、可行的、并能反映产品特征和质量变化情况的质量标准，有效地控制产品批间质量的一致性及验证生产工艺的稳定性。质量标准中所用的分析方法应经过方法学验证，应符合“准确、灵敏、简便、快速”的原则，而且要有一定的适用性和重现性，同时还应考虑原料药和其制剂质量标准的关联性。

2. 质量标准项目和限度的确定

（1）质量标准项目确定的一般原则

质量标准项目的设置既要有通用性，又要有针对性（针对产品自身的特点），并能灵敏地反映产品质量的变化情况。

原料药质量标准中的项目主要包括药品名称（通用名、汉语拼音名、英文名）、化学结构式、分子式、分子量、化学名、含量限度、性状、理化性质、鉴别、检查（纯度检查及与产品质量相关的检查项等）、含量（效价）测定、类别、贮藏、制剂、有效期等项内容。其中检查项主要包括酸碱度（主要对盐类及可溶性原料药）、溶液的澄清度与颜色（主要对抗生素类或供注射用原料药）、一般杂质（氯化物、硫酸盐、重金属、炽灼残渣、砷盐等）、有关物质、残留溶剂、干燥失重或水分等。其他项目可根据具体产品的理化性质和质量控制的特点设置。例如：① 多晶型药物，如果试验结果显示不同晶型产品的生物活性不同，则需要考虑在质量标准中对晶型进行控制。② 手性药物，需要考虑对异构体杂质进行控制。消旋体药物，若已有单一异构体药物上市，应检查旋光度。③ 直接分装的无菌粉末，需考虑对原料药的无菌、细菌内毒素或热原、异常毒性、升压物质、降压物质等进行控制。

制剂质量标准中的项目主要包括药品名称（通用名、汉语拼音名、英文名）、含量限度、性状、鉴别、检查（与制剂生产工艺有关的及与剂型相关的质量检查项等）、含量（效价）测定、类别、规格、贮藏、有效期等项内容。其中口服固体制剂的检查项主要有溶出度、释放度（缓释、控释及肠溶制剂）等；注射剂的检查项主要有 pH 值、溶液的澄清度与颜色、澄明度、有关物质、重金属（大体积注射液）、干燥失重或水分（注射用粉末或冻干品）、无菌、细菌内毒素或热原等。其他项目可根据具体制剂的生产工艺及其质量控制的特点设置。例如脂质体，在生产过程中需要用到限制性（如 ICH 规定的二类溶剂）的有机溶剂，则需考虑对其进行控制；另还应根据脂质体的特点，设置载药量、包封率、泄漏率等检查项。

（2）质量标准限度确定的一般原则

质量标准限度的确定首先应基于对药品安全性和有效性的考虑，并应考虑分析方法的误差。在保证产品安全有效的前提下，可以考虑生产工艺的实际情况，以及兼顾流通和使用过程的影响。研发者必须要注意工业化生产规模产品与进行安全性、有效性研究样品质量的一致性，也就是说，实际生产产品的质量不能低于进行安全性和有效性试验样品的质量，否则要重新进行安全性和有效性的评价。

质量标准中需要确定限度的项目主要包括主药的含量、与纯度有关的性状项（旋光度或比旋度、熔点等）、纯度检查项（影响产品安全性的项目：残留溶剂、一般杂质和有关物质等）和有关产品品质的项目（酸碱度、溶液的澄清度与颜色、溶出度、释放度等）等。

现行版《中国药典》对一些常规检查项的限度已经进行了规定，研发者可以参考。如一般杂质（氯化物、硫酸盐、重金属、炽灼残渣、砷盐等）、溶出度、释放度等。对有关产品品质的项目，其限度应尽量体现工艺的稳定性，并考虑测定方法的误差。对有关物质和残留溶剂，则需要有限度确定的试验或文献依据；还应考虑给药途径、给药剂量和临床使用情况等；对化学结构不清楚的或尚未完全弄清楚的杂质，因没有合适的理化方法，可采用现行版《中国药典》附录规定的一些方法对其进行控制，如异常毒性、细菌内毒素或热原、升压物质、降压物质检查等。限度应按照药典的规定及临床用药情况确定。

3. 质量标准的格式和用语

质量标准应按现行版《中国药典》和《国家药品标准工作手册》的格式和用语进行规范，注意用词准确、语言简练、逻辑严谨，避免产生误解或歧义。

4. 质量标准的起草说明

质量标准的起草说明是对质量标准的注释，研发者应详述质量标准中各项目设置及限度确定的依据（注意列出有关的研究数据、实测数据和文献数据）以及部分研究项目不订入质量标准的理由等。该部分内容也是研发者对质量控制研究和质量标准制订工作的总结，如采用检测方法的原理、方法学验证、实际测定结果及综合评价等。质量标准的起草说明还是今后执行和修订质量标准的重要参考资料。

1.1.4　质量标准的修订

1. 质量标准修订的必要性

随着药物研发的进程（临床前研究、临床研究、生产上市），人们对产品特性的认识不断深入，通过生产规模的放大和工艺稳定成熟的过程，多批产品实测数据的积累，以及临床使用情况，药品的质量标准应进行适当的调整和修订；使其项目和限度更合理。同时随着分析技术的发展，改进或优化方法，使检测方法更成熟、更稳定，操作更简便，以提高质量标准的质量。

2. 质量标准修订的一般原则

质量标准的修订完善过程通常要伴随着产品研发和生产的始终。一方面使质量标准能更客观、全面及灵敏地反映产品质量的变化情况，并随着生产工艺的稳定和成熟，不断地提高质量标准；另一方面通过实践证实方法的可行性和稳定性，并随着新技术的发展，不断地改进或优化方法，修订后的方法应优于原有方法。

产品上市后，若发生影响其质量控制的变更，研发者应进行相应的质量研究和质量标准的修订工作。例如原料药的制备工艺发生改变、制剂处方中的辅料或生产工艺发生改变、改换制剂用原料药的生产单位、改变药品规格等。

由于动物与人的种属差异及有限的临床试验病例数，使一些不良反应在临床试验阶段没有充分暴露出来，故在产品上市后仍要继续监测不良反应的发生情况，并对新增不良反应的原因进行综合分析。如与产品的质量有关（杂质含量），则应进行相关的研究（如改进处方工艺及贮存条件等），提高杂质限度要求，修订质量标准。

1.2　化学药物杂质研究的技术指导原则（节选）

任何影响药物纯度的物质统称为杂质。杂质的研究是药品研发的一项重要内容。它包括选择合适的分析方法，准确地分辨与测定杂质的含量并综合药学、毒理及临床研究的结果确定杂质的合理限度。这一研究贯穿于药品研发的整个过程。由于药品在临床使用中产生的不良反应除了与药品本身的药理活性有关外，有时与药品中存在的杂质也有很大关系。例如，青霉素等抗生素中的多聚物等高分子杂质是引起过敏的主要原因。所以规范地进行杂质的研究，并将其控制在一个安全、合理的限度范围之内，将直接关系到上市药品的质量及安全性。

本指导原则是在借鉴国外相关指导原则的基础上，结合我国新药研发的实际情况制定的。由于新药研究的探索性很强，每种药品的具体研究情况差异有可能很大，本指导原则不可能涵盖杂质研究的全部，仅提供了一个基本的研究思路和方法。

1.2.1　杂质的分类

药品中的杂质按其理化性质一般分为三类：有机杂质、无机杂质及残留溶剂。按照其来源，杂质可以分为工艺杂质（包括合成中未反应完全的反应物及试剂、中间体、副产物等）、降解产物、从反应物及试剂中混入的杂质等。按照其毒性分类，杂质又可分为毒性杂质和普通杂质等。杂质还可按其化学结构分类，如其他甾体、其他生物碱、几何异构体、光学异构体和聚合物等。本指导原则主要按照杂质的理化性质分类。

有机杂质包括工艺中引入的杂质和降解产物等，可能是已知的或未知的、挥发性的或不挥发性的。由于这类杂质的化学结构一般与活性成分类似或具渊源关系，故通常又可称之为有关物质。

无机杂质是指在原料药及制剂生产或传递过程中产生的杂质，这些杂质通常是已知的，主要包括反应试剂、配位体、催化剂、重金属、其他残留的金属、无机盐、助滤剂、活性炭等。

残留溶剂是指在原料药及制剂生产过程中使用的有机溶剂，其研究可参考有机溶剂残留量研究的技术指导原则。

对映异构体杂质属于杂质范畴，有关此类杂质的研究将在手性化合物研究指导原则中另行规定，本指导原则不作重复讨论。

生产过程中引入的外来污染物、原料药的不同晶型不属于本文讨论范畴。

1.2.2　分析方法

1. 分析方法的选择

（1）有机杂质的分析方法

有机杂质的检测方法包括化学法、光谱法、色谱法等，因药物结构及降解产物的不同采用不同的检测方法。通过合适的分析技术将不同结构的杂质进行分离、检测，从而达到对杂质的有效控制。随着分离、检测技术的发展与更新，高效、快速的分离技术与灵敏、稳定、准确、适用的检测手段相结合，几乎所有的有机杂质均能在合适的条件下得到很好的分离与检测。在质量标准中，目前普遍采用的杂质检测方法主要为高效液相色谱法、薄层色谱法、气相色谱法和毛细管电泳法。应根据药物及杂质的理化性质、化学结构、杂质的控制要求等确定适宜的检测方法。由于各种分析方法均具有一定的局限性，因此在进行杂质分析时，应注意不同原理的分析方法间的相互补充与验证，如 HPLC 与 TLC 及 HPLC 与 CE 的互相补充、反相 HPLC 系统与正相 HPLC 系统的相互补充、HPLC 不同检测器检测结果的相互补充等。

（2）无机杂质的分析方法

无机杂质的产生主要与生产工艺过程有关。由于许多无机杂质直接影响药品的稳定性，并可反映生产工艺本身的情况，了解药品中无机杂质的情况对评价药品生产工艺的状况有重要意义。对于无机杂质，各国药典都收载了经典、简便而又行之有效的检测方法。对于成熟生产工艺的仿制，可根据实际情况，采用药典收载的方法进行质量考察及控制。对于采用新生产工艺生产的新药，鼓励采用离子色谱法及电感耦合等离子发射光谱-质谱（ICP-MS）等分析技术，对产品中可能存在的各类无机杂质进行定性、定量分析，以便对其生产工艺进行合理评价，并为制定合理的质量标准提供依据。

通常情况下，不挥发性无机杂质采用炽灼残渣法进行检测。某些金属阳离子杂质（银、铅、汞、铜、镉、铋、锑、锡、砷、锌、钴与镍等）笼统地用重金属限度检查法进行控制。因在药品生产中遇到铅的机会较多，且铅易积蓄中毒，故作为重金属的代表，以铅的限量表示重金属限度。如需对某种（些）特定金属离子或上述方法不能检测到的金属离子作限度要求，可采用专属性较强的原子吸收分光光度法或具有一定专属性的经典比色法（如采用药典已收载的铁盐、铵盐、硒等的检查法检测药品中微量铁盐、铵盐和硒等杂质）。虽然重金属检查法可同时检测砷，但因其毒性大，且易带入产品中，故需采用灵敏度高、专属性强的砷盐检查法进行专项考察和控制，各国药典收载的方法已历经多年验证，行之有效，应加以引用。

由于硫酸根离子、氯离子、硫离子等多来源于生产中所用的干燥剂、催化剂或 pH 调节剂等，考察其在产品中的残留量，可反映产品纯度，故应采用药典中的经典方法进行检测。如生产中用到剧毒物（如氰化物等），须采用药典方法检测可能引入产品中的痕量残留物。

对于药典尚未收载的无机杂质（如磷酸盐、亚磷酸盐、铝离子、铬离子等）的检测，可根据其理化特性，采用具有一定专属性、灵敏度等的方法，如离子色谱法、原子吸收分光光度法、比色法等。

2. 分析方法的验证

杂质检测方法的验证应参照相关的技术指导原则进行，重点在于专属性和灵敏度的验证。专属性系指在其他成分可能共存的情况下，采用的方法能准确测定出被测杂质的特性。检测限是反映分析方法灵敏度的一个重要指标，所用分析方法的检测限一定要符合质量标准中对杂质限度的要求，最低检测限不得大于该杂质的报告限度。

为验证杂质分析方法的专属性，对于原料药，可根据其合成工艺，采用各步反应的中间体（尤其是后几步反应的中间体）、立体异构体、粗品、重结晶母液等作为测试品进行系统适用性研究，考察产品中各杂质峰及主成分峰相互间的分离度是否符合要求，从而验证方法对工艺杂质的分离能力。

为了考察方法能否有效检测出原料药或制剂中的降解产物，还可根据药物的化学结构特点、制剂的处方与工艺、储存条件等选用合适的酸、碱、光、热、氧化反应等加速破坏性试验来验证分析方法的专属性，必要时可采用二极管阵列检测器、质谱检测器等检测峰的纯度。因为在强制降解试验条件下产生的降解产物较药品货架期产生的降解产物复杂、未知杂质多，分离难度大，上述分析方法可有效地显示各色谱峰的纯度，以免因分离度不符合要求，导致分析结果的不准确。如不具备检测峰纯度的试验条件，可通过适当调整流动相的组成或比例使各色谱峰的相对保留时间发生改变，用同一份经加速破坏试验的供试品溶液进样，然后比较流动相调整前后杂质峰的个数；也可采用 TLC 法比较同一份经加速破坏试验的供试品溶液在不同展开系统下的斑点个数及位置，以此佐证杂质分析方法的专属性。

强制降解试验对于未知杂质的分离度考察是非常必要的，其目的主要是提供关于杂质（特别是降解物）与主成分的分离情况、样品稳定性及降解途径等重要信息。在试验过程中，应注意破坏性试验要适度，应着重考察敏感条件。如产品在一定条件下稳定，则无必要再提高条件的剧烈程度进行重复试验。破坏试验的程度暂无统一要求，一般以强力破坏后主成分的含量仍占绝大部分为宜。此时已产生了一定量的降解产物，与样品长期放置的降解情况相似，考察此情况下的分离度更具有实际意义。要达到这种破坏程度，需要在研究过程中进行摸索，先通过初步试验了解样品对光、热、湿、酸、碱、氧化条件的基本稳定情况，然后进一步调整破坏性试验条件(如光照强度、酸碱浓度、破坏的时间、温度等)，以得到能充分反映降解产物与主成分分离的结果和图谱。另外，通过比较试验前后主峰面积的变化，还可粗略估算降解物对主成分的相对响应因子，了解样品在各种条件下的稳定性，为包装及贮藏条件的选择等提供信息。对于性质相对稳定的药品，如有充分的文献依据或试验数据，则可以免做强制降解试验。

3. 有机杂质的定量方法

有机杂质的检测一般多采用 HPLC 法，有时也采用 TLC、GC 等其他方法。如采用 HPLC 法，须采用峰面积法，具体定量方法有：① 外标法(杂质对照品法)、② 加校正因子的主成分自身对照法、③ 不加校正因子的主成分自身对照法、④ 峰面积归一化法。①法定量比较准确，采用时应对对照品进行评估和确认，并制订质量要求。②法应对校正因子进行严格测定，仅适用于已知杂质的控制。③法的前提是假定杂质与主成分的响应因子基本相同。一般情况下，如杂质与主成分的分子结构相似，其响应因子差别不会太大。④法简便快捷，但因各杂质与主成分响应因子不一定相同、杂质量与主成分量不一定在同一线性范围内、仪器对微量杂质和常量主成分的积分精度及准确度不相同等因素，所以在质量标准中采用有一定的局限性。

有关物质中包括已知杂质和未知杂质。已知杂质对主成分的相对响应因子在 0.9～1.1 范围内时，可以用主成分的自身对照法计算含量，超出 0.9～1.1 范围时，宜用杂质对照品法计算含量，也可用加校正因子的主成分自身对照法。理想的定量方法为已知杂质对照品法与未知杂质不加校正因子的主成分自身对照法两者的结合。研究人员可根据实际情况选用合适的定量方法。

在选择合适的分析方法时还应考虑生产能力及质量控制的可行性等技术因素。尽管在附件中规定的限度精确到小数点后第二位，但并不意味着在日常的生产质控中所用的分析方法也要如此精确。如经过必要的验证，也可采用薄层色谱法等分析方法。在研发过程中，如果分析方法有改变，则应进行方法改变前后所得分析结果的可比性研究。

对于 TLC 法，通常采用杂质对照品法和主成分自身对照法进行控制，后者仅限于杂质斑点的颜色与主成分斑点颜色一致的情况下使用。

1.2.3　杂质检测数据的积累

杂质检测数据的积累是制定质量标准中杂质限度的重要依据之一，它包括药品研制过程中所有批次样品(包括用于安全性、临床研究的样品)的杂质检测数据。应该对大于报告限度的各杂质的检测结果进行汇总，各杂质应以编号或保留时间作为标识以便区分识别。

检测结果应提供具体试验数据(如杂质的保留时间及含量)，不能笼统地表述为“符合要求”或“合格”等。每批样品中大于报告限度的任何杂质都应在其检测报告中加以体现和说明，如要放宽附件 1 及附件 2 中杂质的报告限度，则应提供合理的依据。大于报告限度的任何杂质均应统计在内，并计入总杂质中。如杂质含量小于 1.0%，则报告的数据应精确到小数点后第二位；如杂质含量大于 1.0%，则报告的数据可精确到小数点后第一位。建议采用表格的形式，列出每批样品的批号、批量、生产日期与地点、生产工艺、单个杂质及总杂质的含量、产品的用途(如临床研究、稳定性考察等)与所用分析方法有关的参考文献。对于制剂，还应注明所用原料药的批号、制剂的内包装及其封闭物及贮存条件等。

方法学研究中杂质分离度和检测限的图谱、代表性批次的图谱、采用其他杂质检测方法所得的图谱、加速及长期稳定性试验的图谱等，可以辅助说明产品中杂质的概况。如有必要，申报单位还应提供所有批次产品的杂质概况(如色谱图等)。

建议列表说明每一次安全性研究与临床研究用样品的原料药的批号。药物研发者应将药品在合成、纯化、制剂制备与贮存过程中实际或可能产生的杂质尽量全面地加以总结，还应对合成过程中引入的杂质、可能会由原材料带入成品中的杂质、降解产物、原料药与辅料或内包装材料、封闭物之间的反应产物等作出评估。对合成过程中引入杂质的评估，应仅限于对现有化学反应条件下可能产生的杂质。对检测杂质所做的研究工作，包括小试与中试样品的杂质实测结果，以及为了鉴定样品贮存过程中可能产生杂质而进行的加速破坏降解试验的结果等，均应进行归纳总结，从而为杂质限度的确定提供参考。此外，还应对整个研发过程中的实验室规模、中试规模样品的杂质情况进行比较，如果杂质的种类、数量及含量不一致，则应进行合理的分析。

对于超过鉴定限度的杂质应作进一步的研究，确定其来源，推测其可能的结构，进而判断该杂质对药物安全性的影响；对于在稳定性研究中产生的超过鉴定限度的降解产物也应做相应的研究。对于未超过鉴定限度的杂质一般不需进行结构研究。对于可能具有特殊的生理活性或毒性的杂质，则应进行结构确证和安全性验证。

在杂质研究时，应根据具体的生产工艺，对原料药制备过程中涉及的无机物进行检测，根据整个研发过程中的实验室规模、中试规模样品的实测情况，对催化剂、重金属等无机杂质带入成品中的可能性进行评估，就质量标准中是否收载这些无机杂质检测项目进行必要的讨论说明，并提供相关的试验数据和文献依据。

1.2.4　杂质限度的制订

在制订质量标准中杂质的限度时，首先应从安全性方面进行考虑，尤其对于有药理活性或毒性的杂质；其次应考虑生产的可行性及批与批之间的正常波动；还要考虑药品本身的稳定性。在质量标准的制订过程中应充分论证质量标准中是否收载某一杂质检测项目及其限度制订的合理性。可根据稳定性考察、原料药的制备工艺、制剂工艺、降解途径等的研究及批次检测结果来预测正式生产时产品的杂质概况。当杂质有特殊的药理活性或毒性时，分析方法的定量限及检出限应与该杂质的控制限度相适应。设定的杂质限度不能高于安全性数据所能支持的水平，同时也要与生产的可行性及分析能力相一致。在确保产品安全的前提下，杂质限度的确定主要基于中试规模以上产品的实测情况，考虑到实际生产情况的误差及产品的稳定性，往往对限度做适当放宽。如果各批次间的杂质含量相差很大，则应以生产工艺稳定后的产品为依据，确定杂质限度。

除降解产物和毒性杂质外，已在原料药质量标准中控制，且在制剂过程中含量没有增加的杂质，制剂中一般不再控制。

1. 有机杂质的限度确定

质量标准中对有机杂质的限度规定应包括每一个已知杂质、未知杂质及总杂质。共存的异构体和抗生素的多组分一般不作为杂质进行控制，必要时作为共存物质在质量标准中规定其比例。单一的对映体药物，其对映异构体应作为杂质控制。

由于创新药物与仿制药情况不同，在确定杂质限度时，可有所区别，所以本指导原则在此分别予以说明。

（1）创新药物

创新药物是指国内外均未上市的新的化学实体及其制剂。由于在创新药物的研究过程中，需通过一系列的药理毒理及临床研究来验证该药品的安全有效性，而研究所用的样品本身会包含一定种类与数量的杂质，所以如果在这些研究中并未明显反映出与杂质有关的毒副作用，即使有些杂质的含量超出了附件 1 或附件 2 的质控限度，仍可认为该杂质的含量已经通过了安全性的验证。在此前提之下，如果该杂质的含量同时也在正常的制备工艺所允许的限度范围内，那么根据试验样品中杂质的含量所确定的限度可认为是合理的。由于动物与人在毒性反应上的差异、临床试验例数的限制，致使在新药申请上市时的安全性数据仍很有限，据此制定的杂质限度尚不能完全保证产品的安全性，故新产品应在上市后继续监测不良反应，并对新增不良反应的原因进行分析。如与杂质有关，则应分析原因，设法降低杂质含量，这样制订出来的杂质限度才能保证产品的安全性。如某杂质同时也是该药物在动物或人体中的主要代谢产物，则对该杂质可不考虑其安全性，但需制订合理的限度。

对于用于某些适应证的药物，可以根据用药人群、剂量、用药周期、临床经验、利弊权衡等，对杂质的限度做适当的调整。当研究证明某些药物中的杂质与不良反应有关，则应在制订该杂质的限度时引起重视，并适当提高限度要求。反之，杂质的限度可适当放宽。由此可见，在特殊情况下，应具体问题具体分析，在保证安全的前提下，可以修改附件 1 或附件 2 中的限度，并同时提供修改限度的充分理由。

当杂质的限度大于附件 1 或附件 2 中的规定时，可根据附件 3 中的决策树来考虑下一步的研究。在某些情况下，将杂质的限度降到符合附件 1 或附件 2 的要求，可能比提供该杂质的安全性数据更为简单。如果能有比较充足的文献数据证明该杂质的安全性，也可不降低该杂质的限度。如果以上两种途径均不可行，则应考虑进行必要的安全性研究，其结果的可靠性与一系列因素有关，如病例数、日剂量、给药途径与疗程等。尽管直接用分离纯化的杂质进行安全性研究比较合适，但也可采用含有杂质的原料药进行研究。

(2) 仿制已有国家标准的药品

对于仿制已有国家标准的药品，可以根据已有的标准制订相应的杂质限度。如果该标准中未规定杂质的限度，应与已上市同品种药品(建议首选原研发企业在有效期内的产品)进行全面的质量对比研究，分析其杂质的种类与含量，根据研究的结果，以及稳定性考察的结果，决定是否需在质量标准中对杂质进行控制。如果难以获得已上市同品种产品的标准，但有相同原料药的其他剂型上市，则在制订杂质限度时，可参考此上市产品质量标准，对杂质进行控制。

由于工艺或处方的不同导致在研产品与已上市同品种产品的杂质种类不同，仿制产品中新杂质的含量高于附件 1 或附件 2 规定的合理限度，或在研产品的杂质含量明显高于已上市的同品种产品的杂质实测值。为了保证产品的安全性，应考虑优化产品的处方与制备工艺，将杂质的含量降到规定的质控限度以内。如仍不能达到要求，则应做必要的安全性研究。

(3) 其他新药

改变给药途径的制剂，其杂质限度的确定参照创新药物的要求进行。对于其他类别的新药，如果能够获得已上市的对照样品，则可按照仿制已有标准的药品的研究思路，在详细的质量对比研究的基础上，确定杂质的限度。如果不能获得对照样品，则应参照创新药物的要求确定杂质限度，或通过详细的安全性试验来证明已有的杂质限度是安全的。

2. 无机杂质的限度确定

无机杂质的限度主要根据该杂质的毒性、对药品本身质量(如稳定性)的影响及各批次产品的实测结果而定。如果某些产品的无机杂质在放置过程中会增加，则制订该杂质的限度时，还应综合考虑稳定性考察的结果。

各国药典收载的质量标准及我国已批准上市产品的注册标准中包含有各类无机杂质的限度，在这些限度以内的无机杂质可以认为其安全性已得到了确认。因此，这些限度对于我们确定在研产品的无机杂质限度具有重要的参考价值。要注意根据在研产品的给药途径、适应证、剂量等选择合适的参考标准，确定合理的限度。

1.2.5 临床研究申请与上市生产申请阶段的杂质研究

我国对药品的注册审批分为临床研究与上市生产两个阶段。在申报临床研究时，杂质研究工作可从以下几方面考虑：① 为了保证临床研究受试者的安全，在申报临床研究前，应对已有批次产品的杂质进行比较全面的检测，根据安全性研究用样品的杂质含量情况来证明临床研究用药品是安全的。② 由于药品的研发过程是一个不断完善的过程，随着研究的深入，可能会对杂质的分析方法做相应的改进。所以，在杂质含量初步得到控制的前提下，可在临床研究期间对杂质分析方法进行完善。③ 对于创新药物，杂质限度的最终确定需根据临床研究结果进行综合权衡。故在申报创新药物临床研究时，可对杂质的限度做一个初步的规定。

临床研究结束后，应将放大生产的样品与临床研究样品中的杂质进行详细比较，如因生产规模放大而产生了新的杂质，或已有杂质的含量超出原有的限度时，同样应根据附件 1 或附件 2 来判断该杂质的含量是否合理，如不合理，则应参照决策树来考虑下一步的研究工作。

1.2.6 结语

杂质的研究是药品研究的重要方面，它贯穿于整个药品研究的始终。药品中的杂质是否能得到合理、有效的控制，直接关系到药品的质量可控性与安全性。在进行杂质研究时应重点关注以下几个方面：① 应注意对杂质检测方法的选择与验证。② 应注意对研究过程中所有批次的样品，包括各种生产规模的样品中的杂质进行完整的记录，这些数据将是制订杂质限度的一个重要依据。③ 应特别注意，在确定杂质的限度时，一定要综合考虑杂质的安全性、生产的可行性与产品的稳定性。在确定仿制药品的杂质限度时，应与已上市产品进行质量对比研究，以确保产品的安全性。

1.2.7 名词解释

报告限度(reporting threshold)：超出此限度的杂质均应在检测报告中报告，并应报告具体的检测数据。

鉴定限度(identification threshold)：超出此限度的杂质均应进行定性分析，确定其化学结构。

质控限度(qualification threshold)：质量标准中一般允许的杂质限度，如制订的限度高于此限度，则应有充分的依据。

1.2.8 附录

附件 1 原料药的杂质限度

最大日剂量	报告限度	鉴定限度	质控限度
≤2g	0.05%	0.10%或 1.0mg(取最小值)	0.15%或 1.0mg(取最小值)
>2g	0.03%	0.05%	0.05%

附件 2　制剂的杂质限度

报告限度	最大日剂量	≤1g		>1g	
	限度	0.1%		0.05%	
鉴定限度	最大日剂量	<1mg	1～10mg	>10mg～2g	>2g
	限度	1.0%或5μg（取最小值）	0.5%或20μg（取最小值）	0.2%或2mg（取最小值）	0.10%
质控限度	最大日剂量	<10mg	10～100mg	>100mg～2g	>2g
	限度	1.0%或50μg（取最小值）	0.5%或200μg（取最小值）	0.2%或3mg（取最小值）	0.15%

附件 3　决策树

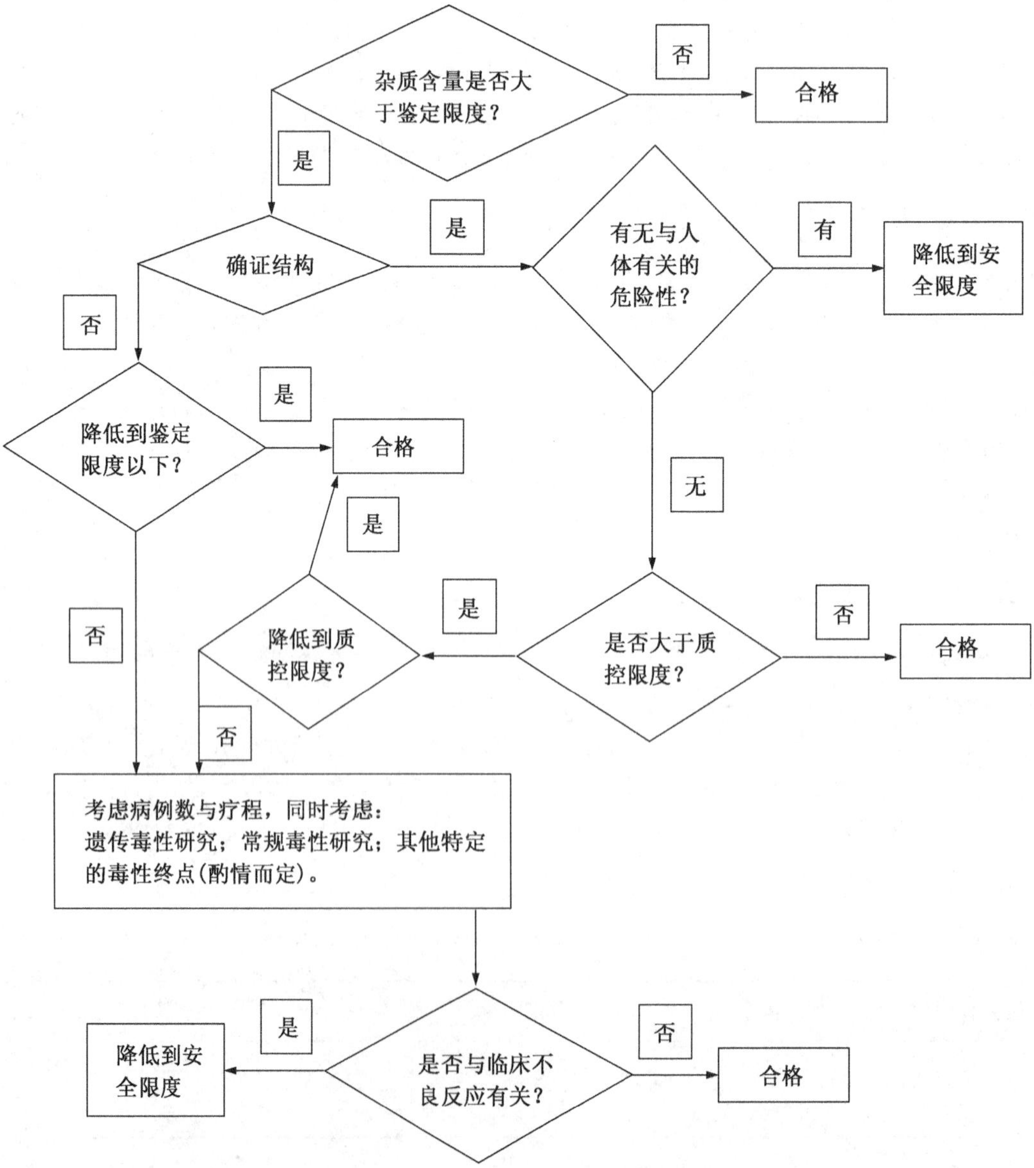

1.3　化学药物残留溶剂研究的技术指导原则(节选)

药物中的残留溶剂系指在原料药或辅料的生产中以及在制剂制备过程中使用或产生而又未能完全去除的有机溶剂。根据国际化学品安全性纲要以及美国环境保护机构、世界卫生组织等公布的研究结果,很多有机溶剂对环境、人体都有一定的危害,因此,为保障药物的质量和用药安全,以及保护环境,需要对残留溶剂进行研究和控制。

本指导原则主要对原料药的残留溶剂问题进行讨论,并以此为基础,探讨和总结药物研究过程中对残留溶剂问题的一般性原则。药物研发者可参考本指导原则对制剂和辅料的残留溶剂问题进行研究。本指导原则适用于药物研发的整个过程。

1.3.1　残留溶剂研究的基本原则

1. 确定残留溶剂的研究对象

从理论上讲,药物制备过程中所使用的有机溶剂均有残留的可能,均应进行残留量的研究。但是,药物研发者可以通过对有机溶剂的性质、药物制备工艺等进行分析,提出科学合理的依据,有选择性地对某些溶剂进行残留量研究,这样既可以合理有效地控制产品质量,又有利于降低药物研究的成本,避免不必要的浪费。因此,药物研发者在进行残留溶剂研究之前,首先需要对药物中可能存在的残留溶剂进行分析,以确定何种溶剂需要进行残留量的检测和控制。

2. 确定残留溶剂时需要考虑的问题

原料药中有机残留溶剂与其制备工艺密切相关,同时也需要结合其制剂的临床应用特点来考虑如何对可能残留的溶剂进行研究。

(1) 原料药制备工艺

原料药制备工艺中可能涉及的残留溶剂主要有三种来源:合成原料或反应溶剂、反应副产物、由合成原料或反应溶剂引入。其中作为合成原料或反应溶剂是最常见的残留溶剂来源,本部分主要对此进行讨论。影响终产物中残留溶剂水平的因素较多,主要有:合成路线的长短,有机溶剂在其中使用的步骤,后续步骤中使用的有机溶剂对之前使用的溶剂的影响,中间体的纯化方法、干燥条件,终产品精制方法和条件,等等。

1) 合成路线:由于有机化学反应及后处理工艺的复杂性,对于在得到终产物之前的第几步工艺中使用的溶剂可能在终产物中残留不可能有准确定论。但是,一般来说,后面几步中使用的溶剂的残留可能性较大。因此,对于较长路线的工艺,尤其需要关注后几步所使用的各类溶剂。

2) 后续溶剂的影响:后续使用的溶剂对此前使用溶剂的影响是非常复杂的,取决于各溶剂的性质、后续反应中物料状态以及后续步骤除去溶剂的方法等。

3) 中间体的影响:中间体的处理方法、纯化方法和干燥条件等影响中间体的残留溶剂情况,从而影响终产品的溶剂残留情况。

(2) 制剂及其临床应用特点

控制原料药的残留溶剂,最终目的是控制制剂的残留溶剂,使之符合规定。有时候根据制剂的一些特点，可能对原料药残留溶剂的研究和限度要求进行特殊性的考虑。需要注意，以下所列的因素并不是孤立的，在考虑下列因素时需要注意它们之间的相互影响。

1）剂型、给药途径：不同制剂发挥疗效的机理不同，对其残留溶剂的要求也可能有所不同。例如，注射剂与某些局部使用、局部发挥药效的皮肤用制剂相比，残留溶剂的要求就可能相对比较严格。

2）处方：辅料的残留溶剂也是制剂残留溶剂的组成部分。通过对处方中所使用辅料的残留溶剂水平的了解，可以估算原料药中所能允许存在的残留溶剂水平。

3）工艺：制剂的制备工艺可能引入新的溶剂，也可能使原料药和辅料中的残留溶剂水平降低。例如，素片包衣可能引入新的残留溶剂，干燥工艺可能降低残留溶剂水平等。

4）适应证：出于治疗一些特殊疾病的考虑，有时候较高水平甚至超出安全值水平的残留溶剂也可能被允许，但需要进行充分的利弊分析。

5）剂量、用药周期：高剂量、长期用药的制剂，与低剂量、短期用药的制剂相比，对于残留溶剂的要求可能相对严格一些。

3. 残留溶剂分类及研究原则

根据有机溶剂对人体及环境可能造成的危害的程度，分为以下四种类型进行研究。

（1）第一类溶剂及研究原则

第一类溶剂是指人体致癌物、疑为人体致癌物或环境危害物的有机溶剂。因其具有不可接受的毒性或对环境造成公害，在原料药、辅料以及制剂生产中应该避免使用。当根据文献或其他相关资料确定合成路线，涉及第一类溶剂的使用时，建议重新设计不使用第一类溶剂的合成路线，或者进行替代研究。

如果工艺中不可避免地使用了第一类溶剂，则需要严格控制残留量，无论任何步骤使用，均需进行残留量检测。

（2）第二类溶剂及研究原则

第二类溶剂是指有非遗传毒性致癌（动物实验）、或可能导致其他不可逆毒性（如神经毒性或致畸性）、或可能具有其他严重的但可逆毒性的有机溶剂。此类溶剂具有一定的毒性，但和第一类溶剂相比毒性较小，建议限制使用，以防止对病人潜在的不良影响。

考虑到第二类溶剂对人体的危害以及所使用的溶剂在终产品中残留的可能性，建议对合成过程中所使用的全部第二类溶剂进行残留量研究，以使药物研发者全面掌握产品质量情况，为最终制定合理可行的质量标准提供数据支持。

（3）第三类溶剂及研究原则

第三类溶剂是GMP或其他质量要求限制使用，对人体低毒的溶剂。第三类溶剂属于低毒性溶剂，对人体或环境的危害较小，人体可接受的粗略浓度限度为0.5%，因此建议可仅对在终产品精制过程中使用的第三类溶剂进行残留量研究。

（4）尚无足够毒性资料的溶剂及研究原则

这类溶剂在药物的生产过程中可能会使用，但目前尚无足够的毒理学研究资料。建议药物研发者根据生产工艺和溶剂的特点，必要时进行残留量研究。随着对这类溶剂毒理学等研究的逐步深入，将根据研究结果对其进行进一步的归类。

1.3.2　研究方法的建立及方法学验证

在确定了需要进行残留量研究的溶剂后，需要通过方法学研究建立合理可行的检测方法。目前，常用的检测方法为气相色谱法，也有其他一些检测方法。

1. 研究方法的建立

（1）气相色谱法

采用 GC 法时，需要结合药物和所要检测的溶剂的性质，通过方法学研究确定合适的检测条件。由于通常要同时检测多种溶剂，为操作的可行性和简便性，建议尽量采用同样的检测条件控制尽量多种类的残留溶剂。

1）进样方法：包括溶液直接进样和顶空进样两种进样方法。通常情况下，沸点低的溶剂建议采用顶空进样法，沸点高的溶剂可以采用溶液直接进样法，当样品本身对测定有影响时，也建议采用顶空进样法。

2）供试品溶液和对照品溶液的配制：对于固体原料药，如采用溶液直接进样法，需先用水或合适的溶剂使原料药溶解，以使其中的有机溶剂释放于溶液中，才能被准确测定。如采用顶空进样法，通常以水作溶剂；当药物不溶于水，但可溶于一定浓度的酸或碱液中时，可采用不挥发的酸或碱液为溶剂，但不能使用盐酸溶液或氨水；对于非水溶性药物，可采用合适的溶剂，如 N,N-二甲基甲酰胺、二甲基亚砜等为溶剂。

不管采用何种进样法，所选择的溶剂应能够尽量同时溶解样品和待检残留溶剂，所选择的溶剂自身及其杂质不干扰待检残留溶剂的测定，所选择的溶剂应能使样品和待检残留溶剂保持相对稳定。

对照品溶液的配制需要采用与供试品溶液相同的方法和溶剂。

3）其他条件：对系统适用性试验的要求、顶空条件的选择、检测器的选择、内标的选择等可参照《中国药典》附录中“残留溶剂测定法”。

（2）其他检测方法

在某些情况下，可以采用 GC 法以外的方法进行残留溶剂的检查，如高效液相色谱法、毛细管电泳法、离子色谱法、气质联用、液质联用、干燥失重法等。

2. 方法学验证

残留溶剂检查属于样品纯度检查的范围，无论采用何种检测方法，均需要通过方法学研究验证方法的合理可行。方法学验证主要包括以下几方面。

（1）专属性

为了考察在其他成分（如检测所用的有机溶剂、可能残留的其他有机溶剂、主成分、其他杂质等）存在的条件下，采用的方法是否具有准确测定出待检测的残留溶剂的能力，需要进行此项研究。

（2）检测限

通常残留溶剂量较低，而每种溶剂的检测灵敏度又各不相同，为了考察所采用的方法能否将残留的少量或微量的有机溶剂检出，需要进行此项研究。

（3）定量限

通常残留溶剂量较低，为保证测定方法的准确度和精密度，需要进行定量限的研究。

(4) 线性

在配制对照品溶液时，对照品溶液浓度很难和规定的限度达到完全一致，当不一致时，需要通过标准曲线进行换算，残留溶剂量也需要通过标准曲线进行换算。这种换算的前提是残留溶剂的浓度(或量)与色谱峰面积直接成正比关系，所以需要进行线性研究。

(5) 准确度

残留溶剂量一般较低，为了保证检测结果能够代表产品的实际情况，建议进行方法的准确度考察，一般采用标准加入法来验证定量方法的准确性。

(6) 耐用性

为考察测定条件发生细小变动时，测定方法和结果是否仍准确可靠，建议进行耐用性考察。

以上六个方面方法学研究的具体问题建议参见《化学药物质量控制分析方法验证技术指导原则》。

1.3.3　研究结果的分析及质量标准的制定

1. 残留溶剂表示方法

(1) 允许日接触量

允许日接触量(permitted daily exposure, PDE)是指某一有机溶剂被允许摄入而不产生毒性的日平均最大剂量，单位为mg/天。某一具体有机溶剂的PDE值是由不产生反应量、体重调整系数、种属之间差异的系数、个体差异、短期接触急性毒性研究的可变系数等推算出的。部分有机溶剂的PDE值见附录。由于国内目前尚未对此有系统的研究，附录中所列出的数据均是参考ICH残留溶剂研究指导原则中的数据。

(2) 浓度限度

在PDE表示方法的基础上，为了更加便于计算，引入了浓度限度(%)表示方法，其计算公式为：

$$浓度限度(\%) = PDE(mg/d)/(1000 \times 剂量(g/d)) \times 100\%$$

其中剂量初步定为10g/d。部分有机溶剂的浓度限度见附录。

(3) 两种表示方法的比较

以上两种表示方法在残留溶剂研究中均可行，但需要指出的是，PDE值是绝对值，也就是说无论原料药、辅料和制剂，只要能明确各成分的溶剂残留量，以PDE值来计算是很精确的；而对于某一具体制剂来说，由于很难确定处方中各活性成分和各辅料的残留溶剂水平，因此以浓度限度来计算更为简便，只要日摄入总量不超过10g，就无需进一步计算。综合以上情况并考虑目前国内的实际情况，由于大多数药物的日摄入量不会超过10g(包括活性成分和辅料)，浓度限度表示方式是目前更为简便可行的。当然，在某些原料、辅料或制剂的残留溶剂不符合浓度限度时，可根据实际测定的各种残留溶剂量及用法用量计算实际日接触量，并与PDE值比较，如符合限量要求则也属可行。

2. 质量标准制定的一般原则及阶段性要求

(1) 第一类溶剂

由于第一类溶剂的替代研究会在临床研究前、临床研究期间、注册标准试行期间、注册标准转正后等不同阶段进行，产品的质量标准需要根据替代研究的结果不断进行修订。若第一类溶剂始终无法替代，则质量标准中需要始终保留其残留量检查。

(2) 第二类溶剂

通常可以根据临床前残留溶剂研究的结果制定临床研究用质量标准。为保障临床用药的安全性，一般情况下，对于有残留的有机溶剂，建议将其残留量检查订入临床研究用质量标准，限度需符合规定。

目前，在临床前所进行的质量研究工作中，一般以实验室规模产品为研究对象。基于残留溶剂的特点，即其研究结果与产品生产规模关系密切，实验室规模产品的研究结果有时并不能完全代表将来中试规模或工业化生产规模产品的质量，有时候实验室规模产品中可能完全除尽的有机溶剂在中试或工业化生产规模产品中可能还会有所残留。因此，根据多批中试和工业化生产规模产品的有机溶剂使用和残留情况制定注册标准是最有意义的。为此，建议在临床研究期间，以多批中试和工业化生产规模产品为研究对象，继续积累合成过程中所使用的第二类有机溶剂残留量检测数据，并根据结果进一步完善、修订临床研究用质量标准。通常，如果多批中试和工业化生产规模产品的检测结果充分提示某有机溶剂已无残留，那么其残留量检查可不订入质量标准；如果检测结果提示某有机溶剂仍有残留，那么质量标准中需要保留或增加其残留量检查。当然，也可以在标准试行期、甚至标准转正后继续积累产品的研究数据，并根据检测结果继续修订、完善注册标准。总之，为了保证注册标准的合理性、有效性，建议根据多批中试和工业化生产规模产品的研究结果确定产品的注册标准。

(3) 第三类溶剂

可以根据临床前残留溶剂研究结果制定临床研究用质量标准，一般情况下，对于有残留的有机溶剂，建议将其残留量检查订入该质量标准，限度需符合规定。

同样，考虑到实验室规模产品的研究结果有时并不能完全代表将来中试或工业化生产规模产品的质量，建议根据中试和工业化生产规模产品的检测情况进一步修订质量标准，形成最终的注册标准。

1.3.4 需要关注的几个问题

1. 附录中无限度规定和未收载的有机溶剂

对于目前尚无足够毒性资料的溶剂，在附录中未列出其 PDE 值和浓度限制。另外，还有一些在药物制备过程中可能用到的溶剂未在附录中列出。若在药物的制备过程中使用到了这类溶剂，建议药物研发者尽量检索有关的毒性等研究资料，关注其对临床用药安全性和药物质量的影响。同时，本指导原则也将逐渐完善这些有机溶剂的相关问题。

2. 未知有机挥发物

在进行检测时，有时可能会出现一些未知的色谱峰，建议对这些未知色谱峰尽量进行定性研究，并进行定量控制。有时候定性研究是比较困难的，建议可参考对未知杂质限量控制的方法，控制未知有机挥发物的总限度。

3. 多种有机溶剂的综合影响

在药物合成过程中，通常会使用多种有机溶剂，目前对残留溶剂的控制基本是控制每种溶剂的残留量不超过各自的浓度限度，也就是说暂时没有考虑多种有机溶剂的综合影响。但由于目前的浓度限度是以每日摄取量为 10g 计算得到的，而事实上每日摄取量远低于 10g，所以目前的控制方法也可行。但当使用的溶剂很多，或残留量较大的情况下，建议关注多种有机溶剂的综合影响。

4. 中间体的残留溶剂

目前，国外有通过控制中间体的第一、二类有机溶剂残留量进而控制终产品质量的方法，这种方法尤其适用于合成路线比较长的产品。国内一般是直接控制终产品的残留溶剂。由于国内对中间体的控制尚很不完善，所以目前仍建议直接控制终产品的质量。但在直接控制比较困难或中间体控制比较完善的时候，也鼓励药物研发者尝试通过多种途径有效地控制终产品的残留溶剂。

合成过程中所使用的起始原料可能是已有国家标准的原料药、尚未批准的原料药、化工中间体等。如果采用已有国家标准的原料药作为起始原料，可参考国家标准对其进行残留溶剂的控制。若国家标准中未控制残留溶剂，建议根据起始原料的制备工艺，对可能存在的残留溶剂一并在终产品中进行控制。如果采用尚未批准的原料药、化工中间体等作为起始原料，建议根据起始原料的制备工艺，对可能存在的残留溶剂一并在终产品中进行控制。

5. 制剂工艺对制剂残留溶剂的影响

在制剂制备过程中，有时也会使用到有机溶剂，如包衣过程、透皮制剂制备、脂质体的制备等。建议在制剂的质量研究中，也对涉及的有机溶剂进行残留量的研究和控制。

6. 辅料残留溶剂的研究及对制剂的影响

辅料作为制剂的重要组成部分，其残留溶剂情况直接影响制剂的质量。

对于新研发的辅料，其残留溶剂的研究与前述原料药的残留溶剂的研究是一致的。对于目前制剂中经常使用的常规辅料的残留溶剂情况及其对制剂质量的影响，建议逐步予以关注。

1.3.5 药品中常见的残留溶剂及限量

1. 第一类溶剂(应该避免使用)及限量

溶剂名称	英文名	限度(%)	PDE 值(mg/d)
苯	Benzene	0.0002	0.02
四氯化碳	Carbon tetrachloride	0.0004	0.04
1,2-二氯乙烷	1,2-Dichloroethane	0.0005	0.05
1,1-二氯乙烯	1,1-Dichloroethene	0.0008	0.08
1,1,1-三氯乙烷	1,1,1-Trichloroethane	0.15	15.0

2. 第二类溶剂(应该限制使用)及限量

溶剂名称	英文名	限度(%)	PDE 值(mg/d)
乙腈	Acetonitrile	0.041	4.1
氯苯	Chlorobenzene	0.036	3.6

续　表

溶剂名称	英文名	限度(%)	PDE值(mg/d)
三氯甲烷	Chloroform	0.006	0.6
环己烷	Cyclohexane	0.388	38.8
1,2-二氯乙烯	1,2-Dichloroethene	0.187	18.7
二氯甲烷	Dichloromethane	0.06	6.0
1,2-二甲氧基乙烷	1,2-Dimethoxyethane	0.01	1.0
N,N-二甲基乙酰胺	N,N-Dimethylacetamide	0.109	10.9
N,N-二甲基甲酰胺	N,N-Dimethylformamide	0.088	8.8
1,4-二氧六环	1,4-Dioxane	0.038	3.8
2-乙氧基乙醇	2-Ethoxyethanol	0.016	1.6
乙二醇	Ethylene glycol	0.062	6.2
甲酰胺	Formamide	0.022	2.2
正己烷	Hexane	0.029	2.9
甲醇	Methanol	0.3	30.0
2-甲氧基乙醇	2-Methoxyethanol	0.005	0.5
甲基丁基酮	Methylbutylketone	0.005	0.5
甲基环己烷	Methylcyclohexane	0.118	11.8
N-甲基吡咯烷酮	N-Methylpyrrolidone	0.053	5.3
硝基甲烷	Nitromethane	0.005	0.5
吡啶	Pyridine	0.02	2.0
四氢噻吩	Sulfolane	0.016	1.6
四氢化萘	Tetralin	0.01	1.0
四氢呋喃	Tetrahydrofuran	0.072	7.2
甲苯	Toluene	0.089	8.9
1,1,2-三氯乙烯	1,1,2-Trichloroethene	0.008	0.8
二甲苯(通常含有60%间二甲苯、14%对二甲苯、9%邻二甲苯和17%乙苯)	Xylene	0.217	21.7

3. 第三类溶剂(GMP或其他质控要求限制使用)(限度均为0.5%,PDE值为50mg/d)

溶剂名称	英文名	溶剂名称	英文名
乙酸	Acetic acid	正庚烷	Heptane
丙酮	Acetone	乙酸异丁酯	Isobutyl acetate
甲氧基苯	Anisole	乙酸异丙酯	Isopropyl acetate

续　表

溶剂名称	英文名	溶剂名称	英文名
正丁醇	1-Butanol	乙酸甲酯	Methyl acetate
仲丁醇	2-Butanol	3-甲基-1-丁醇	3-Methyl-1-butanol
乙酸丁酯	Butyl acetate	丁酮	Methylethylketone
叔丁基甲基醚	tert-Butylmethyl ether	甲基异丁基酮	Methylisobutylketone
异丙基苯	Cumene	异丁醇	2-Methyl-1-propanol
二甲亚砜	Dimethyl sulfoxide	正戊烷	Pentane
乙醇	Ethanol	正戊醇	1-Pentanol
乙酸乙酯	Ethyl acetate	正丙醇	1-Propanol
乙醚	Ethyl ether	异丙醇	2-Propanol
甲酸乙酯	Ethyl formate	乙酸丙酯	Propyl acetate
甲酸	Formic acid		

4. 第四类溶剂(尚无足够毒理学资料)

药品生产企业在使用时应提供该类溶剂在制剂中残留水平的合理性论证报告。

溶剂名称	英文名	溶剂名称	英文名
1,1-二乙氧基丙烷	1,1-Diethoxypropane	甲基异丙基酮	Methyl isopropyl ketone
1,1-二甲氧基甲烷	1,1-Dimethoxymethane	甲基四氢呋喃	Methyltetrahydrofuran
2,2-二甲氧基丙烷	2,2-Dimethoxypropane	石油醚	Petroleum ether
异辛烷	Isooctane	三氯乙酸	Trichloroacetic acid
异丙醚	Isopropyl ether	三氟乙酸	Trifluoroacetic acid

附录2 常用有机溶剂的相对密度

名 称	相对密度	名 称	相对密度	名 称	相对密度
甲醇	0.79	二氯甲烷	1.32	正丁醇	0.81
乙醇	0.79	乙酸乙酯	0.90	甲苯	0.87
乙腈	0.78	四氢呋喃	0.89	二甲苯	0.89
丙酮	0.79	三氯甲烷	1.48	环己烷	0.66
乙醚	0.71	二甲基甲酰胺	0.95	二氧六环	1.03
吡啶	0.98	正己烷	0.66	环氧乙烷	0.88
苯	0.88	二甲亚砜	1.10		

附录3　常用酸碱浓度

名　称	英文名	分子式与分子量	%(g/g)	相对密度	浓度(mol/L)
盐酸	Hydrochloric acid	$HCl=36.46$	36～38	1.19	12
硫酸	Sulfuric acid	$H_2SO_4=98.08$	95～98	1.84	18
硝酸	Nitric acid	$HNO_3=63.01$	69～71	1.40	16
磷酸	Phosphoric acid	$H_3PO_4=98.00$	85	1.70	15
高氯酸	Perchloric acid	$HClO_4=100.46$	70～72	1.60	12
冰醋酸	Acetic acid glacial	$CH_3COOH=60.05$	99	1.05	17
醋酸	Acetic acid	$CH_3COOH=60.05$	36～37	1.04	6.3
甲酸	Formic acid	$HCOOH=46.03$	85～90	1.2	23
氨水	Ammonia solution	$NH_3 \cdot H_2O=35.05$	25～28	0.90	15

附录 4 国际原子量表($^{12}C=12.00$)

中文名	英文名	符 号	原子量	中文名	英文名	符 号	原子量
氢	Hydrogen	H	1.00794(7)	砷	Arsenic	As	74.92160(2)
氦	Helium	He	4.002602(2)	硒	Selenium	Se	78.96(3)
锂	Lithium	Li	6.941(2)	溴	Bromine	Br	79.904(1)
硼	Boron	B	10.811(7)	锶	Strontium	Sr	87.62(1)
碳	Carbon	C	12.0107(8)	锆	Zirconium	Zr	91.224(2)
氮	Nitrogen	N	14.0067(2)	钼	Molybdenum	Mo	95.94(1)
氧	Oxygen	O	15.9994(3)	锝	Technetium	Tc	[99]
氟	Fluorine	F	18.9984032(5)	钯	Palladium	Pd	106.42(1)
钠	Sodium(Natrium)	Na	22.989770(2)	银	Silver(Argentum)	Ag	107.8682(2)
镁	Magnesium	Mg	24.3050(6)	镉	Cadmium	Cd	112.411(8)
铝	Aluminium	Al	26.981538(2)	铟	Indium	In	114.818(3)
硅	Silicon	Si	28.0855(3)	锡	Tin(Stannum)	Sn	118.710(7)
磷	Phosphorus	P	30.973761(2)	锑	Antimony(Stibium)	Sb	121.760(1)
硫	Sulfur	S	32.065(5)	碘	Iodine	I	126.90447(3)
氯	Chlorine	Cl	35.453(2)	碲	Tellurium	Te	127.60(3)
氩	Argon	Ar	39.948(1)	氙	Xenon	Xe	131.293(6)
钾	Potassium(Kalium)	K	39.0983(1)	钡	Barium	Ba	137.327(7)
钙	Calcium	Ca	40.078(4)	镧	Lanthanum	La	138.9055(2)
钛	Titanium	Ti	47.867(1)	铈	Cerium	Ce	140.116(1)
钒	Vanadium	V	50.9415(1)	钬	Holmium	Ho	164.93032(2)
铬	Chromium	Cr	51.9961(6)	镱	Ytterbium	Yb	173.04(3)
锰	Manganese	Mn	54.938049(9)	钨	Tungsten(Wolfram)	W	183.84(1)
铁	Iron(Ferrum)	Fe	55.845(2)	铂	Platinum	Pt	195.078(2)
钴	Cobalt	Co	58.933200(9)	金	Gold(Aurum)	Au	196.96655(2)
镍	Nickel	Ni	58.6934(2)	汞	Mercury(Hydrargyrum)	Hg	200.59(2)
铜	Copper(Cuprum)	Cu	63.546(3)	铅	Lead(Plumbum)	Pb	207.2(1)
锌	Zinc	Zn	65.409(4)	铋	Bismuth	Bi	208.98038(2)
镓	Gallium	Ga	67.723(1)	钍	Thorium	Th	232.0381(1)
锗	Germanium	Ge	72.64(1)	铀	Uranium	U	238.02891(3)

注：① 原子量末位数的准确度加注在其后括号内。② 中括号内的数字是半衰期最长的放射性同位素的质量数。

资料来源：2001 年国际原子量表。

附录 5　专业英语阅读理解

5.1　阿司匹林及其片剂的质量标准(USP)

Aspirin

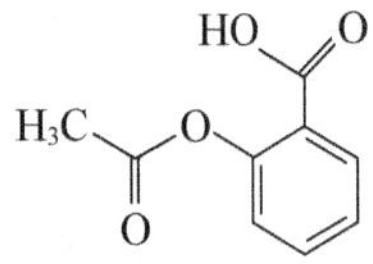

$C_9H_8O_4$　180.16

Benzoic acid, 2-(acetyloxy)- Salicylic acid acetate [50-78-2].

≫ **Aspirin contains not less than 99.5 percent and not more than 100.5 percent of $C_9H_8O_4$, calculated on the dried basis.**

Packaging and storage: Preserve in tight containers.

USP Reference standards <11>: *USP Aspirin RS*.

Identification:

A: Heat it with water for several minutes, cool, and add 1 or 2 drops of ferric chloride TS: a violet-red color is produced.

B: *Infrared Absorption* <197K>

Loss on drying <731>: Dry it over silica gel for 5 hours: it loses not more than 0.5% of its weight.

Readily carbonizable substances <271>: Dissolve 500mg in 5mL of sulfuric acid TS: the solution has no more color than *Matching Fluid Q*.

Residue on ignition <281>: Not more than 0.05%.

Substances insoluble in sodium carbonate TS: A solution of 500mg in 10mL of warm sodium carbonate TS is clear.

Chloride <221>: Boil 1.5g with 75mL of water for 5 minutes, cool, add sufficient water to restore the original volume, and filter. A 25mL portion of the filtrate shows no more chloride than corresponds to 0.10mL of 0.020N hydrochloric acid (0.014%).

Sulfate: Dissolve 6.0g in 37mL of acetone, and add 3mL of water. Titrate potentiometrically with 0.02M lead perchlorate, prepared by dissolving 9.20g of lead perchlorate in water to make 1000mL of solution, using a pH meter capable of a minimum reproducibility of ±0.1mV (see *pH* <791>) and equipped with an electrode system consisting of a lead-specific electrode and a silver-silver chloride reference glass-sleeved electrode containing a solution of tetraethylammonium perchlorate in glacial acetic acid (1 in 44) (see *Titrimetry* <541>): not more than 1.25mL of 0.02M lead perchlorate is consumed

(0.04%). [NOTE: After use, rinse the lead-specific electrode with water, drain the reference electrode, flush with water, rinse with methanol, and allow to dry.]

Heavy metals: Dissolve 2g in 25mL of acetone, and add 1mL of water. Add 1.2mL of thioacetamide-glycerin base TS and 2mL of *pH* 3.5 *Acetate Buffer* (see *Heavy Metals* <231>), and allow to stand for 5 minutes: any color produced is not darker than that of a control made with 25mL of acetone and 2mL of *Standard Lead Solution* (see *Heavy Metals* <231>), treated in the same manner. The limit is 10μg per g.

Limit of free salicylic acid: Dissolve 2.5g in sufficient alcohol to make 25.0mL. To each of two matched color-comparison tubes add 48mL of water and 1mL of a freshly prepared, diluted ferric ammonium sulfate solution (prepared by adding 1mL of 1N hydrochloric acid to 2mL of ferric ammonium sulfate TS and diluting with water to 100mL). Into one tube pipet 1mL of a standard solution of salicylic acid in water, containing 0.10mg of salicylic acid per mL. Into the second tube pipet 1mL of the 1 in 10 solution of Aspirin. Mix the contents of each tube: after 30 seconds, the color in the second tube is not more intense than that in the tube containing the salicylic acid (0.1%).

Organic volatile impurities, *Method Ⅳ* <467>: Meets the requirements.

Assay: Place about 1.5g of Aspirin, accurately weighed, in a flask, add 50.0mL of 0.5N sodium hydroxide VS, and boil the mixture gently for 10 minutes. Add phenolphthalein TS, and titrate the excess sodium hydroxide with 0.5N sulfuric acid VS. Perform a blank determination (see *Residual Titrations* under *Titrimetry* <541>). Each mL of 0.5 N sodium hydroxide is equivalent to 45.04mg of $C_9H_8O_4$.

Aspirin Tablets

≫ Aspirin Tablets contain not less than 90.0 percent and not more than 110.0 percent of the labeled amount of aspirin ($C_9H_8O_4$). Tablets of larger than 81mg size contain no sweeteners or other flavors.

NOTE: **Tablets that are enteric-coated meet the requirements for *Aspirin Delayed-Release Tablets*.**

Packaging and storage: Preserve in tight containers. Preserve flavored or sweetened Tablets of 81mg size or smaller in containers holding not more than 36 Tablets each.

USP Reference standards <11>: *USP Aspirin RS. USP Salicylic Acid RS.*

Identification:

A: Crush 1 Tablet, boil it with 50mL of water for 5 minutes, cool, and add 1 or 2 drops of ferric chloride TS: a violet-red color is produced.

B: *Infrared Absorption* <197K>: Prepare the test specimen as follows. Shake a quantity of finely powdered Tablets, equivalent to about 500mg of aspirin, with 10mL of alcohol for several minutes. Centrifuge the mixture. Pour off the clear supernatant, and evaporate it to dryness. Dry the residue in vacuum at 60℃ for 1 hour.

Dissolution <711>:

Medium: 0.05M acetate buffer, prepared by mixing 2.99g of sodium acetate trihydrate and 1.66mL of glacial acetic acid with water to obtain 1000mL of solution having a pH of 4.50±0.05; 500mL.

Apparatus 1: 50rpm.

Time: 30 minutes.

Procedure: Determine the amount of $C_9H_8O_4$ dissolved from UV absorbances at the wavelength of the isosbestic point of aspirin and salicylic acid at (265±2) nm of filtered portions of the solution under test, suitably diluted with *Medium*. If necessary, in comparison with a Standard solution having a known concentration of *USP Aspirin RS* in the same *Medium*. [NOTE: Prepare the Standard solution at the time of use. An amount of alcohol not to exceed 1% of the total volume of the Standard solution may be used to bring the Reference Standard into solution prior to dilution with *Medium*.]

Tolerances: Not less than 80% (Q) of the labeled amount of $C_9H_8O_4$ is dissolved in 30 minutes.

Uniformity of dosage units <905>: Meet the requirements.

Limit of free salicylic acid:

Mobile phase and diluting solution: Prepare as directed in the *Assay*.

Standard solution: Dissolve an accurately weighed quantity of *USP Salicylic Acid RS* in the *Standard preparation* prepared as directed in the *Assay*, to obtain a solution having a known concentration of about 0.015mg of salicylic acid per mL.

Test solution: Use the *Stock solution* prepared as directed for *Assay preparation* in the *Assay*.

Chromatographic system: Use the *Chromatographic system* described in the *Assay*. Chromatograph the *Standard solution*, and record the peak responses as directed for *Procedure*: the relative retention times are about 0.7 for salicylic acid and 1.0 for aspirin; the resolution, *R*, between salicylic acid and aspirin is not less than 2.0; and the relative standard deviation of the salicylic acid peak responses is not more than 4.0%.

Procedure: Proceed as directed for *Procedure* in the *Assay*. Calculate the percentage of salicylic acid ($C_7H_6O_3$) in the portion of Tablets taken by the formula:

$$2000(C/Q_A)(r_u/r_s)$$

in which C is the concentration, in mg per mL, of *USP Salicylic Acid RS* in the *Standard solution*, Q_A is the quantity, in mg, of aspirin ($C_9H_8O_4$) in the portion of Tablets taken, as determined in the *Assay*, and r_u and r_s are the peak responses of the salicylic acid peaks obtained from the *Test solution* and the *Standard solution*, respectively: not more than 0.3% is found. In the case of Tablets that are coated, not more than 3.0% is found.

Assay:

Mobile phase: Dissolve 2g of sodium 1-heptanesulfonate in a mixture of 850mL of water and 150mL of acetonitrile, and adjust with glacial acetic acid to a pH of 3.4.

Diluting solution: Prepare a mixture of acetonitrile and formic acid (99∶1).

Standard preparation: Dissolve an accurately weighed quantity of *USP Aspirin RS* in *Diluting solution* to obtain a solution having a known concentration of about 0.5mg per mL.

Assay preparation: Weigh and finely powder not fewer than 20 Tablets. Transfer an accurately weighed quantity of the powder, equivalent to about 100mg of aspirin, to a suitable container. Add 20.0mL of *Diluting solution* and about 10 beads. Shake vigorously for about 10 minutes, and centrifuge (*stock solution*). Quantitatively dilute an accurately measured volume of the *Stock solution* with 9 volumes of *Diluting solution* (*Assay preparation*). Retain the remaining portion of *Stock solution* for the test for *Limit of salicylic acid*.

Chromatographic system (see *Chromatography* <621>): The liquid chromatograph is equipped with a 280nm detector and a 4.0mm × 30cm column containing packing L1. The flow rate is about 2mL per minute. Chromatograph the *Standard preparation*, and record the peak responses as directed for *Procedure*: the tailing factor is not greater than 2.0; and the relative standard deviation is not more than 2.0%.

Procedure: Separately inject equal volumes (about 10μL) of the *Standard preparation* and the *Assay preparation* into the chromatograph, record the chromatograms, and measure the responses for the major peaks. Calculate the quantity, in mg, of aspirin ($C_9H_8O_4$) in the portion of Tablets taken by the formula:

$$200C(r_u/r_s)$$

in which C is the concentration, in mg per mL, of *USP Aspirin RS* in the *Standard preparation*, and r_u and r_s are the peak responses of the aspirin peaks obtained from the *Assay preparation* and the *Standard preparation*, respectively.

5.2 分析方法论证(USP)

VALIDATION OF COMPENDIAL PROCEDURES

Test procedures for assessment of the quality levels of pharmaceutical articles are subject to various requirements. According to Section 501 of the Federal Food, Drug, and Cosmetic Act, assays and specifications in monographs of the United States Pharmacopeia and the National Formulary constitute legal standards. The Current Good Manufacturing Practice regulations [21CFR 211.194(a)] require that test methods, which are used for assessing compliance of pharmaceutical articles with established specifications, must meet proper standards of accuracy and reliability. Also, according to these regulations [21 CFR 211.194 (a)(2)], users of analytical methods described in *USP—NF* are not required to validate the accuracy and reliability of these methods, but merely verify their suitability under actual conditions of use. Recognizing the legal status of *USP* and *NF* standards, it is essential, therefore, that proposals for adoption of new or revised compendial analytical procedures be supported by sufficient laboratory data to document their validity.

The text of this information chapter harmonizes, to the extent possible, with the

Tripartite International Conference on Harmonization (ICH) documents *Validation of Analytical Procedures* and the *Methodology* extension text, which are concerned with analytical procedures included as part of registration applications submitted within the EC, Japan, and the USA.

SUBMISSIONS TO THE COMPENDIA

Submissions to the compendia for new or revised analytical procedures should contain sufficient information to enable members of the USP Council of Experts and its Expert Committees to evaluate the relative merit of proposed procedures. In most cases, evaluations involve assessment of the clarity and completeness of the description of the analytical procedures, determination of the need for the procedures, and documentation that they have been appropriately validated. Information may vary depending upon the type of method involved. However, in most cases a submission will consist of the following sections.

Rationale: This section should identify the need for the procedure and describe the capability of the specific procedure proposed and why it is preferred over other types of determinations. For revised procedures, a comparison should be provided of limitations of the current compendial procedure and advantages offered by the proposed procedure.

Proposed Analytical Procedure: This section should contain a complete description of the analytical procedure sufficiently detailed to enable persons "skilled in the art" to replicate it. The write-up should include all important operational parameters and specific instructions such as preparation of reagents, performance of systems suitability tests, description of blanks used, precautions, and explicit formulas for calculation of test results.

Data Elements: This section should provide thorough and complete documentation of the validation of the analytical procedure. It should include summaries of experimental data and calculations substantiating each of the applicable analytical performance characteristics. These characteristics are described in the following section.

VALIDATION

Validation of an analytical procedure is the process by which it is established, by laboratory studies, that the performance characteristics of the procedure meet the requirements for the intended analytical applications. Typical analytical performance characteristics that should be considered in the validation of the types of procedures described in this document are listed in *Table 1*. Because opinions may differ with respect to terminology and use, each of the performance characteristics is defined in the next section of this chapter, along with a delineation of a typical method or methods by which it may be measured.

Table 1 Typical Analytical Characteristics Used in Method Validation

Accuracy
Precision
Specificity
Detection Limit
Quantitation Limit
Linearity
Range
Robustness

In the case of compendial procedures, revalidation may be necessary in the following cases: a submission to the USP of a revised analytical procedure; or the use of an established general procedure with a new product or raw material (see below in *Data Elements Required For Validation*).

The ICH documents give guidance on the necessity for revalidation in the following circumstances: changes in the synthesis of the drug substance; changes in the composition of the drug product; and changes in the analytical procedure.

Analytical Performance Characteristics

ACCURACY

Definition: The accuracy of an analytical procedure is the closeness of test results obtained by that procedure to the true value. The accuracy of an analytical procedure should be established across its range.

Determination: In the case of the assay of a drug substance, accuracy may be determined by application of the analytical procedure to an analyte of known purity (e.g., a Reference Standard) or by comparison of the results of the procedure with those of a second, well-characterized procedure, the accuracy of which has been stated or defined.

In the case of the assay of a drug in a formulated product, accuracy may be determined by application of the analytical procedure to synthetic mixtures of the drug product components to which known amounts of analyte have been added within the range of the procedure. If it is not possible to obtain samples of all drug product components, it may be acceptable either to add known quantities of the analyte to the drug product (i. e., "to spike") or to compare results with those of a second, well-characterized procedure, the accuracy of which has been stated or defined.

In the case of quantitative analysis of impurities, accuracy should be assessed on samples (of drug substance or drug product) spiked with known amounts of impurities. Where it is not possible to obtain samples of certain impurities or degradation products, results should be compared with those obtained by an independent procedure. In the absence of other information, it may be necessary to calculate the amount of an impurity based on comparison of its response to that of the drug substance; the ratio of the responses of equal amounts of the impurity and the drug substance (relative response factor) should be used if known.

Accuracy is calculated as the percentage of recovery by the assay of the known added amount of analyte in the sample, or as the difference between the mean and the accepted true value, together with confidence intervals.

The ICH documents recommend that accuracy should be assessed using a minimum of nine determinations over a minimum of three concentration levels, covering the specified range (i. e. , three concentrations and three replicates of each concentration).

Assessment of accuracy can be accomplished in a variety of ways, including evaluating the recovery of the analyte (percent recovery) across the range of the assay, or evaluating the linearity of the relationship between estimated and actual concentrations. The statistically preferred criterion is that the confidence interval for the slope be contained in an interval around 1. 0, or alternatively, that the slope be close to 1. 0. In either case, the interval or the definition of closeness should be specified in the validation protocol. The acceptance criterion will depend on the assay and its variability and on the product. Setting an acceptance criterion based on the lack of statistical significance of the test of the null hypothesis that the slope is 1. 0 is not an acceptable approach.

PRECISION

Definition: The precision of an analytical procedure is the degree of agreement among individual test results when the procedure is applied repeatedly to multiple samplings of a homogeneous sample. The precision of an analytical procedure is usually expressed as the standard deviation or relative standard deviation (coefficient of variation) of a series of measurements. Precision may be a measure of either the degree of reproducibility or of repeatability of the analytical procedure under normal operating conditions. In this context, reproducibility refers to the use of the analytical procedure in different laboratories, as in a collaborative study. Intermediate precision (also known as ruggedness) expresses within-laboratory variation, as on different days, or with different analysts or equipment within the same laboratory. Repeatability refers to the use of the analytical procedure within a laboratory over a short period of time using the same analyst with the same equipment.

Determination: The precision of an analytical procedure is determined by assaying a sufficient number of aliquots of a homogeneous sample to be able to calculate statistically valid estimates of standard deviation or relative standard deviation (coefficient of variation). Assays in this context are independent analyses of samples that have been carried through the complete analytical procedure from sample preparation to final test result.

The ICH documents recommend that repeatability should be assessed using a minimum of nine determinations covering the specified range for the procedure (i. e. , three concentrations and three replicates of each concentration or using a minimum of six determinations at 100% of the test concentration).

SPECIFICITY

Definition: The ICH documents define specificity as the ability to assess unequivocally the analyte in the presence of components that may be expected to be present, such as impurities, degradation products, and matrix components. Lack of specificity of an individual analytical procedure may be compensated by other supporting analytical procedures. [NOTE: Other reputable international authorities (IUPAC, AOAC - I) have preferred the term "selectivity", reserving "specificity" for those procedures that are completely selective.] For the tests discussed below, the above definition has the following implications:

Identification tests: ensure the identity of the analyte.

Purity tests: ensure that all the analytical procedures performed allow an accurate statement of the content of impurities of an analyte (e.g., related substances test, heavy metals limit, organic volatile impurities).

Assays: provide an exact result, which allows an accurate statement on the content or potency of the analyte in a sample.

Determination: In the case of qualitative analyses (identification tests), the ability to select between compounds of closely related structure that are likely to be present should be demonstrated. This should be confirmed by obtaining positive results (perhaps by comparison to a known reference material) from samples containing the analyte, coupled with negative results from samples that do not contain the analyte and by confirming that a positive response is not obtained from materials structurally similar to or closely related to the analyte.

In the case of analytical procedure for impurities, specificity may be established by spiking the drug substance or product with appropriate levels of impurities and demonstrating that these impurities are determined with appropriate accuracy and precision.

In the case of the assay, demonstration of specificity requires that it can be shown that the procedure is unaffected by the presence of impurities or excipients. In practice, this can be done by spiking the drug substance or product with appropriate levels of impurities or excipients and demonstrating that the assay result is unaffected by the presence of these extraneous materials.

If impurity or degradation product standards are unavailable, specificity may be demonstrated by comparing the test results of samples containing impurities or degradation products to a second well-characterized procedure (e.g., a pharmacopeial or other validated procedure). These comparisons should include samples stored under relevant stress conditions (e.g., light, heat, humidity, acid/base hydrolysis, oxidation). In the case of the assay, the results should be compared; in the case of chromatographic impurity tests, the impurity profiles should be compared.

The ICH documents state that when chromatographic procedures are used, representative chromatograms should be presented to demonstrate the degree of selectivity, and peaks should be appropriately labeled. Peak purity tests (e.g., using diode array or mass spectrometry) may be useful to show that the analyte chromatographic peak is not attributable to more than one component.

DETECTION LIMIT

Definition: The detection limit is a characteristic of limit tests. It is the lowest amount of analyte in a sample that can be detected, but not necessarily quantitated, under the stated experimental conditions. Thus, limit tests merely substantiate that the amount of analyte is above or below a certain level. The detection limit is usually expressed as the concentration of analyte (e.g. , percentage. parts per billion) in the sample.

Determination: For noninstrumental procedures, the detection limit is generally determined by the analysis of samples with known concentrations of analyte and by establishing the minimum level at which the analyte can be reliably detected.

For instrumental procedures, the same approach may be used as for noninstrumental procedures. In the case of procedures submitted for consideration as official compendial procedures, it is almost never necessary to determine the actual detection limit. Rather, the detection limit is shown to be sufficiently low by the analysis of samples with known concentration of analyte above and below the require detection level. For example, if it is required to detect an impurity at the level of 0.1%, it should be demonstrated that the procedure will reliably detect the impurity at that level.

In the case of instrumental analytical procedures that exhibit background noise, the ICH documents describe a common approach, which is to compare measured signals from samples with known low concentrations of analyte with those of blank samples. The minimum concentration at which the analyte can reliably be detected is established. Typically acceptable signal-to-noise ratios are 2∶1 or 3∶1. Other approaches depend on the determination of the slope of the calibration curve and the standard deviation of responses. Whatever method is used, the detection limit should be subsequently validated by the analysis of a suitable number of samples known to be near, or prepared at, the detection limit.

QUANTITATION LIMIT

Definition: The quantitation limit is a characteristic of quantitative assays for low levels of compounds in sample matrices, such as impurities in bulk drug substances and degradation products in finished pharmaceuticals. It is the lowest amount of analyte in a sample that can be determined with acceptable precision and accuracy under the stated experimental conditions. The quantitation limit is expressed as the concentration of analyte (e.g. , percentage, parts per billion) in the sample.

Determination: For noninstrumental procedures, the quantitation limit is generally determined by the analysis of samples with known concentrations of analyte and by establishing the minimum level at which the analyte can be determined with acceptable accuracy and precision.

For instrumental procedures, the same approach may be used as for noninstrumental procedures. In the case of procedures submitted for consideration as official compendial procedures, it is almost never necessary to determine the actual quantitation limit. Rather, the quantitation limit is shown to be sufficiently low by the analysis of samples with known concentrations of analyte above and below the quantitation level. For example, if it is required that an analyte be assayed at the level of 0.1mg per tablet, it should be demonstrated that the procedure will reliably quantitate the analyte at that level.

In the case of instrumental analytical procedures that exihibit background noise, the ICH documents describe a common approach, which is to compare measured signals from samples with known low concentrations of analyte with those of blank samples. The minimum concentration at which the analyte can reliably be quantified is established. A typically acceptable signal-to-noise ratio is 10 : 1. Other approaches depend on the determination of the slope of the calibration curve and the standard deviation of responses. Whatever approach is used, the quantitation limit should be subsequently validated by the analysis of a suitable number of samples known to be near, or prepared at, the quantitation limit.

LINEARITY AND RANGE

Definition of Linearity: The linearity of an analytical method is its ability to elicit test results that are directly, or by a well-defined mathematical transformation, proportional to the concentration of analyte in samples within a given range. Thus, in this section, "linearity" refers to the linearity of the relationship of concentration and assay measurement. In some cases, to attain linearity, the concentration and/or the measurement may be transformed. (Note that the weighting factors used in the regression analysis may change when a transformation is applied.) Possible transformations may include log, square root, or reciprocal, although other transformations are acceptable. If linearity is not attainable, a nonlinear model may be used. The goal is to have a model, whether linear or nonlinear, that describes closely the concentration-response relationship.

Definition of Range: The range of an analytical procedure is the interval between the upper and lower levels of analyte (including these levels) that have been demonstrated to be determined with a suitable level of precision, accuracy, and linearity using the procedure as written. The range is normally expressed in the same units as test results (e.g., percent, parts per million) obtained by the analytical procedure.

Determination of Linearity and Range: Linearity should be established across the range of the analytical procedure. It should be established initially by visual examination of a plot of signals as a function of analyte concentration of content. If there appears to be a linear relationship, test results should be established by appropriate statistical methods (e.g., by calculation of a regression line by the method of least squares). Data from the regression line itself may be helpful to provide mathematical estimates of the degree of linearity. The correlation coefficient, y-intercept. Slope of the regression line, and residual sum of squares should be submitted.

The range of the procedure is validated by verifying that the analytical procedure provides acceptable precision, accuracy, and linearity when applied to samples containing analyte at the extremes of the range as well as within the range.

ICH recommends that, for the establishment of linearity, a minimum of five concentrations normally be used. It is also recommended that the following minimum specified ranges should be considered:

Assay of a Drug Substance (or a finished product): from 80% to 120% of the test concentration.

Determination of an Impurity: from 50% to 120% of the acceptance criterion.

For Content Uniformity: a minimum of 70% to 130% of the test concentration, unless a wider or more appropriate range based on the nature of the dosage form (e.g., metered-dose inhalers) is justified.

For Dissolution Testing: ±20% over the specified range (e.g., if the acceptance criteria for a controlled-release product cover a region from 20%, after 1 hour, and up to 90%, after 24 hours, the validated range would be 0% to 110% of the label claim).

ROBUSTNESS

Definition: The robustness of an analytical method is a measure of its capacity to remain unaffected by small but deliberate variations in procedural parameters listed in the procedure documentation and provides an indication of its suitability during normal usage. Robustness may be determined during development of the analytical procedure.

SYSTEM SUITABILITY

If measurements are susceptible to variation in analytical conditions, these should be suitably controlled, or a precautionary statement should be included in the procedure. One consequence of the evaluation of robusness and ruggedness should be that a series of system suitability parameters is established to ensure that the validity of the analytical procedure is maintained whenever used. Typical variations are the stability of analytical solutions, different equipment, and different analysts. In the case of liquid chromatography, typical variations are the pH of the mobile phase, the mobile phase composition, different lots or suppliers of columns, the temperature, and the flow rate. In the case of gas chromatography, typical variations are different lots or suppliers of columns, the temperature, and the flow rate.

System suitability tests are based on the concept that the equipment, electronics, analytical operations, and samples to be analyzed constitute an integral system that can be evaluated as such. System suitability test parameters to be established for a particular procedure depend on the type of procedure being evaluated. They are especially important in the case of chromatographic procedures. Submissions to the USP should make note of the requirements under the *System Suitability* section in the general test chapter *Chromatography* (621).

Data Elements Required For Validation

Compendial test requirements vary from highly exacting analytical determinations to subjective evaluation of attributes. Considering this broad variety, it is only logical that different test procedures require different validation schemes. This chapter covers only the most common categories of tests for which validation data should be required. These categories are as follows:

Category Ⅰ: Analytical procedures for quantitation of major components of bulk drug substances or active ingredients (including preservatives) in finished pharmaceutical products.

Category Ⅱ: Analytical procedures for determination of impurities in bulk drug substances or degradation compounds in finished pharmaceutical products. These procedures include quantitative assays and limit tests.

Category Ⅲ: Analytical procedures for determination of performance characteristics (e.g., dissolution, drug release).

Category Ⅳ: Identification tests.

For each category, different analytical information is needed. Listed in *Table 2* are data elements that are normally required for each of these categories.

Table 2　Data Elements Required for Validation

Analytical Performance Characteristics	Category Ⅰ	Category Ⅱ		Category Ⅲ	Category Ⅳ
		Quantitative	Limit Tests		
Accuracy	Yes	Yes	*	*	No
Precision	Yes	Yes	No	Yes	No
Specificity	Yes	Yes	Yes	*	Yes
Detection Limit	No	No	Yes	*	No
Quantitation Limit	No	Yes	No	*	No
Linearity	Yes	Yes	No	*	No
Range	Yes	Yes	*	*	No

* May be required, depending on the nature of the specific test.

Already established general procedures (e.g., titrimetric determination of water, bacterial endotoxins) should be revalidated to verify their accuracy (and absence of possible interference) when used for a new product or raw material.

The validity of an analytical procedure can be verified only by laboratory studies. Therefore, documentation of the successful completion of such studies is a basic requirement for determining whether a procedure is suitable for its intended application(s). Current compendial procedures are also subject to regulations that require demonstration of suitability under actual conditions of use. Appropriate documentation should accompany any proposal for new or revised compendial analytical procedures.

参考文献

1. 国家药典委员会.中华人民共和国药典(2010年版).北京：中国医药科技出版社,2010
2. 姚彤炜.药物分析实验与药物分析习题集.杭州：浙江大学出版社,2003
3. 傅强.药物分析实验方法学.北京：人民卫生出版社,2008
4. 宋粉云.药物分析实验.北京：中国医药科技出版社,2007
5. 国家食品药品监督管理局(SFDA). http://www.sfda.gov.cn